Hungry Brain

脳をだませばやせられる

「つい食べてしまう」をなくす科学的な方法

ステファン J. ギエネ

野中香方子［訳］

ダイヤモンド社

THE HUNGRY BRAIN

Published by arrangement with Flatiron Books
through Tuttle-Mori Agency, Inc., Tokyo.

序章

一九八〇年、米国の保健福祉省と農務省は、「米国人のための食生活ガイドライン」を発表した。このガイドラインの目的は、米国の政策立案者や医療従事者、および一般の人々に、食事に関するシンプルなアドバイスを提供して、肥満と慢性疾患のリスクを下げることだった。ほんの二〇ページほどで、次の七つを重点目標にしている。

1 バラエティ豊かな食事
2 理想体重の維持
3 過剰な脂肪、飽和脂肪、コレステロールを避ける
4 適度なデンプンと繊維質を含む食品を摂る
5 砂糖を摂り過ぎない
6 ナトリウムを摂り過ぎない
7 アルコールはほどほどに

このガイドラインを忠実に守れば、現在の栄養の専門家の大半が推奨する食事とほとんど変

わらないものを食べることになるだろう。**すなわち、全粒粉、豆、ジャガイモ、野菜、果物、ナッツ、脂肪の少ない肉、魚介類、乳製品を食べて、脂肪、砂糖、加工度の高い食品を控える**のだ。

ガイドラインの「理想体重の維持」の項目では、摂取カロリーから燃焼カロリーを引いた残りが体脂肪になるとし、体重を管理する方法として以下の四つを挙げている。

- 体をよく動かす
- 脂肪や脂肪の多い食品を摂り過ぎない
- 砂糖や甘いものを摂り過ぎない
- アルコールを飲み過ぎない

もっともな教えだ。だが、その後どうなったかというと、皆さんもご存じのとおり、米国人は太った。このガイドラインが出された一九八〇年から現在までの間に、米国人の肥満率は倍以上になったのだ。食事療法に反対する人々は、この相関をとらえて、ガイドラインが米国人を太らせたのだ、脂肪の代わりに炭水化物を多く摂るよう勧めて、精製デンプンと砂糖を摂りすぎるよう仕向けたのだ、と言い出した。しかし、それを裏付ける証拠はない。実のところ、このガイドラインに従った人は、従わなかった人よりおおむねスマートなのだ。[1]

それに、言うまでもないことだが、ガイドラインは、砂糖や精製された食品を摂り過ぎないように、と明言している。

忠告したのに加工食品の摂取量もカロリーも急増

ガイドラインは完璧ではなかったかもしれないが、米国人のウエストが太くなったのはそのせいではない。ガイドラインが役に立たなかったのは、単にわたしたちがそのアドバイスに耳を貸そうとしなかったからなのだ。米国人は一九八〇年のガイドラインを無視した上に、その後、五年ごとに出され公立学校で広く教えられているガイドラインの改訂版にも、ほとんど関心を払わなかった。もっとも、米国人がまったく変わらなかったわけではない。（善かれ悪しかれ）[2] 全乳を減らして低脂肪乳や脱脂粉乳を飲むようになったし、牛肉を少々減らして、飽和脂肪酸の少ない鶏肉を食べるようになった。

だが、結局のところ、何を食べて何を食べないかは、相変わらず自分の好みで決めた。**ガイドラインの忠告に反して、炭酸飲料、精製糖、精製デンプン、脂質、加工食品の摂取は増え続け、摂取カロリーも急増したのである。**

こうした良くない変化が主にガイドラインのせいだとは、わたしには思えない。むしろそれは、大きな社会的・経済的力が米国人と食物との関係を徐々に変えた結果なのだ。[3] また、ガイドラインが役に立たなかったことは、人間の基本的な性質を物語っている。つまりわたしたちは、何らかの情報を聞いただけでは行動を変えようとしないのだ。さらに言えば、ガイドラインが肥満の蔓延を防げなかったことは、人間の摂食行動にまつわる大きな誤解を反映している。それは、わたしたちは国としても個人としても自らの体重をきちんと管理できる、という誤解である。

正しい知識を与えても、食に関して人々は変われない!

自分の健康を気にかけ、何をどう食べるかに注意を払うのは、ごく当たり前のことだ。何しろ健康は、幸福や寿命、それに人生のさまざまな面に大きく影響するのだから。そしてわたしたちの摂食行動が合理的な判断に基づくのであれば、何を食べ、何を食べるべきでないかを教育することは功を奏し、国民はスマートかつ健康になれるだろう。大半の人と同じくガイドラインは、「いつ何をどのくらい食べればいいのかという正しい知識があれば、人はその通りにする」と想定している。**だが、わたしたちの摂食行動があまり理性的でない脳のシステムに左右されるのであれば、ガイドラインがどれほど正しく、明確で、説得力を持っていても、それ**

だけで人々の摂食行動を変えることはできないだろう。[4] 過去三五年にわたる国を挙げての実験は、後者のシナリオに軍配を上げているようだ。

なぜそうなのかを理解するには、脳に目を向ける必要がある。人間の脳は五億年以上かけて進化してきた情報処理器官で、わたしたちの生存を支えている。信じがたいほど複雑な生物学的構造だが、その機能のいくつかは容易に概念化できる。ノーベル賞を受賞した心理学者のダニエル・カーネマンは、その魅力的な著作『ファスト&スロー あなたの意思はどのように決まるか?』において、脳の思考処理過程をシステム1とシステム2に分けた。

システム1はスピーディで、努力を要さず、直感的で、無意識に働く。店頭に並ぶケーキの外見や香りがおいしそうかどうかを決めるのはこちらだ。一方、システム2は遅く働き、努力を要し、理性的かつ意識的だ。こちらは、ケーキが健康と体重に及ぼす影響を検討し、それを買おうとする衝動を抑えるか否かを決める。この例で明らかなように、この二つのシステムゆえに、一つの脳の中に、競合する二つの目的が共存し得る。しかし、日々の生活により強く影響するのはシステム1の方だと、カーネマンは言う。

「太りたい」と望まないのに肥満になる理由がわかった

カーネマンの研究をはじめ、数多くの心理学と神経科学の研究が、脳の意識的で理性的な領域の働きには限界があり、人間の意思決定のプロセスはわたしたちの大半が直感的に考えているよりはるかに無意識的で衝動的だということを、明かしつつある。

食べ過ぎたいと思う人はほとんどいない。まして、一〇年、二〇年、三〇年と過剰に食べ続けて肥満になり、糖尿病や心血管疾患になるリスクを高めたいと思う人などいるはずがない。実際、米国のダイエット産業が約六兆円の規模に達していることは、大半の人が食べ過ぎを避けたいと思っている証拠だ。その一方で、米国の成人の三分の一が肥満（ＢＭＩ30以上）で、三分の一が太り過ぎ（ＢＭＩ25以上）だという事実は、米国人の大半が食べ過ぎていることをはっきりと語っている。

わたしたちの大半が、「食べる量を減らしたい」、「体にいいものを食べたい」と思っているのに、往々にしてそうしないという事実は、カーネマンの説と一致する。

すなわち人間の脳には、健康、体重、外見、将来の自分といった抽象的な概念を扱う意識的で理性的な領域と、無意識の（あるいは、ほぼ無意識の）直感的な領域が存在するのだ。

後者は、理性的な「兄」の思慮深い忠告に耳を傾けようとせず、面前のダブルチョコレートケーキのように、具体的ですぐそこにあるものに惹かれる。

意識的な脳と無意識的な脳の対立は、食べ過ぎを避けたいと思いながら食べ過ぎてしまう理由を物語る。脳の意識的な領域を使って行動を制御しようとしても、無意識の領域がその立派な志を挫くのだ。米国人のための食生活ガイドラインに話を戻せば、それがうまくいかなかったのは、情報が間違っていたからではなく、**間違った脳内回路を狙った**からなのだ。

そうだとしたら、実際にはどんな回路が日々の摂食行動を管理し、それらはどのように働いているのだろう。こうした問いに答えることができれば、なぜ体に悪いとわかっていながら食べ過ぎてしまうのか、どうすればそれを止めることができるのかがわかるはずだ。

生存のための進化が現代人を肥満に導く

いったいどういうわけで、この脳には、ただ人を太らせて病気にするために存在するような機能が備わっているのだろう? 実はこれらの機能は、人間が生き残り、繁栄し、子を産むことを助けるために進化したのだ。ただ、それは古代の世界でのことであり、その世界はもはや存在しない。現代の狩猟採集民の暮らしを探っていけば、過去数百万年にわたって祖先たちがどんな暮らしをしてきたかがわかる。そうすれば、祖先にとって非常に役立った衝動が今ではわたしたちを困らせていることが理解できるだろう。**カロリーを探し求める脳は、食糧が乏しかった時代には役に立つが、食べ物があふれる今日には邪魔になるのだ。**

科学者はこれを「進化的な不適合」と呼ぶ。つまり、かつては役に立っていた特性が、新たな環境では有害になるのだ。豊かになった現代に慢性疾患が蔓延しているのは、この進化的な不適合で説明できると、多くの研究者が考えている。今日蔓延する過食と肥満は、古代に人間の生存を助けた脳内回路に、現代の環境が間違ったメッセージを送っている結果なのだ。

本書では、その根拠を示したい。

これから皆さんを、過食にまつわる科学の旅へとご案内しよう。

わたしはこれまでずっと脳に魅了されてきたが、それは脳が、人間が人間たる由来であり、また、知られている限りこの世で最も複雑な存在だからだ。わたしはバージニア大学で生化学の理学士号を取得し、ワシントン大学で神経科学の博士号を得た後、肥満をもたらす脳の働きに興味を持つようになった。それは、**「体に悪いとわかっていながら、わたしたちはなぜ過剰な体脂肪を溜めこんでしまうのか」**、という疑問に心を奪われたからだ。そこで、ポスドク（博士研究員）として同大学のマイク・シュワルツの研究室に入り、体脂肪にまつわる神経科学の謎の解明に取り組んだ。すぐにわかったのは、脳を研究対象に選んだのは正解だったということだ。脳は食欲、摂食行動、身体活動、体脂肪を管理しているので、過食と肥満について理解するには、脳を避けて通ることはできないのだ。研究者はこれらのプロセスがどう働くかについて、きわめて多くのことを知っているが、その知見の大半はほこりまみれの学術誌のページに埋もれたままになっており、肥満に関する通説からみごとに抜け落ちていた。[5] わたしはこの状況を正したいと思った。

日々の摂食行動を管理する無意識的な脳は、たった一つのシステムではなく、脳の別々の領域にあるシステムの集合体だ。最新の研究によって、これらのシステムとそれが摂食行動にどう影響するかについて、驚くべき知見がいくつも得られたが、その大半は、科学と縁遠い人々には届いていない。本書では、そのような研究結果をわかりやすく説明しつつ、わたしたちを食べ過ぎに導く脳システムを探究していこう。

簡単に実行できる食欲コントロール術を提案します

その途上では、脳の一般的な働きについても学び、多くの優れた研究者たちの洞察に触れることになる。そして最終的に、これらの情報から、簡単に実行できる戦略を立て、皆さんが楽に、そして永続的に、ウエストラインを維持できるようにしたいと思っている。

食欲コントロール術への旅に、さあ出かけよう。

序章の注釈

1 さらに二つの証拠がこの考えを否定する。まず、米国農務省(USDA)と疾病対策センター(CDC)のデータによると、米国人の脂肪摂取量は実際には減っていない。炭水化物を多く摂るようになったせいで、割合が減っただけなのだ。どのデータによるかによって、米国人の脂肪摂取量は増える(USDA)か、ほぼ同じ(CDC)になる。次に、USDAは1894年からいろいろな形で食生活指針を発表しており、脂肪摂取の制限を勧めたのは1980年版が最初ではなかった。

2 わたしと同僚のマリオ・クラッツとトン・バースは2013年に、高脂肪の乳製品の摂取と肥満、代謝状態、心血管疾患の関連についての研究を再考察する論文を発表した。わたしが知るかぎり、それをしたのはわたしたちが初めてだった。全乳を飲む人はそうでない人よりやせていて、代謝が健康だった。また両グループの心血管系リスクはほぼ同等だった。この研究結果の意味を正確に理解するには年月が必要とされるが、研究結果は確かに、栄養の専門家たちが低脂肪の乳製品を勧めることに疑問を呈している。

3 例えば、生活が豊かになったこと、共働きの増加、加工食品や外食産業の影響の拡大など。これらのテーマに関する情報をさらに得るには、『フードトラップ 食品に仕掛けられた至福の罠(Salt, Sugar, Fat)』(日経BP社、2014年)、『ファストフードが世界を食いつくす(Fast Food Nation)』(草思社、2001年)、『フード・ポリティクス―肥満社会と食品産業(Food Politics)』(新曜社、2005年)『あなたは、なぜ太ってしまうのか? 肥満が世界を滅ぼす!(The World is Fat)』(朝日新聞出版、2009年)を参照されたい。

4 もっとも、これは人による。これが行動に大きく影響するのは、ほんの一握りの人々だ。

5 現在ではほとんどが電子媒体を使っているため、ほこりまみれというのは比喩にすぎない。

脳をだませばやせられる
「つい食べてしまう」をなくす科学的な食事術

目次

Chapter 11

最強の食欲コントロール術　脳科学でわかった食べ過ぎない6つのルール

Chapter 1

なぜ離島に一人だけ太った男がいたのか

発展が肥満を引き起こしている

ユタラという名のその男性は、太り気味で腹が出ているが、肥満体というほどではなく、例えばニューヨークやパリやナイロビの街角では、特に目立つ存在ではなかっただろう[1]。だが、ニューギニアの沖に浮かぶ、彼の生まれ故郷のキタバ島では、かなり特異な存在だった。その島で彼は、誰よりも太っていたのだ[2]。

一九九〇年に、家庭医学の研究者スタファン・リンドバーグは、工業化の波がまだほとんど届いていない文化圏の食生活と健康について研究するために、この遠方の島を訪れた。キタバ島の人々は食料品店やレストランとは無縁だ。太い棒で畑を耕して、ヤムイモ、サツマイモ、タロイモ、キャッサバを育てている。海産物、ココナツ、果物、葉物野菜が主な食べ物で、夜明けとともに目覚め、毎日体を動かす。肥満、糖尿病、心臓発作の兆候は見られず、老年を迎えても、それは同じだ。

肥満や慢性疾患が蔓延する現代社会に生きる人には驚異的に思えるかもしれないが、彼らの状況は、遠い祖先と同じような暮らしをする非工業化社会では当たり前なのだ。これらの社会にも、感染症や事故といった健康上の問題はあるが、豊かな国の人々の命や活力を奪っている疾患に対しては、きわめて強い抵抗性を備えているようだ。

後でわかったことだが、リンドバーグがキタバを訪れた時、**ユタラはその島には住んでおらず、里帰りしていただけだった。**一五年前に島を出て、パプアニューギニアの東端にあるアロタウという小さな都市でビジネスマンになったのだ。リンドバーグの調査によると、ユタラの体重は、**キタバ島の同じくらいの身長の男性の平均より約二三キロ重く、島で二番目に太い男性より約五キロ重かった。**[3] また、他の点でもユタラは異常で、**リンドバーグが調べたどの島民よりも血圧が高かった。**現代的な社会で暮らしたせいで、現代の体になってしまったのだ。

ユタラは、工業化が健康に及ぼす影響を体現していた。[4] 伝統的な食事と生活スタイルを捨てたせいで体重が増えるのは、米国も含め、世界の無数の文化圏において起きてきたことだ。米国には、このような文化的移行に付随する食事、生活スタイル、体重の変化にまつわる情報があふれている。そうした情報は、意に反して脳が過食させる理由を探る鍵になるだろう。まずは、前世紀の間に米国人の体重がどのように増えたかを見るところから始めよう。

肥満と慢性疾患は発展の代償か

世界の多くの地域と同様に、ニューギニアでは工業化が肥満と慢性疾患の急増を招いた。はるか昔に目をやれば、米国でも同じ変化を見ることができる。

一八九〇年の米国は、今の米国とはまったく違っていた。農業従事者が労働人口の四三パーセントを占め、仕事の七〇パーセント超が肉体労働だった。冷蔵庫もスーパーマーケットもガスも電気ストーブも洗濯機もエスカレーターもテレビも存在せず、自動車を持っているのはエンジニアと物好きな金持ちくらいだった。食物を手に入れて料理するには手間がかかり、生活そのものが運動だった。

こうした祖先たちに肥満はどのくらい広まっていたのだろう？　医療政策研究者ロレンス・ヘルムヘンとマックス・ヘンダーソンは、それを突き止めるために、一万二〇〇〇人を超す南北戦争［一八六一〜一八六五年］の退役軍人（中年の白人）の診療記録を調べ、身長と体重の測定値からＢＭＩを算出した。ＢＭＩは体重と身長から算出する肥満度指数で、身長の異なる人々の肥満度を比較することができる。痩せ過ぎ、太り過ぎ、肥満、に分類する一般的な方法で、ＢＭＩが二五未満は痩せ気味から普通体重。二五以上は太り過ぎ、三〇以上は肥満とされる。

図1 「肥満大国アメリカ」は最近のこと

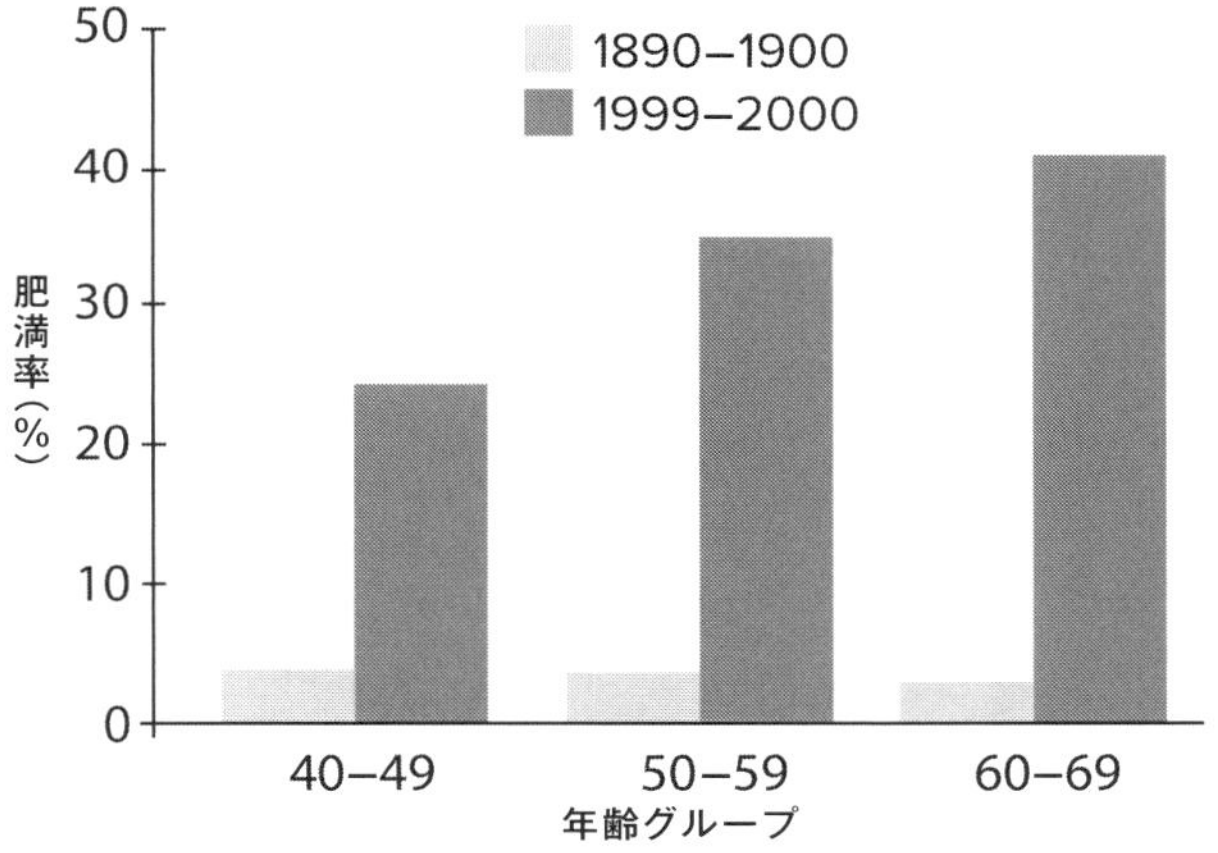

1890〜1900年と1999〜2000年の米国の白人男性の肥満率。
Helmchen et al. Annals of Human Biology 31:174.2004

ヘルムヘンとヘンダーソンはその数字を処理して、驚くべき事実を発見した。二〇世紀以前、**中年の白人男性で肥満になっている人は、一七人に一人以下だった**のだ。

その後ヘルムヘンたちは、米国疾病対策センターの一九九九年から二〇〇〇年までのデータを用いて、現在の同じ層の肥満の割合を算出した。すると中年早期には二四パーセントが肥満で、その数は定年の年齢までに四一パーセントに急増した。[5] 一八九〇年から一九〇〇年までのデータと、一九九九年から二〇〇〇年のデータを比較すると、著しい違いが見つかった（図1参照）。

つまり、二〇世紀より前の米国では、肥満はそれほど一般的でなかったのだ。今も伝統的な生活を営む社会では肥満が珍しいのと同じだ。

図2　今日では3人に1人が肥満！

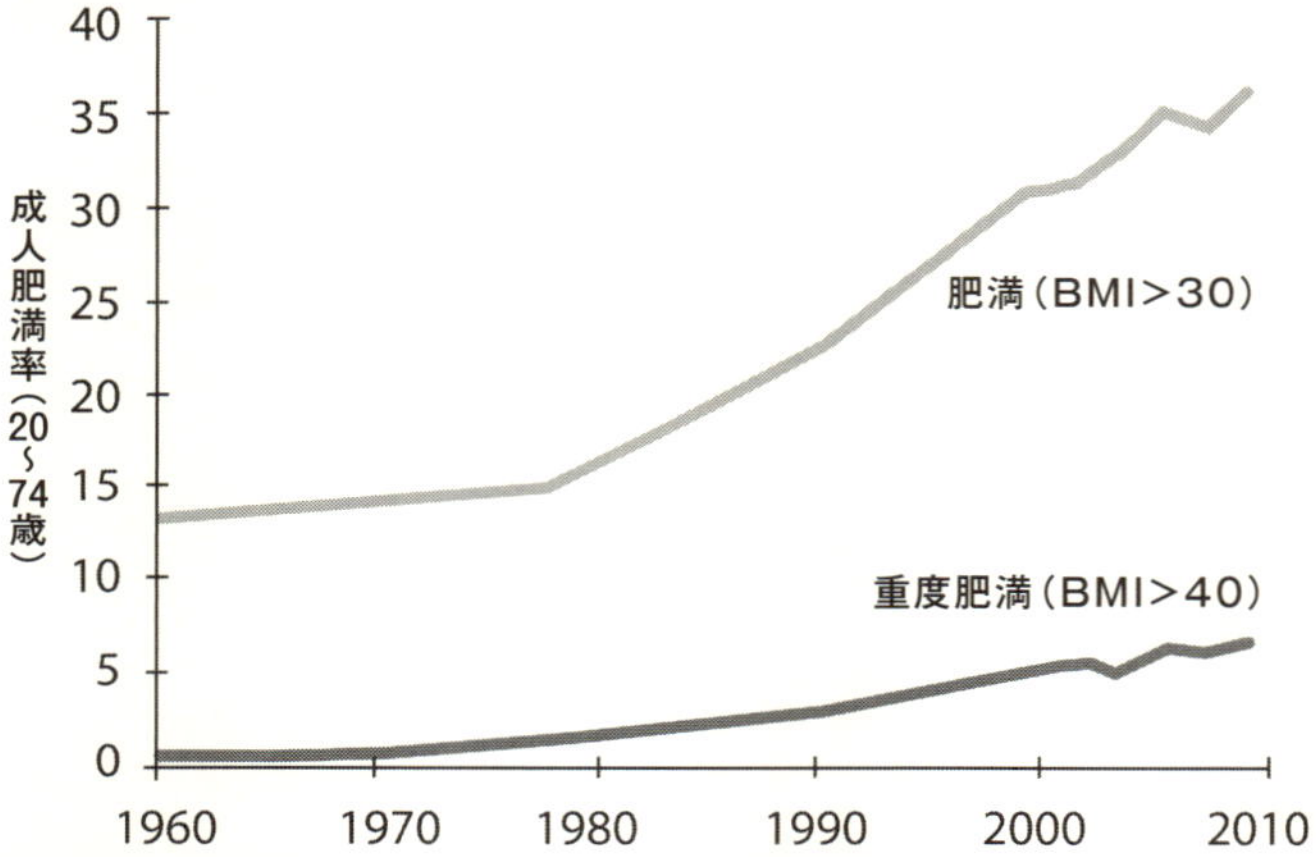

1960〜2010年の米国の20〜74歳の成人の肥満率。年齢調整済み。
米国疾病対策センターの全米保健教育基準と全米国民健康栄養調査のデータ。

三五〇〇年前のエジプトのハトシェプスト女王の肥満したミイラが語るように、数千年前から裕福な人々には肥満が見られたが、人類の歴史のどこを探しても、今ほど肥満があふれている時代はないはずだ。

過去半世紀を詳しく見てみよう。なぜなら、その期間の米国人のデータは信頼に足るもので、また、その期間に数値が最も劇的に変化したからだ。一九六〇年には成人の七人に一人が肥満だったが、二〇一〇年には、その数は三人に一人に増えた（図2参照）。極度の肥満の増加はさらに顕著で、かつては一一一人に一人だったのが、一七人に一人になった。

恐ろしいことに、子どもの肥満率もおよそ五倍に増えた。こうした変化のほとんどは、一九七八年以降に急速に起きた。

公衆衛生の専門家はこの状況を「肥満の蔓延」

と呼ぶ。肥満の蔓延は、米国をはじめとする経済的に豊かな国々の、国民の健康と幸福に深刻な影響を及ぼしている。最近行われた研究の結果を見ると、わたしたちが肥満の影響をかなり軽視していることが自覚される。その研究によると、**米国の高齢者の死因の三分の一は、過剰体重に関連しているのだ。**

糖尿病患者が急増し、肥満のせいで整形外科的な問題を抱える人も増えている。年間およそ二〇万人もの米国人が、体重を減らすために胃や腸を手術で小さくしたりしているのだ。

XXXXXLサイズの服が登場!

驚くこと米国ではXXXXXXLといったサイズの服も売られるようになった。

なぜ米国人はここまで太ってしまったのだろう? その答えは、わたしたちが食べている物と体についている脂肪との関係にある。それについて調べることにしよう。

まずは、食べ物がどのようにして体にエネルギーを運ぶのかを理解しなければならない。

カロリーという言葉はスナックウェルズ(一九九二年にパッケージに「脂肪0」と表示して大ヒットしたクッキー)のメーカーが作ったわけではない。それどころかこの言葉は一八〇〇年代の初めに作られ、以来、熱、光、運動、化学結合に含まれる位置エネルギーなど、ありとあらゆる形状のエネルギーを同じ基準で測定するために科学者たちが使ってきた。この化学結合は、パン、肉、ビールなど、ほとんどの食べ物に見られ、木材やガソリンと同様に、燃焼する時に、熱や光としてエネルギーを放出する。

一八八七年に、近代栄養学の父と呼ばれるウィルバー・アトウォーターが、食べ物の位置エネルギーがどのようにして人体の炉の燃料になるかを、次のように説明した。

> 太陽から送られてきたエネルギーが食べ物のタンパク質、脂肪、炭水化物の中に蓄えられており、現代の生理学者は、それが人間の体を温める熱や、働いたり考えたりするための力に変わると考えている。

エネルギーによって人間の体を理解することができると考えたアトウォーターのチームは、アトウォーターが考案した「カロリーメーター」でさまざまな食品を燃焼させて、カロリーを測定した。現在、シリアルの箱の側面に書かれているカロリー価は、アトウォーターが考案した公式によって算出されたものだ。

彼は食品のカロリー含有量を測定し、人間の複雑な消化力と代謝作用に合わせて調整した。[6] カロリー価は、アトウォーターに始まる慣習として「Calorie」で表示される（1Calorie＝1000カロリー＝1キロカロリー）。

アトウォーターらはまた、人体が燃焼する食品の熱量を測定するために、巨大な熱量計を作った。この熱量計は中で人が暮らせるほど広く、被験者を何日も入れて、発生する熱量を測ることができた。これらの装置は非常に精密にできており、体重が安定しているという状態は、体内に食物として入るエネルギーと、その体から出ていくエネルギーが等しい状態であることを、九九パーセント以上の正確さで立証することができた。つまり、体重が変わらなかった場合、摂取したカロリーと燃焼したカロリーは等しいのだ。[7]

この説はエネルギー平衡方程式として、次のようにまとめることができる。

体内エネルギーの変化＝「取り入れたエネルギー」－「放出されるエネルギー」

食物として体内に入ったエネルギーは、人間が代謝し、血液を送り出し、呼吸し、食物を消化し、体を動かすために利用された後、熱として放出される。エネルギーは成長期に筋肉や骨など脂肪のない組織を作るためにも使われる。**そして体が必要な量を使って残ったエネルギーは、専門的には脂肪組織と呼ばれる体脂肪として蓄えられる。脂肪組織は体の重要なエネルギー貯蔵場所で、その貯蔵容量はほぼ無限大である。燃焼するより多くのカロリーを摂ると、余ったカロリーは脂肪組織になる。その結果、脂肪、つまりぜい肉が増える。**実に単純な話のように思えるが、後の章で見ていくように、話はそれほど単純ではない。

アトウォーターはまた、炭水化物、脂肪、タンパク質、アルコールを含め、さまざまな食品から得る化学的エネルギーは、体内では交換可能であることを突き止めた。大まかに言って、人間という炉に関して、カロリーは何が由来かにかかわらず全て同じなのだ。体脂肪が増えるのは食物に含まれるカロリーのせいであって、その主成分が脂肪であれ、炭水化物あるいはタンパク質であれ、違いはほとんどないことを、アトウォーターの発見は裏づけた。

わたしたちはそれをよく知っている。摂取カロリーを一定に保っていれば、食物に含まれる脂肪、炭水化物、タンパク質の量を変えても、体脂肪に関して目に見える影響——体重の増加や減少——はないのだ。このことは、同じカロリーでも炭水化物や脂肪として摂取した方が太りやすいという通念を覆す。もっとも、比較的太りやすい食物はあるが、それは主にそれらの食物がより多くのカロリーを摂取するよう人をそそのかすからであって、代謝率に影響するからではない。[8]

このことを念頭に置けば、エネルギー平衡方程式を次のように変えて、体脂肪の長期的変化を説明することができる。

体脂肪の変化=「摂取する食物のカロリー」−「放出するカロリー」

体脂肪を増やすには、摂取するカロリーを増やすか、燃焼するカロリーを減らすか、あるいはその両方をすればよい。体脂肪を減らすには、摂取するカロリーを減らすか、燃焼するカロリーを増やすか、あるいはその両方をすればよい。シンプル過ぎる理屈だが、多くの人が痛感するように、そうやって体重を減らすのはかなり難しい。

この原則が正しければ、米国人は、より多くのカロリーを摂取し、より少ないカロリーを燃焼するようになってから、ウエストが太くなり始めた、と考えることができる。

では、実際そうだったのかどうか、見てみよう。

摂取カロリー　米国人の摂取カロリーの変化

一つの国全体で摂取されるカロリーを測定するのは、きわめて難しい。それでも研究者たちは、三通りの方法でそれを試してきた。一つ目は、食物の生産量を測定し、輸出入の総量と、食品廃棄による減少を計算に入れて、一人あたりに残るカロリーを算出するというもの。二つ目は、単にサンプルとなる人々に何を食べたかを尋ね、そのカロリーを集計するというもの。三つ目は、体重と摂取カロリーの関係をモデル化し、実際の長期的な体重増加に必要とされるカロリーを算出するというもの。

図3は、この三つの方法による摂取カロリーの推定値をグラフにしたものだ。ご覧の通り、それぞれ異なる値が出たが、米国人の体重が増加した期間（一九七五〜二〇〇六年）に、摂取カロリーも大幅に増加した（一日あたり二一八〜三六七キロカロリー増）という点では一致している。三つ目の方法は、米国国立衛生研究所の研究員であるケビン・ホールが考案したもの

図3 年々増える摂取カロリー

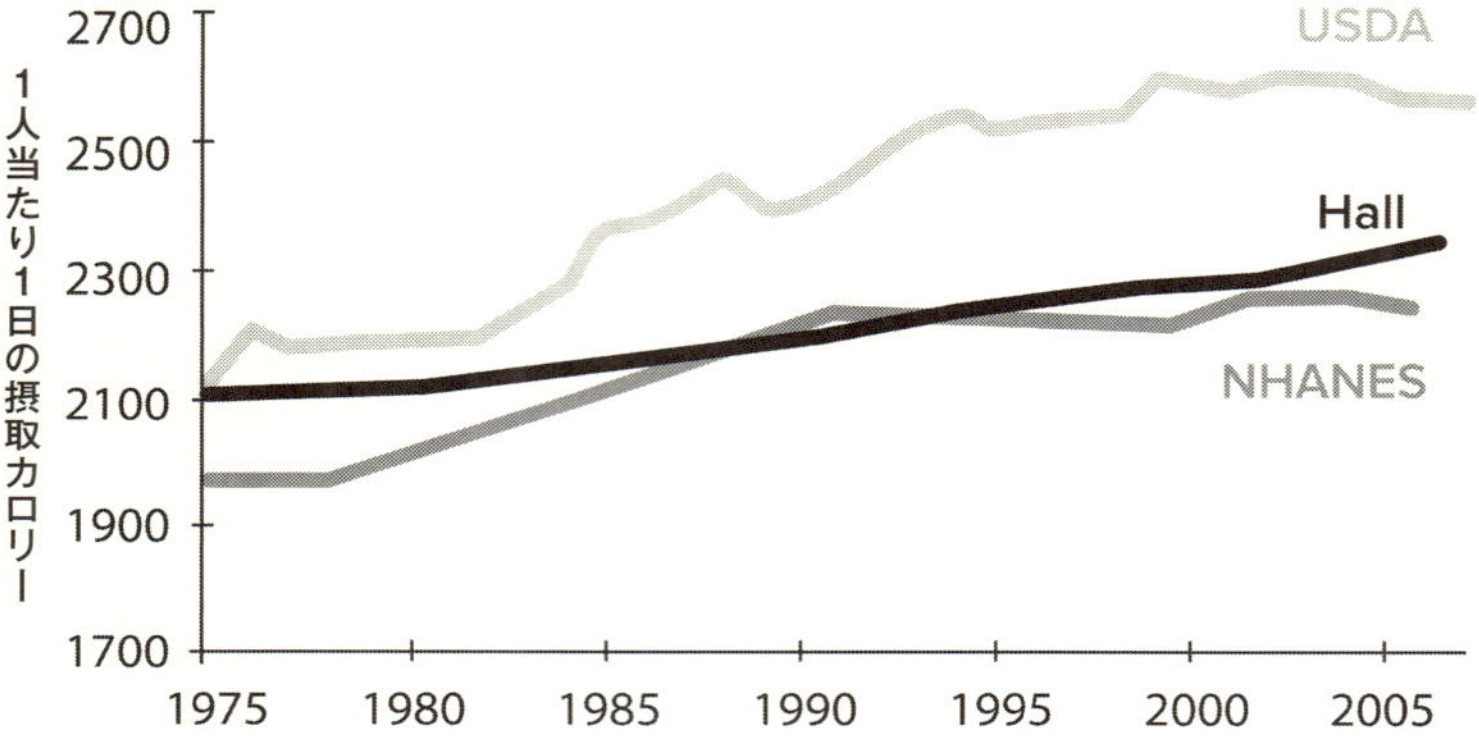

1975〜2006年の米国人の成人の摂取カロリー。データは、米国農務省経済調査局の減少分を調整した利用可能な食物の推定値。疾病管理センターの国民健康栄養調査、Hall et al. PLoS One 4:e7940. 2009のデータによる。未加工データを提供してくれたケビン・ホールに深く感謝する。

で、グラフでは黒い線（Hall）で示しているが、肥満が蔓延した時期の一日当たりの摂取カロリーの増加分を、おそらく最も正しく捉えているだろう。それは二一八キロカロリーだ。驚くべきことに、身体活動の変化などを考慮しなくても、この増加だけで、同じ期間に進んだ肥満の蔓延を十分に説明できる。

となると、あなたは次のような疑いを抱くのではないだろうか。一ポンド（約四五四グラム）の体脂肪が約三五〇〇キロカロリーに相当し、一日あたり二一八キロカロリー取り過ぎているのであれば、一六日ごとに一ポンド――一年に約一〇キログラム――の体脂肪が増えて、一〇年から二〇年たてば、動くのにフォークリフトが必要になるのでは、と。実際、マスメディアや公共の保健機関、医師、時には研究者までもが、そのようなおおざっぱな計算を好むが、肥満の進行はそれほど単純ではない。ホールと同僚たちは、そうした肥満の予測は的外れで、そのような誤解が、体重の増減に関するわたしたちの考え方に強く影響していることを指摘した。

この肥満予測の一番の問題は、体が大きくなるにつれて必要とするエネルギー量も変わることを無視したところにある。それを理解するために、脂肪を銀行の預金だと考えてみよう。

まず、一万ドルの預金がある。月々の収入が一〇〇〇ドルで、支出も一〇〇〇ドルなら、一年後の預金残高は一万ドルのままだ。次に、昇給して月収が二〇〇〇ドルになったとする。最初のうちは、生活スタイルは以前と変わらず、月に一〇〇〇ドルしか使わないので、毎月余分の一〇〇〇ドルを預金できる。しかし徐々に、新しいパソコンやおしゃれな靴があったらいいなと考えるようになり、住まいも前より立派なアパートに引っ越す。こうして生活水準が上がるにつれて、出費は増えていく。昇給の半年後、月の支出は一五〇〇ドルになり、一年後には二〇〇〇ドルすべてを使うようになる。この一年の間に預金残高は増えてきたが、次第にペースが落ち、ついには出費と収入が同じになって、預金残高は増えなくなる。一万六〇〇〇ドルあたりで頭打ちとなり、収入か出費が変化するまでそのまま変わらない。

トースト一枚減らす程度では意味なし!

脂肪についても同じことが言えるのだ。摂取カロリーが増えるにつれて、体重は増え、その増えた組織もカロリーを燃焼するようになる。[9] 体が大きくなるにつれて、燃焼するカロリーが過剰に摂取するカロリーと一致するようになり、体重は増えなくなる。こうして体重と体の脂肪のつき過ぎは高いレベルで一定に保たれる。摂取カロリーを減らすと、逆の形でこのプラトー効果（グラフが平坦になること）が起きる。

　これは具体的に何を意味するのだろう。**重要なことは、体重を増やす、あるいは減らすには、ほとんどの人が考えるより大幅に、摂取カロリーを変える必要があるということだ。一日に食べるトーストを一枚減らす程度では、体脂肪への影響はほんのわずかで、しかもそれがずっと続くことはあり得ないのだ。科学的根拠に基づくダイエットの鉄則は、一ポンド体重を減らしたければ、一日の摂取カロリーを一〇キロカロリー減らせ、というものだ。しかしそれでは新しい体重で安定するまでに数年かかるため、ほとんどの人はより多くのカロリーをカットして、より早く体重を減らし、目標体重に達してから、それを維持するためにこのマイナス一〇キロカロリーのルールを適用しようとする。**

　このことは、場所を問わず熱心にダイエットする人が陥る悲劇を説明する。その悲劇とは、恐るべき減量のプラトー状態である。**すなわち、摂取カロリーを減らして、体重が着々と減っていたのに、目標体重に達する前にストップがかかり、カロリー制限の効果が出なくなることだ。**これについてホールは二つの理由を挙げる。まず、体重が減ったせいで体が小さくなり、必要とするカロリーが減って、少ないカロリーで足りるようになる。もう一つは、減量のせい

図4 なぜ昔は食べてもやせていたのか？

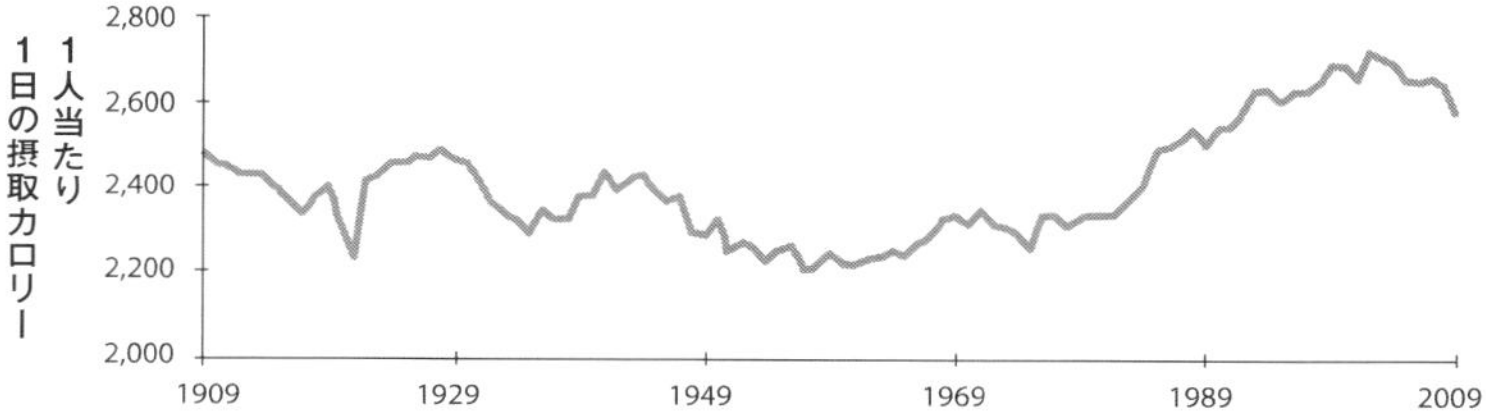

米国人１人あたりの1日の摂取カロリー。1909年から2009年まで。USDA Economic Research Service food availability estimates。数字はタンパク質,炭水化物,脂肪のカロリーをすべて足した「栄養素利用性」データによる。食品廃棄率28.8パーセントおよび、1999〜2000年の液体油の評価法の変更に応じて調整した。

で食欲が増え、カロリー制限を続けにくくなる（なぜそうなるかは、後の章でご説明しよう）。プラトーの期間に体重を減らすには、摂取カロリーが少ない状態を新たに作り出さなければならないが、それは言うほど簡単なことではない。

先に述べたように、三通りの方法が、肥満が増えた時期に摂取カロリーが増えたことを示唆しており、この増加は、わたしたちが太った理由を説明するのに十分である。簡単に言ってしまえば、たくさん食べたから太ったのだ。

ここで、しばし過去を振り返ってみよう。これまで最近のデータを見てきたのは、その期間なら体の過脂肪に関する情報が揃っているからだ。しかし、二〇世紀前半はどうだったのだろう？　図4は、米国農務省の食糧難のデータに基づく前世紀の摂取カロリー（摂取カロリーを推定する二つ目の方法による）のグラフだ。このデータはおおざっぱなものだが、経時的な大きな変化を知ることができる。[10]
ご覧の通り、一九〇九年の米国人は、一九六〇年の人々より多くのカロリーを摂取している。だが、知られているかぎり、一九〇九年に肥満は蔓延していなかった。なぜだろう?

放出カロリー　人間の身体活動はどのように変化したか

この謎はわたしたちを、体脂肪の量を決める二つ目の要因へと導く。それは、体から出ていくエネルギーの総量だ。代謝、血液と空気の循環、食物の消化の他に、人間がエネルギーを使って行う重要なことは、筋肉を使って歩き、雑草を抜き、干し草を俵形にまとめ、牛の乳を搾り、パン生地を練り、洗濯物を手で洗い、工場で物を組み立てることだ。一世紀前の人々は、それらの活動を、現代の人々より多く行っていた。**つまりその時代の人の食べる量が多かったのは、体をよく動かし、燃料となるエネルギーを多く必要としたからなのだ。**

これは重要な点である。一九〇九年に人々がカロリーを多く摂取していたのは、必要かつ当然のことだった。その後の半世紀で機械化が進み、身体活動はかなり減った。すきやクワを使って農作業する人は少なくなり、車を運転する人は増えた。座って過ごす人が増えるにつれて、摂取カロリーは一九六〇年まで順当に減っていった。働くために多く食べる必要がなくなったので、食べる量が減ったのだ。

しかし、一九七八年頃、変化が起きた。米国人は多くのカロリーを摂取し始めたのだ——摂取カロリーはその後の二〇年間、増え続け、史上前例のないレベルにまで達した。しかも、依然として座って過ごすことが多いまま、である。肥満率の上昇があまりに急激だったので、肥満が蔓延するまで、公共の保健機関はそれに気づかなかった。

ある時期を境に食べ過ぎに転じた謎

カロリーの摂取量が増え、放出量が減ると、エネルギー平衡方程式から導かれる結果は一つ、**体脂肪が増える**ということだ。米国人は、身体活動の量から考えてスリムでいるために必要とされる以上のカロリーを摂取したために、脂肪が増えた。**要するに、食べ過ぎたのだ。**

人類の歴史のほどんどにおいて（それは米国の二〇世紀の大半を含む）、ほぼすべての人は、わざわざ考えなくても必要なカロリーと摂取カロリーをおよそ一致させることができていた。だが不思議なことに、ある時から、摂取カロリーがその必要量から切り離されてしまった。何かがわたしたちを、食べ過ぎるよう後押ししたのだ。

それは何だろう？　この問いに答えることができれば、対処できるようになるだろう。まず、別の質問から始めよう。過食に導く最も効果的な方法とは、どのようなものだろう？

ラットを効率よく太らせる方法とは？

昔から肥満の研究では、科学のためにげっ歯類を太らせてきた。一九七〇年代の研究者たちは、肥満の進行と影響をより効率よく研究するために、ラットを太らせるより良い方法を探していた。初めの頃は単に、標準的な餌に脂肪を加えた。これはうまくいったが、ラットを太らせるのに何カ月もかかり、かなりの費用と時間がかかった。

ところが、運命の日が訪れた。当時は大学院生で、現在はニューヨーク市立大学ブルックリン校で摂食行動と栄養の研究室を率いているアンソニー・スクラファニが、仲間の学生がフルーツ・ループ・シリアル（フルーツ味の甘いシリアル）の入ったボウルを置き去りにした実験台に、たまたまラットを置いた。ラットはボウルに向かってよたよたと歩いていき、シリアルをむさぼるように食べ始めた。驚くべきことだった。と言うのも、通常、ラットは馴染みのない食べ物を警戒するからだ。ラットが人間の食べ物をむさぼり食う様子を見ていたスクラファニは、**それまで使っていた高脂肪の餌よりも、人間向けの食品のほうが、ラットをより速くより効率的に太らせることができるのでは、と考えた。**

それを確かめるために、彼はスーパーマーケットへ行って、高カロリーの「食べやすいスーパーマーケット食品」をあれこれ買い込んだ。フルーツ・ループ、加糖練乳、チョコチップクッキー、サラミ、チーズ、バナナ、マシュマロ、ミルクチョコレート、ピーナッツバター等々。これらの食品を、標準的な飼料ペレットと共にラットのケージの中に置くと、ラットはペレットには見向きもせず、人間の食べ物を夢中になって食べ続けた。そして、**かつてないペースで太り始めた。ほんの数週間で肥満体になり、運動をさせても、刺激の多い環境に置いても（運動は太るペースを少々遅らせたが）、肥満は止まらなかった。**

スクラファニはこれを「スーパーマーケット食餌法」と名づけた。現在ほとんどの研究者はそれを「カフェテリア食餌法」と呼んでいる。

スクラファニはその研究結果を一九七六年に発表し、以来、今日にいたるまで、カフェテリア食は、標準的なラットに過食させる最も効果的な食餌法であり続けている。しかもそれは、単に脂肪と砂糖のどちらか、あるいは両方を多くした場合より、はるかに効果的なのだ。

このことから恐るべき結論が導かれる。**口当たりの良い人間の食べ物は、標準的なラットを過食させ肥満体にする最も効果的な方法であり、それは単に脂肪や砂糖が多いせいではない。**

これが事実なら、口当たりの良い食品は人間に何をもたらすのだろう？

人間を過食させる邪悪な仕掛け

ルイジアナ州バトンルージュにあるペニントン・バイオメディカル・リサーチセンターで食

餌性肥満研究センターの長を務めるエリック・ラブシンは、一九九〇年代初めに、人間が摂取するカロリーと栄養を測定する方法を模索していた。実のところ、それは非常に難しいタスクだった。当時、数多くの研究が、肥満の人と痩せている人の摂取カロリーはほとんど変わらないと報告し、研究者の中には、摂取カロリーと肥満とのつながりを疑問視する人も現れていた。だが、それらのデータはすべて自己申告によるものだった。つまり、被験者に何を食べたかを報告させ、そこからカロリーを算出し、集計したのだ。この方法には長所があり、特に、人々が普段何を食べているかを垣間見ることができた。

だが、短所もあった。研究者らがより正確な方法で摂取カロリーを調べるようになると、それが露呈した。身長、性別、身体活動を計算に入れ、さらには、先に述べたように、肥満の人は組織の量が多いので体重を維持するには痩せている人より多くカロリーを摂らなければならない、という事実を考慮しても、肥満の人は痩せている人より常に多くのカロリーを摂取していることがわかったのだ。これが示唆するのは、自己申告による摂取カロリーのデータは信用できず、研究者を混乱させる、ということだ。現在では、さまざまな証拠から、それが事実であることがわかっている。つまり人は、何をどれだけ食べたかを述べるのが下手なのだ。この方法では正確な結果は得られないことを、ラブシンは知っていた。

より正確な方法は、代謝室と呼ばれる部屋に被験者を閉じ込めて、きっちり計量した食事を与え、注意深く監視しながら食べさせる、というものだ。これは摂取した食物を測定するきわめて正確な方法だが、不自然でもある。被験者は食品を選べないので、食事の内容は普段の食習慣を反映したものにはならないだろう。このような方法で導き出した結果は、きわめて信頼できるが、現実味に欠けると言える。

ラブシンと彼のチームは、その中道となる方法を求めていた。すなわち、代謝室の正確さを備えながら、被験者が食品を選ぶことができて、可能な限り日々の暮らしを再現できる方法だ。そして彼らが見つけた答えは、代謝室の中に巨大な自動販売機を設置する、というものだった。その自動販売機では、さまざまな種類の軽食、菓子、飲み物を買うことができた。

もっとも、それらの食品は手当たり次第に選んだものではなかった。「わたしたちは個々の被験者が何が好きで何が嫌いかを調べていました」とラブシンは打ち明けた。**そして、食欲をそそるものだけを入れた。フレンチトースト、ソースのかかったソーセージ、チキンポットパイ、チョコ味とバニラ味のプディング、チーズケーキ、ナチョ・チーズ味のドリトス、M&Mのチョコ、コーラ、それに健康マニアのためにリンゴをいくつか、**である（残念ながら、フルーツ・ループ・シリアルはなかった）。これらはスクラファニがラットの研究で使ったものとほぼ同じで、おおむね「口当たりの良い食品」だった。一〇人の男性被験者が、いつ何を食べてもいいという条件で、七日間、自動販売機と共に代謝室に閉じ込められた。

何を食べるかを記録するために、各人は販売機から食品を取り出すときに識別コードを入力し、また、食べ残しは研究スタッフに戻して、重さを測った。

この実験は成功した。ラブシンのチームは、自由に食品を選んだ人々の食品摂取量を正確に測定し、代謝に関し有益な測定をいくつも行うことができた。その上、この研究中にラブシンは注目すべきことに気づいた。**被験者は途方もない量を過食したのだ。「平均で彼らは、必要量のおよそ倍を食べていました」とラブシンは振り返る。**正確に言えば、実験の初日から最後まで、被験者たちは平均で必要とされるカロリーの一七三パーセントを摂取したのだ。そして七日間の実験が終了した時、体重は平均でおよそ五ポンド（約二・二七キログラム）増えていた。

頼まれもしないのに食べ続ける被験者たち

その後の三年間でラブシンのチームは「人間のカフェテリア食餌法」の研究をさらに二回行った。被験者になったのは、男性、女性、痩せている人、肥満の人、白人、北米先住民である。いずれの場合も、さまざまな無料のおいしい食品と共に代謝室に閉じ込められた被験者たちは、過食するようにとは言われていないのに、かなり食べ過ぎた。ラブシンはこの現象を「チャンスに乗じての暴食」と名づけた。

この発見が意義深いのは、通常、数日以上連続でかなりの量を食べ過ぎるのはきわめて難しいからだ（毎食、普段の二倍食べることを想像してみよう！）。実験の条件を変えて、たとえば金銭的な報酬で釣って過食させようとしたら、被験者らは吐き気や胃が破裂しそうになるのを我慢して、無理やり食べ物を飲み込むことになるだろう。だが、ラブシンの実験では、被験者らは頼まれてもいないのに楽々と過食した。それが示唆するのは、**ラブシンが作り出した環境には、本来食べられる量の限界を越えさせる力がある**ということだ。

カギは脳の中にある!

冒頭で紹介した島でたった一人いた太った男ユタラ。彼が、故郷キタバ島の伝統的な食生活と生活スタイルから離れて体重が増えたように、米国人は伝統的な生活を捨ててから体重が増えたのだ。

現在の米国の食環境は、スクラファニやラブシンが行ったカフェテリア食餌法の実験環境によく似ている。そのような環境に置かれたときに人が食べ過ぎる理由や、食べ過ぎるつもりがなくても食べ過ぎてしまう理由を理解するには、摂食をはじめとするすべての行動を支配する器官に目を向けなければならない。すなわち、脳である。

Chapter 1の注釈

1 プライバシーを守るため仮名。

2 リンドバーグが調べたキタバ島民全員の中で肥満度指数が一番高かった。

3 ユタラの肥満度指数28とキタバ島の男性の平均肥満度指数20から算出した。

4 厳密に言えば、健康への影響には、ワクチンや抗生物質を利用できるようになったことのように、有益なものもある。

5 年齢は40~49歳と60~69歳。

6 脂肪、可消化炭水化物、タンパク質の1グラムあたりのエネルギー値は、約9キロカロリー、4キロカロリー、4キロカロリーである。

7 当然だが、それに最後に大便と尿になる数カロリーが加わる。アトウォーターが出した結果は、人間の体は神秘的な場所ではなく、万物と同じく物理法則(特に熱力学の第1法則)に支配されることをはっきりと語っている。

8 超低炭水化物ダイエット、超低脂肪ダイエット、高タンパク質ダイエットなど、いくつかの食事療法によって代謝率が多少上がるという証拠が見つかっているが、現時点で、これらの影響が肥満に有意な違いをもたらすという証拠はない。脂肪と炭水化物を極端に摂取するダイエットは代謝率を上げ、脂肪消失を加速させるという可能性はあるが、典型的な低炭水化物ダイエットや低脂肪ダイエットなど、極端な食事療法の影響は、カロリーが厳しく制限される時にはほとんど変わらないように見える。

9 代謝率の上昇は主に、体重増加時に起こる除脂肪(脂肪を除くすべて)体重の増加が原因。

10 データがおおざっぱである理由の一つは、食品廃棄物が増えたのに、それを考慮していないからだ。このことが人為的に(このグラフとこの前のグラフにおける)近年の摂取カロリーの増加を高めている。USDAが推定する摂取カロリーの増加値が、他の二つの方法よりずっと大きいのは、そのためだ。Kevin Hallはこの点に関する優れた論文を発表した。

Chapter 1

なぜ離島に一人だけ太った男がいたのか

発展が肥満を引き起こしている

Chapter 2

多くのやりたいことの中から「レストランへ行く」を脳が選んでいる

5億年以上も前から変わらない食欲の基本メカニズム

スウェーデンのストックホルムのカロリンスカ研究所にあるステン・グリルナー研究室の地下室では、長さ三〇センチほどの大きなミミズのような生物が何匹も、尖った歯がぎっしり生えた吸盤のような丸い口で、大きな水槽のガラス面にくっついている。悪夢に出てきそうなこの生物はヤツメウナギで、人間の遠い親戚だ。

このヤツメウナギと、近縁種のヌタウナギは、現存する脊椎動物のなかで最も原始的な生物だと考えられている。背骨と脊髄と脳を初めて進化させた動物の仲間なのだ。[1]ヤツメウナギの祖先が人類の祖先と分岐したのはおよそ五億六〇〇〇万年前で、哺乳類、恐竜、爬虫類、両生

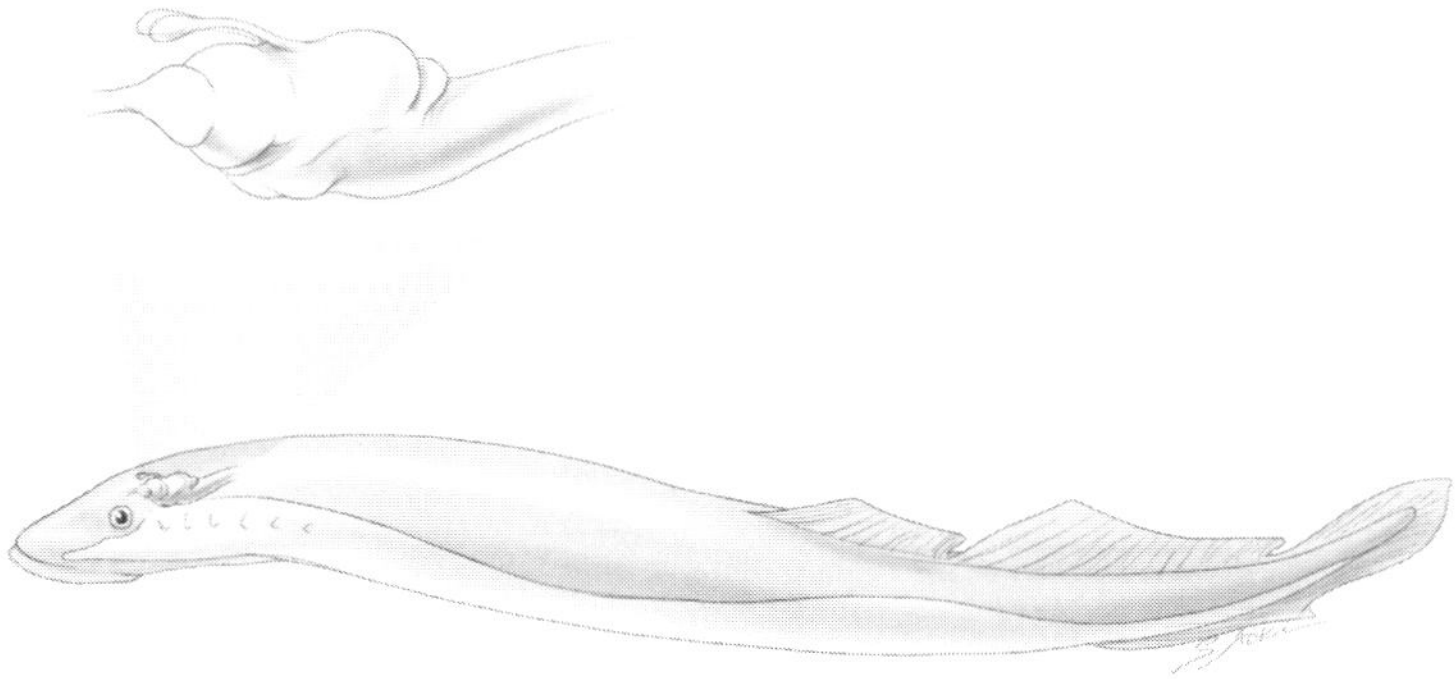

図5　ヨーロッパカワヤツメ(Lampetra fluviatilis)とその脳

類、それに魚類の大半はまだ進化していなかった。もちろん人類の祖先が陸に上がるよりずっと前のことだ。

脊椎動物の中でヤツメウナギは人間の最も遠い親戚なので、その脳を哺乳類の脳と比べると、すべての脊椎動物の脳に共通する要素がわかる。それは人間の心の土台となっている中心的な処理回路だ。

グリルナーは、この原始の生き物の豆粒くらいの脳の中に、人間の意思決定器官の元になるものがすでに存在することを明らかにした。[2] 人間の摂食行動を解明するにはまず、脳が意思決定するしくみを理解しなければならない。ヤツメウナギはその出発点とするのにふさわしい。

選択課題：複雑な世界で意思はどのように決定されるのか

自動車組み立てラインに二体のロボットがある状況を想像してみよう。車のドアが流れてくるたびに、ロボット1はそれに緑色の塗料を塗る。次から次へと、まったく同じ動きを繰り返す。ロボット1にできるのはこの一つの動きだけだ。この種のロボットは処理能力をあまり必要としない。一つの仕事しかせず、一つの能力しか持たず、ゆえに、意思決定しなくてよいからだ。一方、ロボット2は、ドアに緑か赤の塗料を塗る。塗料を出すノズルは一つしかないので、一度に両方の色を塗ることはできない。それどころか、どちらの色を使うか、決めなければならない。では、どうやって決めればよいのだろう？　この基本的な問題は選択課題と呼ばれ、同じ資源（一つのノズル）を競いあう複数の選択肢（緑と赤の塗料）が存在するときには、常に発生する。この課題を解決するために、ロボット2には選択装置――それぞれのドアに塗る色を決めるための機能――が必要とされる。

わたしたちの最も初期の祖先は、おそらくロボット1のような生き物だった。何をすべきかという選択をまったく必要としない単純な生き物だ。だが、その状況は長くは続かなかった。祖先は同じ資源を使って二つ以上のことをする能力を進化させ、何をすべきかについて意思決定しなければならなくなった。そして最善の意思決定をしたものが、遺伝子を次世代に伝えることができた。[3] たとえばヤツメウナギは、岩に貼りついたり、獲物を追ったり、捕食動物から逃げたり、交尾をしたり、巣を作ったり、子育てをしたりできるし、泳ぐ方向もほぼ無限に選択できる。これらの選択肢の多くは同じ筋肉を必要とするため、互いに排他的だ。つまり、ヤツメウナギはロボット2と同じく選択課題を抱え、それを解決するための選択装置を必要とするのだ。

計算論的神経学と人工知能の研究者によれば、コンピュータであれ、生物であれ、効率的な選択装置には、重要な特性が求められる。それは次の三つだ。

（1）選択装置は必ず一つの選択肢を選ばなければならない。捕食動物から逃げるか、交尾をするか、というような両立しがたい選択肢がある場合、一つだけを選び、その目的のためだけに資源を利用させる。

（2）選択装置は、どんな状況でも最善の選択肢を選ばなければならない。たとえば、ヤツメウナギは危険な捕食動物を見たら、逃げなければならない。[4] 危険な捕食動物を目にしながら交尾しようとするヤツメウナギは、生き延びることができず、遺伝子を次世代に伝えることができない。

(3)選択装置はきっぱりと選択できなければならない。一方の選択肢がもう一方よりほんの少しだけましという場合でも、唯一の選択肢を選び、両立し得ない選択肢をすべて排除しなければならない。交尾しながら逃げようとするヤツメウナギは、多くの子孫を残せない。

シェフィールド大学の研究者たちは、一九九九年に発表した独創的な論文の中で、神経科学とコンピュータモデリングの証拠から、選択は人間の脳の奥深いところにある古代からの構造、「大脳基底核」の機能だと指摘した。現在では、ほとんどの神経科学者がそれに同意している。人間の選択装置の働きを理解するために、より単純なヤツメウナギの選択装置から見ていこう。

選択課題に対するヤツメウナギの解決法

ヤツメウナギは何をすべきかをどうやって決めるのだろう? ヤツメウナギの大脳基底核の中には線条体と呼ばれる重要な構造がある。それが脳の他の領域から送りこまれてくる信号(指令)の大半を受け取っている。[5] その指令の一つひとつが特定の行動を意味する。たとえば、脳のある領域が「交尾せよ」とささやき、同時に他の領域が「捕食動物から逃げろ!」と叫ぶ。同時に複数の行動をこなすことはできないので、大脳基底核は、指令を送ってくる領域すべてを強力な抑制性結合によってコントロールしている。[6] つまり、すべての行動を基本的に「オフ」

図6 脳が「行動」を選んでいる

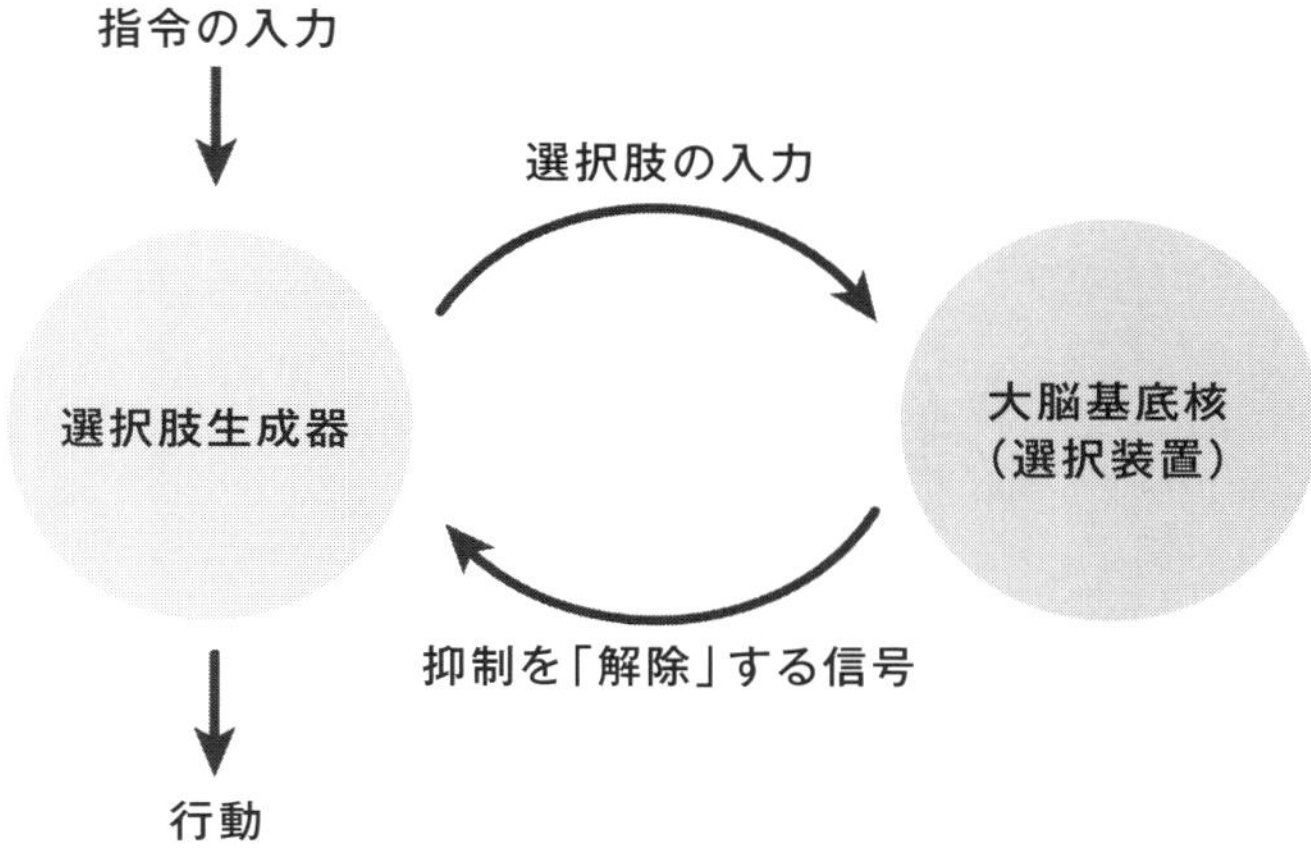

大脳基底核による行動選択の一般的モデル。
出典：McHaffie et al. Trends in Neurosci. 28:401. 2005.

にしておいて、何らかの指令が選択されると、抑制を解いてその行動を許可するのだ。言うなれば大脳基底核は、ある行動だけを筋肉とつなぎ、他を排除する警備員のようなものだ。このことは、一つの選択肢だけを選ぶという、選択装置の一つ目の重要な特性に相当する。

こうした行動指令の多くは、ヤツメウナギの脳の外套《がいとう》と呼ばれる部分から出されるが、そこは行動の計画に関わっていると考えられている。外套の小さな領域はそれぞれ、獲物を追跡する、岩に貼りつく、捕食動物から逃げる、といった特定の行動に関与している。

これらの領域には二つの重要な機能があると考えられている。一つ目の機能は、大脳基底核から許可を得たらすぐ専門とする行動を実行することだ。たとえば「獲物追跡」領域は、神経系を通じて特定の筋肉を収縮して獲物の追跡を始める。

二つ目の機能は、周囲と体内の情報を集めることで、それによって線条体（大脳基底核の主要な構成要素のひとつで、運動機能への関与、意思決定などその他の神経過程にも関わると考えられている）に送られる指令の強さが決まる[7]（図7参照）。たとえば、近くに捕食動物がいたら、「捕食動物から逃げる」領域が強い指令を線条体に送り、「巣を作る」指令は弱くなるだろう。ヤツメウナギが空腹で、獲物を見つけた場合、「獲物を追跡する」指令が強くなり、「岩に吸いつく」指令は弱くなるはずだ。

外套の各領域はそれぞれ特定の行動を実行すべく、両立し得ない他のすべての領域と競いあっている。それぞれの指令の強さは、ある瞬間にある行動がその生物にとってどれだけ価値があるかを示しており、線条体の仕事は一番強い指令を選ぶことだ。これは、どんな状況でも最善の選択肢を選ぶという、選択装置の二つ目の重要な特性に相当する。

線条体は最善の指令を選ぶと同時に、競合する他の指令を封じる。したがって、「捕食動物から逃げる」という指令が選ばれると、「岩に貼りつく」とか「獲物を追跡する」といった指令は排除される。このことは、両立し得ない選択肢をきっぱりと排除して唯一の選択肢を選ぶという、三つ目の重要な特性に相当する。

外套の各領域は、線条体の特定の部分に信号を送り、その信号は（大脳基底核の他の領域を経由して）それを送り出した領域に戻ってくる。つまり、外套の各領域は、特定の行動を調整する信号のループ（環）によって、線条体と結びついているのだ（図6参照）。たとえば、獲物を追跡するループ、捕食動物から逃げるループ、岩にしっかり固着するループなどがある。外套の各領域は、自らが専門とする行動を始めるようにと、線条体にささやきつづける。それに対して線条体は、常に「ノー！」と答えている。しかし、その行動をとるべき状況では、ささやきは叫びになり、線条体はその行動を起こすために筋肉を使うことを許可する。このようにして、ヤツメウナギは体の中と外の状況に適切に対応しているのだ。[8]

以上のことから、ヤツメウナギの外套の各領域は、特定の行動に関与するオプション・ジェネレイター（選択肢の生成器）と見なすことができる。**各生成器は常に、筋肉を使う権利を巡って他の生成器と競いあっており、どの瞬間も、最強の指令を出す生成器が競争に勝つ。**大脳基底核は指令を査定し、どの指令が一番強いかを判断し、軍配の上がった生成器に筋肉を利用する権利を与え、競合する他の生成器を停止させる（図6参照）。こうしてヤツメウナギは捕食動物から逃れ、生き残り、遺伝子を次世代のヤツメウナギに伝えるのだ。

哺乳類の選択課題解決法

人間の脳はヤツメウナギの脳より少し複雑だということに、ほとんどの人は同意するだろう。確かに、ずっと複雑である。哺乳類を他の生物と分かつ特徴の一つは、とてつもなく複雑な神経系で、そのおかげでわたしたちは賢明な意思決定ができる。人間の高性能なモデルがどれほど有用かを理解するために、それがどれほど多くのエネルギーを消費するかを見てみよう。人間の脳は、重さは体重のわずか二パーセントほどなのに、全エネルギー消費量の五分の一を消費しているのだ。進化が人間に、このエネルギーをドカ食いする重荷を持つことを許したという事実が、脳の重要性を証明している。賢明な決断を下すことは、優れた進化的戦略であり、人間よりそれが巧みな動物はいないのだ。

では、ヤツメウナギの脳と人間の脳にはどんな関係があるのだろう？　これは、カロリンスカ研究所の研究者ステン・グリルナーと門下生のマーカス・スティーブンソン＝ジョーンズが追っていた謎だ。二人は、過去の研究を足がかりとして、ヤツメウナギと哺乳類の大脳基底核の構造と機能を比較した。そして驚くべきことを発見した。五億六〇〇〇万年にわたって別々の進化の道を歩んできたにもかかわらず、ヤツメウナギと（人間を含む）哺乳類の大脳基底核は、非常によく似ているのだ。同じ領域があり、同じように組織され、つながっている。それらの

図7 5.6億年前に基本が作られた意思決定の仕組み

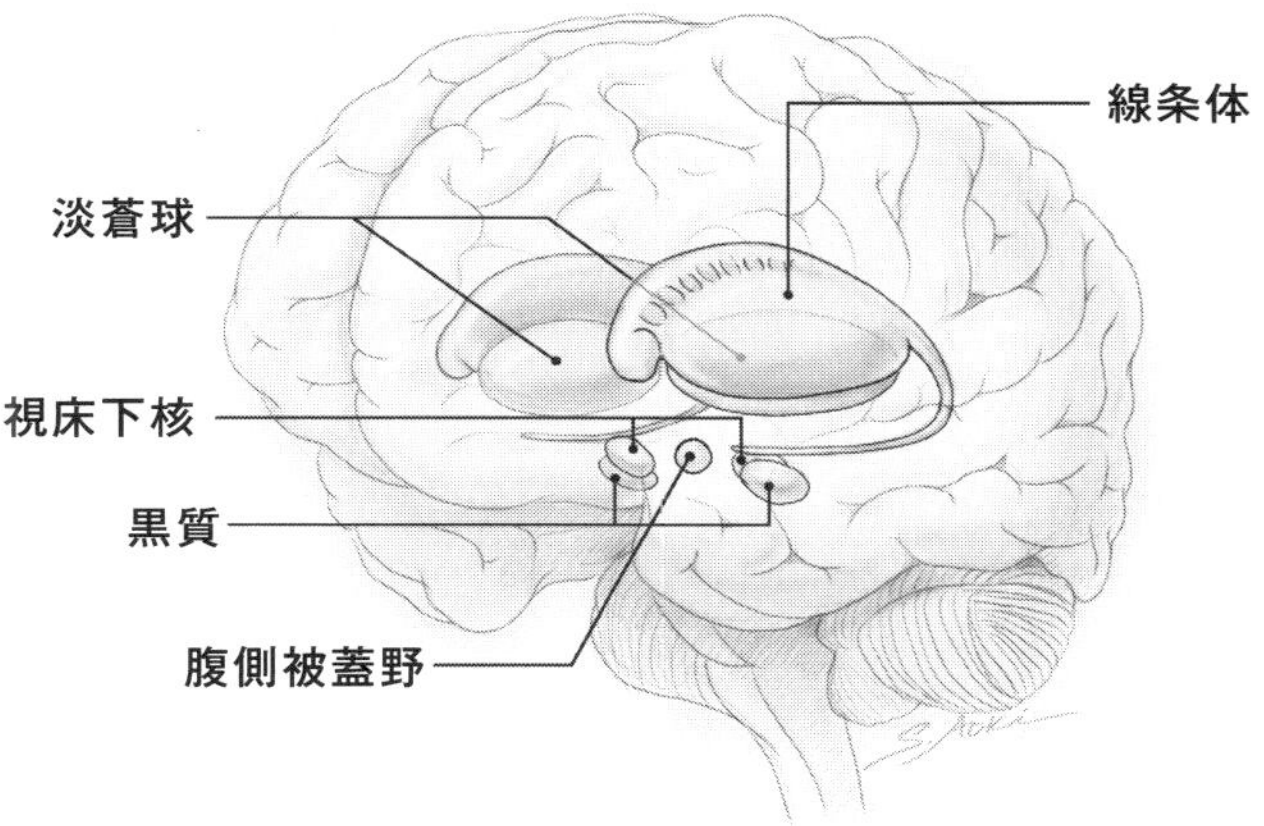

人間の大脳基底核。線条体は尾状核と被殻からなる。

領域には同じ電気的性質を持つ神経細胞があり、同じ化学伝達物質を使ってコミュニケーションを取りあっている。こうした発見から、グリルナーとスティーブンソン＝ジョーンズは驚くべき結論に至った。それは、**「大脳基底核の回路の大半は、約五億六〇〇〇万年前に作られた」**というものだ。スティーブンソン＝ジョーンズは言う。「大脳基底核は脊椎動物の脳のきわめて重要な部分であり、ヤツメウナギから魚類、鳥類、哺乳類、そして人間にいたるまでが、意思決定するための共通のメカニズムとしてそれを使ってきたのです」。遠い祖先が五億六〇〇〇万年前の海の中で進化させた装備を、わたしたちは今も利用しているのだ。

　ヤツメウナギはいくつもの異なる意思決定をすることができるが、その選択肢は人間よりはるかに少ない。人間は「ご飯を何にするか」とか、

「住宅ローンをどうやって完済するか」とか「神を信じるべきか」など、ヤツメウナギには理解できないことについてあれこれ意思決定しなければならないのだから、ヤツメウナギの脳とは明らかな違いがあるべきだ。

しかし、意思決定能力がこれほど違うのに、両者の大脳基底核が驚くほどよく似ているのはなぜだろう？　グリルナーとスティーブンソン＝ジョーンズはそれを外適応という言葉で説明する。適応とは、新しい形質——空気呼吸をする肺や四つの部屋を持つ心臓など——を発達させる過程だが、外適応とは、すでに存在するものに新たな機能をもたせることだ。たとえば、大脳基底核の意思決定機能を拡大して、より高度な決定をさせるというのも外適応である。グリルナーとスティーブンソン＝ジョーンズは、初期の脊椎動物の大脳基底核はすでに意思決定をうまく行っていたので、修繕する必要はなかった、単にその機能を拡張するだけでよかったのだ、と言う。

人間の場合、線条体に最も多くの情報を送ってくるのは大脳皮質で、これは外套（ヤツメウナギの外套に似ている）から進化した。大脳皮質は高度な意思決定に欠かせない部位だ。大脳皮質がなくても、基本的な行動はできる。それらを制御するのは、脳のもっと奥にある古い部位なのだ。[9] だが、大脳皮質がなければ、住宅ローンや神に関することを決めることはできない。人間の大脳皮質は、他の動物のものに比べて滑稽なほど大きく、並外れた知能のために重要な役割を果たしている。それに比べて、ヤツメウナギの外套は原始的だ[10]（左のイラスト参照）。

これは、ヤツメウナギが住宅ローンを組めない理由の一つだ。

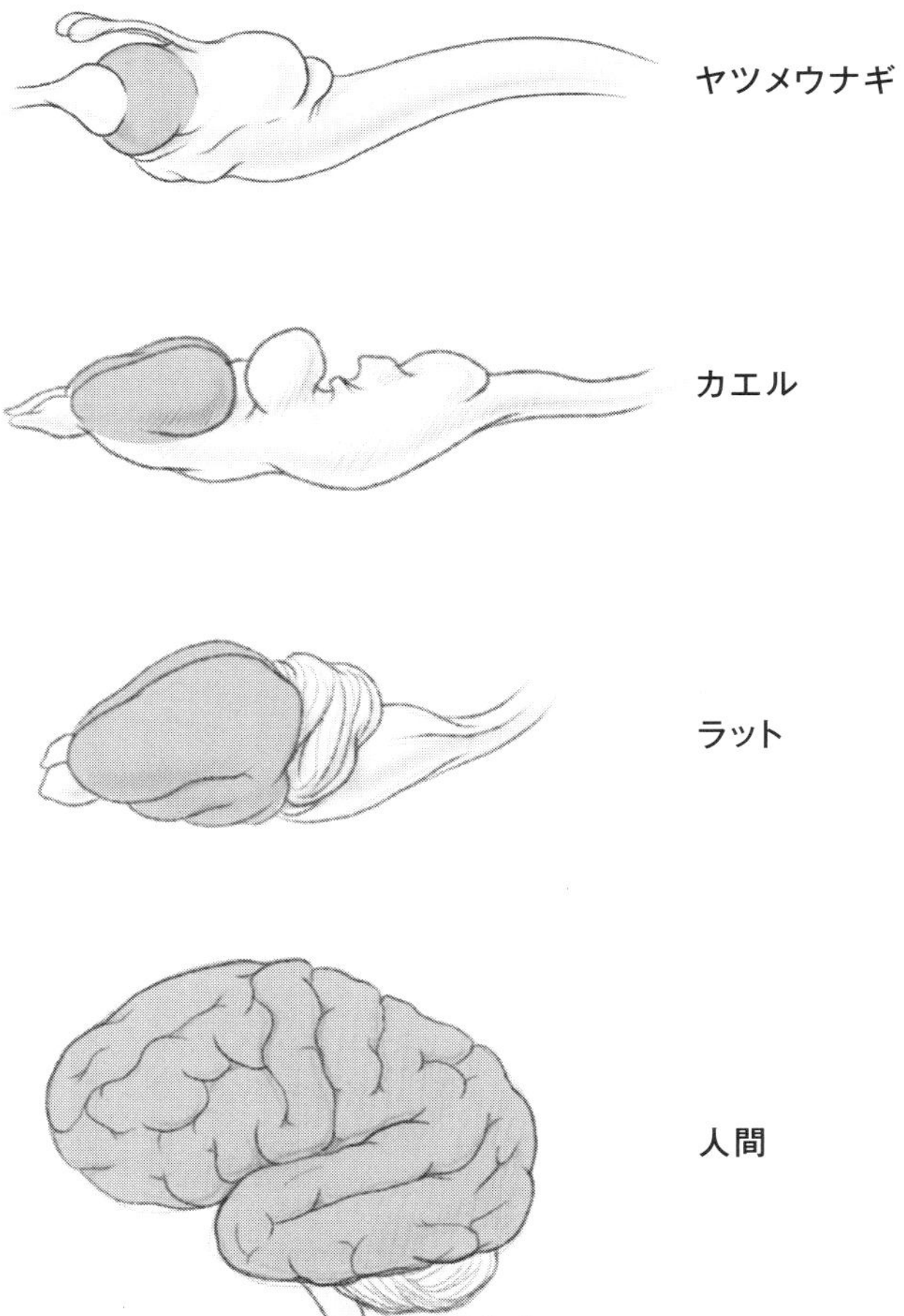

ヤツメウナギ、カエル、ラット、人間の脳、色の濃い部分は皮質（外套）
上からヤツメウナギ、カエル、ラット、人間

人間の大脳皮質から線条体へ大量の情報が送られることは、人間がヤツメウナギの祖先と分岐した後に、大脳基底核の役割がかなり拡大したことを示している。大脳皮質は大脳基底核に情報を送るだけではなく――ヤツメウナギの外套と同様に――戻ってくる情報を受け取っている。[11]こうした両方向のつながりは、大脳皮質の特定の部位へ行って戻るループを作り、そのループの一つひとつが、オプション・ジェネレイター（選択肢の生成器）なのだ。実のところ、同じようないくつものループが、大脳基底核と脳の各部――動作だけでなく、意欲、感情、思考と結びつき、その他の多くのプロセスを調整する部位――をつないでいる。

進化の歴史を通じて、外適応が大脳基底核の意思決定能力を拡大し、より進化した選択肢生成器とつないで、より洗練された選択肢をより高度な方法で比較できるようにした。このようにして人間の大脳基底核は、どう動くかだけでなく、どのように感じ、何を考え、何を言うか、そして本書のテーマに関しては、何を食べるかを決められるようになったのだ。

大脳基底核、レストランへ行かせる

行動を基本要素にまで分解すると、それがさまざまな部分が連携しあう非常に複雑なプロセスであることがわかる。レストランで食事をするといった一見、簡単に思える目標を達成するにも、まず食べたいという気持ちになり、どこで食事をしたいか、どのようにしてそこへ行くかを考え出し、筋肉を正しくコントロールしてそのレストランへ行き、料理を口に入れなければならない。このタスクは、各プロセスに意思決定が求められるため、ロボット2がこなすタスクよりはるかに難しい。このような動機づけと認知と運動のタスクはそれぞれ脳の異なる場所で処理されるが、その共同作業は切れ目なく行われるので、一つひとつが分かれていることにわたしたちはほとんど気づかない。脳はいかにして、これらの意思決定をなめらかに切れ目なく行っているのだろう？

人間の場合、実験動物と違って、脳を細かく切って調べるわけにはいかないので、はっきりしたことはわからないが、研究者らはさまざまな科学的な手がかりから、説得力のある仮説を導き出した。シェフィールド大学の研究者ピーター・レドグレイヴとケビン・ガーニーは、意思決定に果たす大脳基底核の役割を解明するうえで重要な役割を果たした。彼らはわたしに次のように説明した。

あなたがしばらくの間、何も食べていないと仮定しよう。生き残るにはエネルギーが必要なので、食べることが重要な行動になる。大脳基底核はどうやって、あなたに何かを食べさせるだろう？　まず、食べたいという動機を起こさせる。腹側線条体の仕事は、対立する動機と感情の中から、重要なものを選ぶことだ。[12]――「この過程は、重要な目標を選んで動機づけるためのものです」とレドグレイヴは説明を加えた。「あなたは空腹ですか、のどが渇いていますか、怯えていますか、性的に興奮していますか、寒いですか、それとも暑いですか？」――空腹、のどが渇いている、怯えている、性的に興奮している、寒い、暑いという指令を選択肢生成器がそれぞれ腹側線条体に送り、選択されるよう競いあわせる。エネルギーが不足していると、空腹という選択肢生成器が最も強い指令（後に詳しく検証する潜在的な危険）を送り込む。それが競争に勝ち、自己表現することを許可され、あなたは空腹を感じ始める。

いったん空腹という選択肢が勝利を収めて、あなたが食欲を感じるようになると、今度はいかにして食べ物を手に入れるかを決めるために、選択肢生成器が活性化しはじめる。そして冷蔵庫、ピザの宅配、通りの先にあるレストラン、町の反対側にある実においしいレストランをそれぞれ支持する選択肢生成器が、背側線条体の中で競争を始める。空腹という指令の強さが体内のエネルギー状況に応じて決まったように、どこで食べるかという指令の強さは、以前そこで食べたときにおいしかったとか、他の人の評判とか、そこへ行くのに必要な労力とか、かかる費用といった情報によって決まる。こうして比較検討してみると、町の反対側にあるレストランの料理が最もおいしいはずなのだが、そこまで車を運転する気にはなれない。冷蔵庫にあるものですませば、費用はかからないが、料理をしなければならない。通りの先のレストランは近くて値段も安い、ということで、それを支持する指令が一番強くなり、競争に勝つ。

こうして計画は立った。でも、それをどうやって実行すればいいのだろう？　歩いて行くか、自転車で行くか、車を運転するか、それともバスで行くか？　通りの先のレストランを選んだことで、大脳皮質の中では、歩く、自転車、車、バスをめぐっての新たな競争が始まり、背側線条体に競合する情報が送り込まれる。新鮮な空気を吸いたいし、レストランに早く着きたいので、自転車という選択肢が勝つ。こうしてあなたは自転車に乗った。

では、どうやってそれを走らせればいいのだろう？ 手を振るか、つま先を小刻みに動かすか、頭を左右に振るか、それともペダルを踏むか？ 答えは明らかだが、これも脳の運動野の中で競合する選択肢から選ばなければならない。ペダルを踏むという選択肢が最も強い指令を送り込み、あなたはペダルをこいで、レストランを目指す。この一連の動作を図9で、基本的な脳の回路を図10で説明する。

脳内の競争で勝った行動が実行される

レストランまで自転車で行き、メニューから選び、食事をする間にしなければならない意思決定すべての説明は省こう。肝心なのは、わたしたちの行動の多くは、それぞれ動機づけと認知と運動をつかさどる脳領域で連鎖的に起きる一連の競争によって引き起こされると考えられていることだ。

勝利を収めた動機が、それを実行するための競争を認知領域で引き起こし、その勝者が、実際の行動をつかさどる運動野での新たな競争を引き起こす。それぞれの指令の強さは経験や内外の情報によって決まり、大脳基底核は最も強い指令に自己表現する許可を下す。

図9 意思決定までいくつもの経路がある

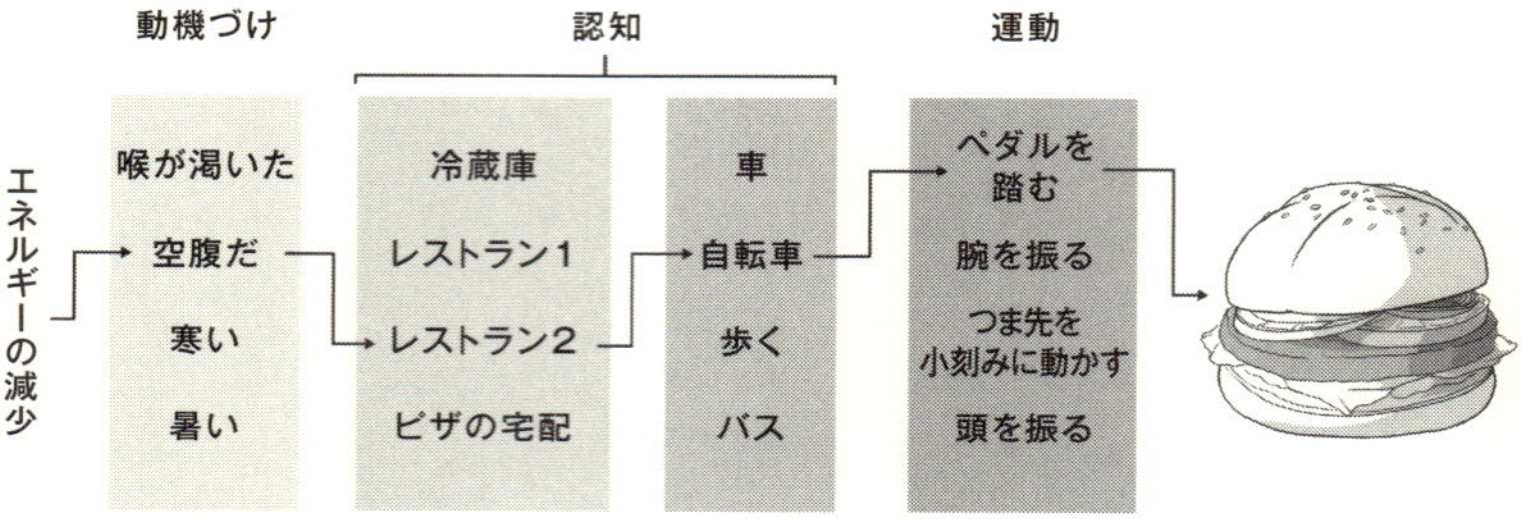

食べ物を食べるまでの連鎖的な意思決定のプロセス。まずエネルギーの貯蔵量が減ったことを脳が感知し、「空腹」の選択肢生成器が、他の指令に勝つ。その後、「空腹」の選択肢生成器が認知領域を活性化させ、食べ物を得る方法をめぐっての競争が始まる。次に選択肢生成器は関連する運動野を活性化させて、適切な動きを行うための競争をさせる。

図10 脳内での意思決定プロセス

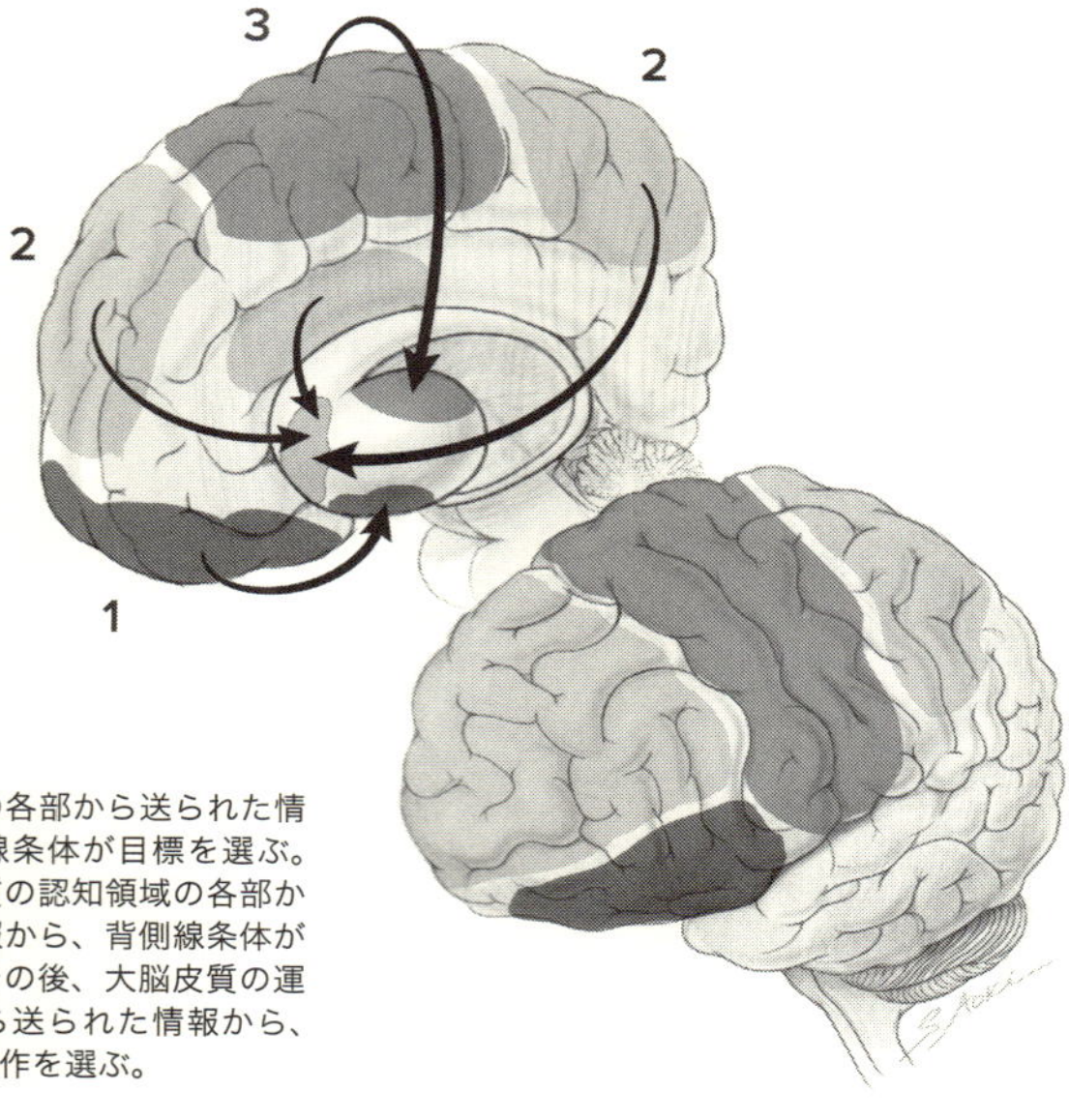

まず前頭前野の各部から送られた情報から、腹側線条体が目標を選ぶ。次に、大脳皮質の認知領域の各部から送られた情報から、背側線条体が計画を選ぶ。その後、大脳皮質の運動野の各部から送られた情報から、背側線条体が動作を選ぶ。

この一連の流れは、わたしたちのまったく知らないところで進行し、指令が選択されて、ようやくわたしたちはそれに気づく。[13]

これは、多くの意思決定のプロセスを含め脳内で起きるほとんどのことは無意識的だという（序章で述べた）ダニエル・カーネマンの主張と一致する。ガソリンを入れたり食器を洗ったりといった、わたしたちがささいなことと見なしている行動の多くは、実際には途方もなく複雑なのだ。人工知能の研究者は、目標指向行動（目標を持って行う行動）はごく単純なものでも人工知能での再現は難しいということを、よく知っている。コンピュータが計算は得意だが、複雑な決断には人間の誘導を必要とするのはそのためだ。それを考えると、普段は当然と思いがちだが、人間の脳にどれほど複雑な機能が備わっているかがよくわかる。

意思決定に重要な大脳基底核

意思決定のプロセスにおいて大脳基底核がいかに重要な役割を果たしているかを理解するために、大脳基底核が働かなかったらどうなるかを考えてみよう。

大脳基底核に影響を及ぼす疾患がいくつかある。その最たるものはパーキンソン病で、大脳基底核の黒質と呼ばれる部分の細胞が徐々に減っていくのが原因だ。これらの細胞は背側線条体に信号を送り、そこでは線条体の機能にとって重要な化学的な伝達物質、ドーパミンが作られる。ドーパミンは素晴らしい物質だが、広く誤解されてもいる。それについては次章で詳しく説明するとして、ここで重要なのは、ドーパミンにはさまざまな行動を促す働きがあるということだ。

たとえば、コカインやアンフェタミンによって線条体内のドーパミン濃度が上がると、マウス（および人間）は、よく動き回るようになる。ドーパミン濃度が高いと、大脳基底核は入ってくる指令に反応しやすくなり、活発に動くかどうかを決めるハードルが低くなるのだ。

逆にドーパミン濃度が低いと、大脳基底核は入ってくる指令に反応しにくくなり、活発に動くかどうかを決めるハードルが高くなる。その結果、動物は動かなくなる。この現象をはっきりと示したのは、ワシントン大学神経科学の研究者リチャード・パルマイターが作ったドーパミン欠損マウスである。これらのマウスはドーパミン合成能力を持たないため、ケージの中で一日中ほとんど動かず、じっとしている。「このドーパミン欠損マウスをテーブルの上に置いたら」とパルマイターは言う。「そこに座ったまま、あなたを見ているでしょう。何に対しても、まったく無関心なのです」。パルマイターのチームが化学的にドーパミンを投与すると、これらのマウスはよく食べ、よく飲み、体内のドーパミンがなくなるまで狂ったように走り回った。

パーキンソン病では、黒質のニューロンが徐々に減少するせいで、背側線条体の、決まりきった運動パターンを選んでいる領域のドーパミン濃度が下がる。そのせいで背側線条体は次第に運動野から入ってくる指令に反応しにくくなり、運動の選択肢生成器はいずれも筋肉を使いにくくなる。病気が進行するにつれて、動き始めることも、動くこと自体も難しくなり、動作を順序立てて行うのが非常に困難になる。重症になると、ほとんど動けなくなる。これは、ギリシャ語で「動かない」を意味する「アキネジア（無動症）」という症状だ。

幸い現代医学はパーキンソン病の消耗性運動障害を緩和する薬を開発した。これらの薬のほとんどは脳内のドーパミン信号を増やすことを目的としている。最も効果があって広く使われているのは、ドーパミンの前駆物質のL-ドパだ。L-ドパは、経口で循環血液中に入り、その一部が脳に届く。脳に入ったL-ドパは、ドーパミン産生ニューロンに取り込まれて、ドーパミンに変わる。

今のところ、失われた黒質のニューロンを再生する方法はないが、L-ドパは残っているニューロンと、通常はドーパミンを作らない別のニューロンまで動員してドーパミンを作り、その不足を補う。[14] ドーパミン濃度が高いと、背側線条体は運動野から送られてくる指令に反応しやすくなり、患者はより正常に近い形で動けるようになる。

ドーパミンが過剰になると起きる弊害

もっとも、多くの薬と同じで、L-ドパははたらきかける先を選ばない。パーキンソン病の場合、背側線条体の一部はより多くのドーパミンを必要とするが、脳の他の部分はそれを必要としていない。しかし、L-ドパを服用すると、脳のあらゆる場所にあるドーパミン産生ニューロンがそれを吸収してドーパミンに変えるのだ。ドーパミンを腹側線条体に送る腹側被蓋野でもそれは起こり、その結果、腹側線条体のドーパミン濃度が異常に高くなることがある。

先に述べたように、腹側線条体は主に意欲と感情を調節している。そして背側線条体と同じくドーパミン濃度が高くなると送り込まれる指令に反応しやすくなり、意欲と感情が活性化する。実のところ、L-ドパの一般的な副作用には、感情の高ぶりや性欲過剰、ギャンブルや買い物や薬物使用や過食症といった脅迫的で中毒性の行為が見られる。これらは衝動制御障害と呼ばれ、衝動を抑制する能力が失われた状態だ。過剰なドーパミンのせいで、入ってくる指令に腹側線条体が非常に反応しやすくなり、不適切な選択肢生成器が手綱を握るのだ。加えて、線条体のドーパミン濃度が高いと、徐々にある種のループが異様に強くなり、それが脅迫的で中毒性の行動を招く。詳しくは次章で述べよう。

他の大脳基底核の疾患はさらに興味深い。たとえば、かつて鉱山労働者だったジムは、五七歳の時にいくつもの異常な症状のせいで精神科に入院した。[15] 彼の記録には次のように書かれている。

過去三年間に、ジムは次第に引きこもるようになり、自発性が見られなくなった。入院の前月には大小便を失禁し、質問にはイエスかノーとしか答えられず、促されなければ立ったままか座ったまま動かなくなった。食べるのも促されたときだけで、時にはスプーンを口にくわえたままじっとしており、食べ終えた後二分間その状態が続くこともあった。同様に、止めなければ、水洗トイレの水を繰り返し流し続けた。

ジムは、ギリシャ語で「意志がない」という意味の「Abulia（無為症候群）」と呼ばれる珍しい病気を患っていた。[16]無為症候群の患者は、促されれば、質問に答えたり特定のことをしたりできるが、自発的に感じたり、考えたり、何かをしようとしたりするのは難しい。重症の無為症候群の患者を何もない部屋に一人で座らせていると、だれかが部屋に入ってくるまで、じっと動かないはずだ。何かを考えたり感じたりしているのか、と尋ねると、「何も」と答えるだろう。言うまでもないことだが、無為症候群の患者は食欲がほとんどない。

一般にこの病気は、大脳基底核とそこに関わりのある回路の損傷と関係があり、[17]ドーパミンの信号を強める薬が効くことが多い。その一つが、ジムの治療に用いられたブロモクリプチンである。

ジムはブロモクリプチンの服用を一日五ミリグラムから始め、五ミリグラムずつ増やし、分割投与で五五ミリグラムまで増やした。ジムが最初に自発的にした行為は、服を着ることで、二〇ミリグラム服用した時だった。三〇ミリグラム服用した時には、他の入院患者たちと会話を始めたが、日によってかなり大きな変動があった。薬の量を増すと、促されなくても洗濯をしたり、服を着たり、食事をしたりするようになり、何かを繰り返すことはなくなった。しかし、日によっては治療前の状態に戻った。最大量を投与すると、そのようなことはめったに見られなくなり、自力で日常生活をこなせるようになった……。

研究者たちは、無為症候群の原因は、脳に起きた何らかの損傷のせいで、大脳基底核が指令に反応しにくくなり、基本的な感情や思考、意欲さえ表現できなくなる（あるいは、それらを自覚することもなくなる）のだと考えている。ドーパミン信号を増やす薬は、線条体を指令に反応しやすくするので、患者の中には、自発的に感じたり、考えたり、歩いたりできるようになる人もいる。

「食べる」と決定する脳の仕組みは？

これと過食にどんな関係があるのか？

このように現代では、脳が意思決定する仕組みがいくらか解明された。だとすれば、脳が何をどれだけ食べるかを決める仕組みもわかるはずだ。食べることは複雑な行動で、食べるという意思決定がなされるには、動機づけと認知と運動の協調が求められる。しかし、食べるという行動のカスケードに最初に火をつけるのは動機だ。この動機は、脳の別々の場所（それぞれ異なる合図に反応する）からもたらされる。たとえば、空腹を引き起こす選択肢生成器は、十分食べた後でデザートを食べたい気持ちにさせる選択肢生成器とは違うし、ホットドッグの早食い大会の優勝者ジョーイ・チェスナットに、一〇分間で六九個のホットドッグを食べさせた選択肢生成器ともおそらく違うはずだ。

しかし、まず「食べたい」という動機がなければ、人は食べない。

次章では、食べたいという動機を起こさせる回路――特に過食させる回路――について掘り下げていきたい。脳のどの回路がわたしたちに過食をさせ、どんな合図がその動機に火をつけるのか、それに対して、わたしたちには何ができるのか？

まずは、大脳基底核に注目し、それがどのようにして人間に食べ物を学ばせ、切望させ、ことによっては、中毒にさせるのかを探っていこう。

Chapter2の注釈

1 厳密に言えば、ヤツメウナギに背骨(脊柱)はないが、脊髄と脳があるため、かつては背骨があったが、進化の途中で失われたと考えられている。

2 信じがたいことだが、大脳基底核のルーツはおそらく脊椎動物より前にさかのぼる。なぜなら、類似した構造がハエの脳内で確認されているからだ。人類の祖先は非常に長い期間、脳を使って意思決定を行ってきたのだ。

3 現代の細菌が単純な決断を行えるように、初期の「決定」はニューロンや脳を必要としなかった。例えば、多くの細菌は食料源に向かって進んだり有害化学物質から離れたりすることができ、この行動は〔走化性〕〔傍点〕と呼ばれる。これらの細菌は、周囲の環境に関する情報から、どちらの方向が泳ぐのが最善かを「決定」できるのだ。

4 ヤツメウナギにとって食物とは、しがみついて寄生できる魚のことだ。ヤツメウナギは鋭い歯が並ぶ丸い口で宿主の肉を削り落とすので、寄生された魚はたいてい早死にする。本文で悪夢のような生き物と述べたのは、そのためだ。

5 線条体は多くの場合、二つの部分に分けられる。背側(上部)線条体と、一般に側坐核とも呼ばれる腹側(下部)線条体である。これらは選択において異なる役割を果たすが、この点については後ほど述べる。

6 淡蒼球と黒質の一部。

7 指令の強さは、線条体に入ってくるニューロン発火の強さによってわかる。「脳内ではニューロン発火の強さによって評価が決まる」と、グリルナーの教え子だった元大学院生のマーカス・スティーブンソン=ジョーンズは言う。

8 大脳基底核は、エンジニアが設計した意思決定システムに似た方法で作動する。そのシステムは、複雑な状況下で、いくつかの選択肢を競合させて最善の決定をくだす。このことは、どんな場合も競争による意思決定が最善の意思決定戦略であることを示唆している。

9 ラットなどの哺乳動物は、大脳皮質をすべて取り除かれても、基本的な行動はできる。例えば、食べる、歩く、交尾する、簡単な仕事を覚えることなどだ。不可能なのは、より高尚で順応性が求められる行動だ。

10 ヤツメウナギの外套は哺乳類の大脳皮質に比べて小さく、細胞構成も異なる。

11 こうした連絡は視床を介して大脳皮質に送られる。

12 側坐核とも呼ばれる。この脳の悪名高い部分については次の章で述べる。腹側および背側の線条体の機能が幾分重複していることは述べておく必要があるが、わかりやすくするために、本書では別のものとして扱う。

13 多くの神経学者は、人間が自らの意思決定に気づく前に、脳の無意識の領域がすでに決定を下している、と考えている。レッドグレイヴは言う。「この見方には、非常に恐ろしい意味合いがある。何が選ばれたかにわたしたちが気づくのは、選ばれる前ではなく、選ばれた後なのだ。競合する選択肢があり、その一つが勝ってから、それに気づくのである」。「恐ろしい意味合い」とは、意思決定が無意識に行われるのであれば、わたしたちに自由意志はない、ということだ。

14 レッドグレイヴは、他のニューロン（普段はセロトニンを作っているニューロンなど）もL-ドパを吸収してドーパミンに変え、線条体の中へ放出することに関与しているため、パーキンソン病を緩和するかもしれないということに注目している。

15 ジムの本名は症例報告に記載されていない。

16 「精神的無動」とも呼ばれる。

17 一酸化炭素中毒がこの損傷の原因であることが多く、大脳基底核は特に一酸化炭素中毒に敏感であるらしい。

Chapter 3

抑えきれない食欲はどこから湧いてくるのか

糖質や塩分、脂肪ほど「食べたい」と脳が叫ぶ理由

あなたはたった今、母親の子宮から出てきたところだ。分娩室はまぶしい光にあふれ、見知らぬ人が何人もいて、機械が並んでいる。初めて出会うさまざまな光景と感覚に驚いて、あなたは泣き出す。この時点で、泣くことは、あなたにできる数少ない行動の一つで、他には母乳を飲むことなど、わずかな本能的行動しかできない。しかし成長するにつれて、あなたは動機に後押しされて、ブロックで遊んだり、文章を読んだり、野球をしたり、誰かにキスしたり、仕事に就いたり、日々の食糧を手に入れて食べたりするようになる。

このような驚くべき行動の変化は、学習という当たり前と見なされがちな現象によって起き

る。学習とは、新たな知識、技能、運動パターン、動機、嗜好を獲得し、それらを強化していく過程だ。しかし学習はまた、意に反して食べ過ぎてしまう理由の一つである。とりわけ、ある種の食品にわたしたちが強く惹かれるのは、学習の影響なのだ。

学習するにはまず目標を立てなければならない。目標がなければ、最も重要な行動を決めることができない。進化論的な意味では、どの生物にとっても最重要な目標は、繁殖の成功率を最大にすることであり、それはすなわち高い能力を持つ子どもをできるだけ多く生み、その子どもらもまた、高い能力を持つ子どもをできるだけ多く生む、ということだ。[1]

食べること、飲むことさえ学習で身につける

しかし、ボウル一杯のシリアルを食べ始めるときにわたしたちの頭の中にあるのは、そういうことではない。仮にあったとしても、わたしたちはそれにほとんど気づいていない。わたしたちが気づいているのは、面前の目標であり、それは繁殖の成功という最終目標の省略表現として、自然選択によって脳内に組み込まれたものなのだ。ほとんどの動物の場合、これらの目標には、食べ物や水を獲得し、交尾し、危険から逃れ、身の安全を図ることが含まれる。

しかし人間は、他の動物より複雑で、社会性があるので、社会的地位や物質的豊かさも求める（もっとも、それは人間に限ったことではない。チンパンジーをはじめとする多くの社会性

動物が、人気やセックスや暴力を利用して、社会的地位のはしごを上ろうとする)。これらの目標——食べて、飲んで、セックスして、安全かつ快適に暮らし、他者に好かれること——は、動機と学習の根本的な原動力だ。そして食べ物は、生存し繁殖するには欠かせないものなので、しばしば学習を導く強力な教師になる。

「学習」と聞くと、教科書にはりつくようにして知識を吸収する姿を想像しがちだが、わたしたちがすること、考えること、感じることのほとんどは、意図的であろうとなかろうと、人生のどこかの時点で学んだことなのだ。メリーランド州のボルチモアにある米国国立衛生研究所で動機と嗜癖について研究しているロイ・ワイズは、二〇〇四年に発表した調査論文で、それについて次のように述べている。

ほとんどの目標指向の動機は——空腹時やのどが渇いたときに食べ物や水を探すことでさえ——、学習によって身につけたものだ。それは主に、最初は無作為に行った動きが、選択的に強化されることによってなされる。そのようにして(新生児)の行動は、環境の中の適切な刺激によって方向づけられ、動機づけられていく。

たとえば、幼児が目の前に座っている猫のしっぽをつかもうとしているところを想像してみよう。彼は動きがまだおぼつかないので、たいていは失敗し、時にはしっぽに触れることもあるが、うまくつかむことができない。だが突然、たまたま腕と手がちょうどよい動きをして、つかの間、しっぽをつかめる。脳はうまくいったことに気づき、次に猫のしっぽをつかみたいと思った時には、筋肉に同じパターンの動きをさせるだろう。練習を重ねるうちに、脳はその動きを磨きあげ、ついには思い通りに猫を襲撃できるようになる。より一般的には、脳は、何かがうまくいくと、将来もそうなるように、今したことを繰り返す可能性を高めるのだ。これを前章で使った言葉で説明すれば、成功をおさめた選択肢生成器は、より強い指令を送れるようになるのだ。

「またあのおいしい店に行きたい」と脳が強く思う仕組み

ある行動が目標を達成すると、その行動はその後も繰り返される可能性が高い。なぜなら、強化されたからだ。著名な米国の心理学者エドワード・ソーンダイクは、早くも一九〇五年に強化という現象を説明し、「ある状況で満足をもたらした行動は、その状況と結びつけられ、同じ状況が再び起きると、前回より高い確率で同じ行動が繰り返される」と述べた。経験を重ねていきながら、わたしたちは目標を達成する能力を向上させる。強化はそのための最も簡単で強力な方法の一つなのだ。

ここで、あなたが何かを食べるまでのプロセスに話を戻そう。空腹を満たすために、あなたは通りの先にあるレストランを支持する選択肢生成器を活性化させ、自転車にまたがり、ペダルを踏む。これはあなたをそのレストランへ行かせる動機づけと思考と動きのパターンだ。**そして、そのレストランの料理が予想以上にとてもおいしかったとする。あなたは食べるという目標を非常にうまく達成したことになる。すると、あなたをそのレストランに連れて行った選択肢生成器は強化され、次に空腹を感じた時には、そのレストランに行きたいという気持ちが以前より強く生じ、おそらくはそこへ行くために自転車に飛び乗るだろう。そのレストランについて考えるとうきうきし、店の外見や匂いも好きになる。こうして、そのレストランに行くというあなたの行動はますます強化されていく。**

学習は、動機づけ、認知、運動という人間の意思決定を構成する三段階を形作る。

この三つは、目標指向の行動をうまくこなすために必要な要素なので、強化はこれらすべてを強くする。強化はわたしたちの意識の外で進む。また、強化は、ヤツメウナギと共通の祖先の時代より前から起きていた。

学習は逆の方向にも働く。何らかの行動が悪い結果をもたらすと、その行動を繰り返す可能性は低くなる。たとえば、通りの先のレストランで食事をした後に食中毒を起こしたら、あなたがそこで再び食事をする可能性は低くなるだろう。おなかがすいていても、そのレストランで食べる気にはなれず、そのレストランについて考えるとぞっとし、店の外見や匂いにさえ嫌悪感を覚えるかもしれない。これは負の強化と呼ばれる。

強化を起こすには、「教師信号」（ティーチングシグナル）が存在するはずだ。その信号は、良い反応は強化し、悪い反応は切り捨てるというように、経験に基づいて大脳基底核ループの活動を変える。研究者の大半は、その信号の正体は例の魅力的な分子、ドーパミンだと考えている。[2]

学習物質

メリーランド州ボルチモアにある米国立衛生研究所の博士研究員ロス・マクデヴィットは、透明なプラスチックのケージにマウスをそっと入れ、その頭に装着した小さなコネクタに、細い光ファイバーケーブルを差し込んだ。光遺伝学と呼ばれる最先端技術でマウスの腹側被蓋野（ＶＴＡ）にある特別な細胞を刺激するためだ。前章で述べたように、ＶＴＡはドーパミン作動性ニューロンを介して脳の主要な動機センターである腹側線条体を刺激する脳領域だ（図14を参照のこと）。これらのニューロンがドーパミンを放出すると、腹側線条体や関連する脳領域が活性化し、行動に強い影響を及ぼす。先の章では、ドーパミンの放出量が多い選択肢生成器は行動の手綱を取りやすいことを語ったが、ドーパミンにはもっと洗練された働きもある。実のところドーパミンは、強化のプロセスに欠かせないものなのだ。

図11 学習と意欲に関する脳の経路

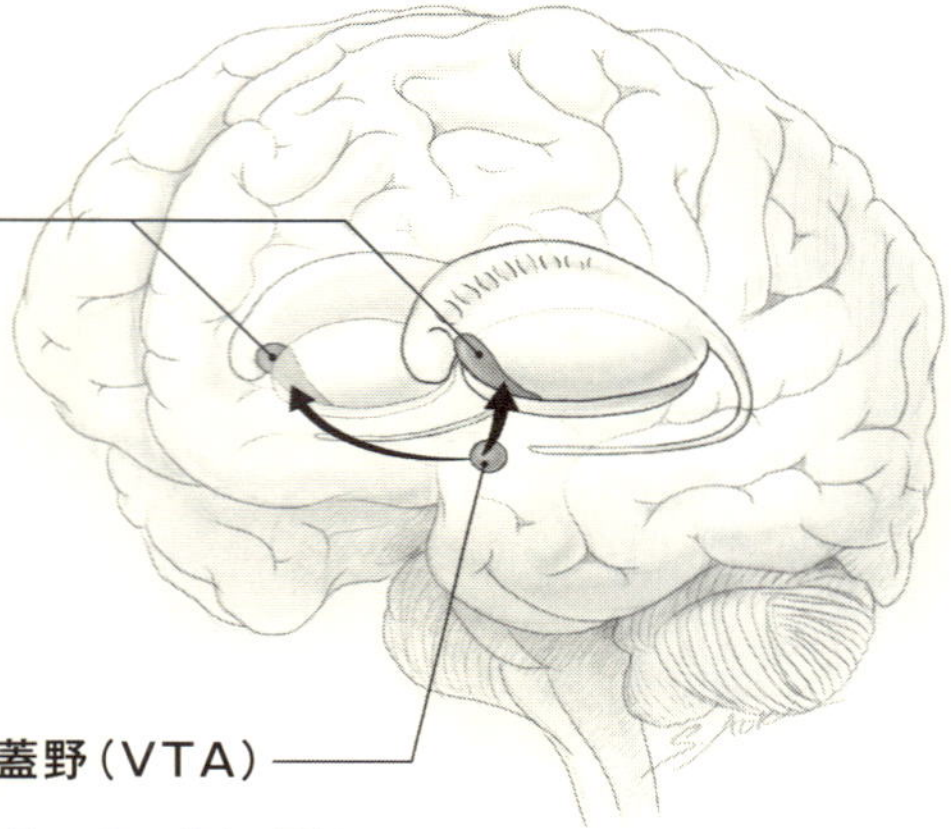

VTAと腹側線条体の間のドーパミン放出の関係。
この経路は学習と意欲の強化にとって重要である。

マクデヴィットの装置は、スイッチを入れるだけで大量のドーパミンを腹側線条体に送り込むことができる。うまくいけば、この経路が学習と意欲に及ぼす驚くべき力を明らかにすることができるだろう。

マウスのケージには、小さな箱が設置されていて、マウスがその箱の中に鼻を突っ込むたびに、頭に装着した光ファイバーケーブルに光が流れてＶＴＡのニューロンが刺激され、そこから大量のドーパミンが腹側線条体と、関連する脳領域に流れ込む。しかし、実験が始まるまでマウスはこのことをまったく知らない。最初にケージに入れられた時、マウスにとってその小さな箱はまったく意味を持たないのだ。マウスはそれに特に関心を持つわけでなく、たまに好奇心からその中に鼻先を突っ込むだけだ。

だが、そうして鼻を突っ込むたびに、マウスは、チョコレートを食べたり、セックスをしたり、宝くじに当たったりするのに等しい快感を味わう。

じきにマウスは、ひんぱんに箱に鼻を突っ込むようになる。そして、その回数はますます増える。「わかったのは」とマクデヴィットは言う。「マウスは箱に夢中になるということです。マウスは、それが大好きなのです」最初のうち、マウスが箱に鼻を突っ込むのは好奇心からだが、やがてその箱の素晴らしさを理解するようになるのだ。マクデヴィットが実験で使用したマウスは、最終的に一時間に八〇〇回も箱に鼻を突っ込み、ケージの中の他の物は無視するようになった。ラットを用いた研究では、ラットはＶＴＡの刺激を得るために一時間に五〇〇〇回も鼻を箱に突っ込んだ。なんと、一秒に一回以上だ！　要するに、腹側線条体のドーパミンが強化する力は非常に強いのだ。

細胞レベルで考えれば、これは、少し前に活性化した大脳基底核ループにドーパミンが作用して、それを再び活性化した結果だと言える。つまりあなたは、ドーパミンが放出された時にしていたことを、ドーパミンを得るためにまた繰り返したくなるのだ。ＶＴＡはあなたに、「わたしは今起きたことが好きだ。また同じことをやって、ドーパミンを腹側線条体にまき散らそう」とささやくのである。

マクデヴィットはＶＴＡを直接刺激して、強調した形で「強化」を引き起こしたが、このプロセスは、わたしたちの脳の中ではもっと自然な形で日々起きている。たとえば、トリプルベーコン・チーズバーガーを食べるというような目標をあなたが達成すると、ドーパミンが一気に放出されて、「成功を生み出す」行動が強化される。このようにしてドーパミンは――わたしたちの意識や理性的な脳が支持してもしなくても――どう感じ、どう考え、どう行動すべきかをわたしたちに教えて、目標を達成させようとするのだ。腹側線条体のドーパミンは、たとえば、どの食品を欲し、どの食品を避けるべきかを学ぶというような、学習による動機づけにとってとりわけ重要である。

TVでポテトを見ただけでよだれが出る理屈

ドーパミンが発見されたのは、ロシアの生理学者イワン・パブロフが動物の条件反射を初めて実験で示してから半世紀も後のことだった。パブロフは動物が無意味な合図と餌のつながりを学習することを明らかにした最初の科学者の一人だ。パブロフのチームは犬の消化について研究していたが、パブロフは――犬を飼っている人ならよく知っているはずだが――、犬が餌を見るとよだれを垂らすことに気づいた。またパブロフは、自分が餌を持っていなくても、自分の姿を見ると犬がよだれを垂らすことにも気づいた。犬は、パブロフと餌のつながりを学習したのだ。

そこでパブロフのチームが、餌を与える前に必ずベルを鳴らすようにすると、やがて犬はベルの音を聞いただけでよだれを垂らすようになった。犬はベルの音と餌のつながりを学習し、ゆえに以前は無意味だったベルの音が、重要な意味を持つようになったのだ。これは、マクデヴィットのマウスが、ありきたりの箱に鼻を突っ込むたびに高い報酬（腹側線条体のドーパミン）を得るうちに、箱の重要性を学習したのと同じ仕組みだ。

現在、わたしたちはこの仕組みをパブロフの条件づけと呼ぶが、テレビに映し出されるコーラや、ちょっと味見したアイスクリームや、フライドポテトの匂いにわたしたちが食欲をそそられ、よだれが出るのも、同じ理屈からだ。フライドポテトが（ドーパミンの助けを借りて）、たっぷり油を含んだデンプン質の報酬を腹にもたらすことをあなたが学習すると、その外見や匂いが重要な意味を持つようになり、見たり嗅いだりするだけで、フライドポテトを食べたくなるのだ。しかし、すべての食物がこのような誘惑的な影響を及ぼすわけではない。それはなぜだろう？

ドーパミン＝快楽物質？

あなたはドーパミンが「快楽物質」で、競争に勝ったり、セックスしたり、チョコレートを食べたり、クラック・コカインを吸ったりした時に最高の気分にさせてくれる神経科学物質の急増に関与している、と聞いたことがあるかもしれない。これはポピュラーサイエンスの読み物ではよく語られることだが、科学界では時代遅れになって久しい。実のところ、ドーパミンの放出が喜びをもたらすわけではない。実験により、動物はドーパミンがなくても喜びを感じることが証明されており、人間を対象とする研究もそれを裏づけた。喜びはむしろエンドルフィンと呼ばれる化学物質とより強く結びついている。エンドルフィンはドーパミンと同時に線条体から放出されるが、おそらくいずれも喜びの構成要素の一つに過ぎないだろう。ドーパミンは「快楽物質」というより「学習物質」なのだ。

芽キャベツはなぜアイスクリームほど魅力がないのか

ここまでのことから、食物が強力な強化因子となって、わたしたちの行動の手綱を握る可能性があることがわかった。しかし、強化がうまい食品もあれば、そうでもない食品もある。たとえば芽キャベツは、アイスクリームほどには人を誘惑しない。わたしたちが過食するわけを理解するには、まず、食物に関して強化するのは何かという基本的な問いに答える必要がある。

第一章で紹介した「カフェテリア食餌法」を考案したアンソニー・スクラファニは、その研究人生の大半をこの謎の解明に捧げ、目覚ましい成果をあげた。

平均的な研究用ラットは、サクランボ味の水とブドウ味の水を同じように好む。したがって、ケージの中にそれぞれの水が入った瓶を置けば、ラットはどちらの瓶からもほとんど同じ量を飲むだろう。スクラファニのチームは、一九八八年に発表した画期的な研究で、サクランボ味の水を飲んでいるラットの胃に、半ば消化されたデンプンを注入すると[3]、ラットはブドウ味の水よりサクランボ味の水を好きになることを示した。ブドウ味の水で同じことをすると、ラットはブドウ味の水を好きになった。デンプンが口に入ることはなかったのだが、この実験を四日続けると、ラットはデンプンとつながりのある味をほぼ常に好むようになった。スクラファニはこの現象を、「条件性風味選好」と名づけた[4]。

条件性風味選好は驚くべき現象である。ラットは研究者たちが自分の胃にデンプンを注入していることを知らなかったが、このデンプンが何らかの形で脳に信号を送り、今飲んでいる水の風味を好きにさせたのだ。要するに、パブロフの犬がベルの音でよだれを垂らすようになったのと同様に、ラットは、以前はどちらでもよかった味を、学習によって選択するようになったのである。なぜそんなことが起きたのだろう?

さらなる実験により、**ラットが感知していたのはデンプンではなく、消化管の中でデンプンが分解された時に生じるブドウ糖だったことが明らかになった。そして、それを主に感知する場所は上部小腸だった。腸は何らかの方法でブドウ糖を感知して、「いいことが起きた。今の行動を繰り返せ!」という信号を脳に送っていたのだ。**

信号が腸から脳に届く仕組みはまだわかっていないが、脳に届いた信号がどうやって風味選好に影響するかは、スクラファニも他の研究者もすでに理解している。[5] その仲介者として真っ先に名前が挙がるのは――お察しの通り――、腹側線条体のドーパミンだ。イェール大学医学大学院の精神医学准教授イバン・デ・アラウジョと同僚は、独自の実験によって、カロリーを小腸に注入すると腹側線条体のドーパミン濃度が上昇し、注入するカロリーの量が多ければ多いほど、ドーパミンが増えることを明らかにした。この発見に関連して、スクラファニのグループは、腹側線条体のドーパミンの活動を阻止すると条件性風味選好が起きないことを発見した。「それが意味するのは、この一連のプロセスにおいてドーパミンが中心的役割を果たしているということです」とスクラファニは言う。

以上の研究は、炭水化物が風味選好を起こす仕組みをほぼ完璧に説明する。ラットが何かを飲み食いすると、口と鼻がその味と匂いを感知する。飲み込まれた食品はラットの胃に入り、その後小腸に入る。小腸はブドウ糖を感知し、脳に何らかの信号を送り、その信号が腹側線条体内のドーパミンを急増させる。食品がデンプンか糖質を豊富に含んでいれば、ドーパミンは急増し、ラットは今食べた食品の味と匂いを好むようになり――その後は、その味と匂いのする餌を探し求めるようになる。こうしてラットは、炭水化物を含む食品をうまく識別し、見つけられるようになるのだ。

スクラファニのチームは、脂質とタンパク質によっても風味選好が起きることを立証し、ラットが、炭水化物（デンプンと糖質）、脂肪、タンパク質という三大栄養素すべてに反応することを明らかにした。[6] 食品のカロリー密度が高いほど、その反応は強くなった。どうやらラットの脳は炭水化物を探し求めるだけでなく、あらゆる種類のカロリー——特に、一噛みあたりのカロリーが最も多い食品——を探し求めるように進化してきたようだ。聞き覚えのある話ではないだろうか。

脳にとって味と匂いは、食物が消化管に入る前にその栄養価に関する情報をすばやく集める手段になる。スクラファニや他のチームは、特定の風味を舌に載せた場合も、条件性風味選好が起きることを明らかにした。ラットは、糖質を胃に注入されるより、それを舌に載せてもらった方が、より強い条件性風味選好を起こした。糖質が舌に及ぼす影響と小腸に及ぼす影響が結びついて、より強く、行動を強化するからだ。

他の風味も同様に働く。肉のうま味は、アミノ酸の一種であるグルタミン酸（グルタミン酸ナトリウムの主成分）[7] に由来し、人間でもラットでも食品の評価を上げ、胃に注入すると、風味選好をもたらす。甘味は熟した果実を意味し、グルタミン酸は肉などタンパク質を豊富に含む食品を意味する[8]——自然界ではどちらも、カロリーやその他の栄養素の重要な源になっている。逆に、苦味や腐敗臭など、過去に消化障害の原因になった食品は、嫌悪すべきものだ。[9]

以上のすべてが意味するのは、動物は行き当たりばったりに食品を探すのではなく、脳が直感的に有益だと認識する特徴をそなえた食品を探し、そうした特徴のほとんどは高カロリーを意味する、ということだ。それらの食品は、自然界で生き残って繁殖するために欠かせないので、ラットの脳はドーパミンを放出して、それらの食品を探して食べるという行動を強化するのだ。すなわち、ラットの脳は、野生のラットを健康で多産にする食品を直感的に高く評価し、ドーパミンの支援を得て、それを獲得する方法を徐々に学習していくのである。

脳は先天的にカロリーを重視している

自分にはラットと共通するところが多い、とあなたが感じはじめたのであれば、その通りだ。人間の先天的な食物の好みのほとんどは、ラットと同じだ。人間もラットも雑食性で、同じようなものを長い世代にわたって食べ続けてきたことを思えば、それももっともな話である。**どちらも生まれつき甘味を好み、苦味を嫌うことは、そうした食の嗜好が、深く組み込まれた適応であり、おそらくは、七五〇〇万年前に人間とラットの祖先が分岐する以前からのものであることを語っている。**加えて、どの文化圏の人も、グルタミン酸由来の肉の旨味を好み、腐敗臭を嫌い、以前に消化障害を起こしたことのある食品に強い嫌悪感を抱く。しかし、人間には、塩分への強い嗜好も見られるが、これはラットとは共通しない嗜好の一つだ[10]。

人間がラットと同じく美食家であることは、ジョージア大学で小児肥満症を研究するリアン・バーチの研究によって裏づけられた。バーチのチームは、高カロリーの食品が風味選好を導くというスクラファニが出した結論が、人間にもあてはまるかどうかを調べた[11]。彼らや他の研究者の研究により、ある種の栄養素、特に脂肪と炭水化物は、人間でも風味選好を導くことが明らかになった。要するに、脂肪や炭水化物は行動を強化するのだ。

下の表に、全人類に共通する（と、わかっているか、そう推測される）先天的な食品への嗜好を記載した。これらの食品は、脳内のドーパミンを急増させることによって、人間の摂食行動を形作ってきた。その結果、わたしたちはそうした食品の味、匂い、食感、見た目、関連のある場所を探し求めるようになった。

■先天的に好きな食品の特徴
- カロリー密度が高い
- 脂肪を多く含む
- 炭水化物を多くむ
- タンパク質を多く含む
- 甘味
- 塩味
- 肉のような味（うま味）

■先天的に嫌いな食品の特徴
- 苦味
- 腐敗臭がする
- 消化障害を起こす

中国人もフランス人も、糖質、塩、脂肪、肉の風味を好むが、フランス人の中には本格的な中国料理をあまり好まない人がいるだろうし、一方、中国人の中にはフランス産チーズの強い匂いを不快に思う人もいるだろう。なぜなら、それぞれの文化に特有の、味、匂い、食感、見た目への嗜好があるからだ。そうした嗜好も学習による強化が作り上げたものだ。ラットが生まれつきブドウ味よりサクランボ味を好むわけではないのと同じように、人間はその文化に特有の味や匂いを好むように生まれついているわけではない。それらへの嗜好を条件性選好として発達させたのだ。こうした食品は、それに伴う脂肪や炭水化物などによる強化を繰り返し受けることで、一層好ましいものとなり、それを食べたいという意欲が強まる。**この強化は、とりわけ子どもの頃に起きやすい。**

このリストを見ると、**人間の脳はカロリーを何より重視している**ように思えてくる。塩を除けば、先天的に好きな特徴はすべて、カロリーがぎっしり詰まった食品を示唆している。遠い祖先にとってカロリー不足は繁殖の成功を脅かす深刻な脅威だったので、人間は高カロリーの食品を重視するように進化してきたのだろう。その証拠に、遠い祖先と同じような生活をする現代の狩猟採集民は、多大な時間と労力を注いで野生の芽キャベツを集めたりはしない。彼らは必要とするエネルギーを満たすために、もっぱら、ナッツ、肉、塊茎、蜂蜜、果物といった高カロリーの食品を探すのだ——この話題には後ほど触れよう。

こうした先天的な食物の好みから、子どもがアイスクリームを好み、芽キャベツを好まない理由を容易に説明することができる。**芽キャベツはビタミンやミネラルを豊富に含んでいるが、**

カロリーをほとんどもたらさないので、腹側線条体にとっては価値のない食品なのだ。[12]
対照的に、人がアイスクリームを食べたくなるのは、脳が、味や食感、見た目から、アイスクリームが消化の良い脂肪と糖質をたくさん運んでくることを知っているからだ。食糧が不足がちだった時代に進化した人間の脳は、それを実に望ましいこととととらえて、わたしたちを冷蔵庫へと誘う。
このように、脳の無意識の領域は高カロリーの食品を重視するため、わたしたちが空腹でなく、また、健康に良いものを食べてスリムでいたいと思っていても、高カロリーの食品を食べさせようとする。ゆえにわたしたちは、食事をたっぷり食べた後でも、デザートを無性に食べたくなる。昼食と一緒に炭酸飲料を飲みたくなる。ピザをもう一切れ食べたくなる。
意志の力は往々にして、テーブルの上に置かれたデザートのメニュー、ジュースの自動販売機、ピザの匂いといった、ドーパミンに強化された感覚刺激物に屈する。そして時には、強化が強すぎて、コントロールしきれなくなることもある。

非常に強い習慣

強化は、人間がその人生をうまく生きていくようにするために進化した仕組みだが、時として、コントロールしきれなくなることがある。マクデヴィットの実験が示したように、腹側線条体内のドーパミン濃度が非常に高くなると、ある行動が過剰に強化され、その人のためになる自然な行動よりも優先されるようになる。これが依存の本質だ。[13] したがって、あらゆる常習性の薬物は、腹側線条体のドーパミン濃度を上げるか、別の方法によってそのシグナル伝達経路を刺激すると考えられる。カフェインなどの比較的害のない習慣性薬物も、同じ経路に作用するらしい。クラック・コカインのような常習性の高い薬物は、腹側線条体のドーパミンを急増させる。そのような刺激が繰り返されると、コカインを手にいれて吸引することが何より優先されるようになり、食べること、安全、快適さ、社会的関係はないがしろにされる。コカインを手にいれて吸引することを支持する選択肢生成器が、線条体に強力な指令を送りこみ、他の指令の大半を圧倒するのだ。

先に紹介したロイ・ワイズは、依存とは日々の生活で起きる強化が極度に強くなっただけだ、と言う。曰く、「依存とは単に、非常に強くなった習慣である。そうなるのは、常習性薬物が非常に強い強化因子だからだ」。

では、食物の依存症になることもあり得るのだろうか？　食物は乱用薬物と同じように腹側線条体の中でドーパミン放出を引き起こすし、先に学んだように、強い強化因子になり得る。しかし、この考えには異論が多い。体に欠かせないものの依存症になることなど、あり得るだろうか？　わたしたちは、水や酸素の依存症なのだろうか？　セックスから新車、そして仕事上の成功まで、人生における幸せな経験はすべて、腹側線条体でドーパミンを放出させる。

では、わたしたちはそれらすべての依存症なのだろうか？

当然ながら、わたしたちは、良い経験すべての依存症ではない。ほとんどの人は、人生に起きる良いことの大半と建設的な関係――依存症とは呼べない関係――を結んでいる。だが、かつてイェール大学でアシュレイ・ゲアハートとケリー・ブロウネルが行った研究は、中には食物の依存症になる人がいることを示唆する。ブロウネルのチームは薬物、セックス、ギャンブルなどの依存症の診断基準を用いて、依存症に似た摂食行動を見分けるアンケートを作った。[14]特に、コントロール不能、体に悪いとわかっている食品を食べること、離脱症状、の三つに重点を置いた。アンケートには次のような質問が含まれた。

「食物を頻繁に、あるいは大量に食べたくなり、仕事や、家族や友人と過ごすことや、他の大切な活動や楽しいと感じるレクリエーションよりも、食べることを優先することがある」「体調が悪くなるまで食べる」

最初に選んだ被験者はほとんどが痩せていたが、一一パーセントが食物依存の基準に当てはまった。さらに調査を進めると、基準に当てはまる人は肥満気味で、大食いする傾向が見られた。この結果は、食物による強化は依存症に似た行動、過食、体重増加を導くという考えを裏づける。とは言え、肥満の人が皆、食物依存の基準に当てはまるわけではなく、また、食物依存の基準に当てはまる人が皆、肥満なわけでもない。したがって、この調査結果は、肥満の蔓延を部分的に説明しているに過ぎない。

依存を起こす食品、起こさない食品の違い

食物依存を理解するには、どんな種類の食品が依存に似た行動を引き起こすかを調べる必要がある。結局のところ、人はセロリやレンズ豆の依存症にはならない。では、どんな食品に引きつけられるのか。次に引用するゲアハートとブロウネルの言葉がヒントになる。

糖質、精製炭水化物（パン、白米、精白小麦粉のパスタ）、脂肪・油脂（バター、ラード、マーガリン）、塩、カフェインが高濃度で含まれる食品には依存性があり、それらを飲食する際には、依存症のように際限なく食べ、飲み続ける傾向が見られる。乱用薬物と同じで、こうした食品が依存症のような行動を引き起こすようになったのは、現代的な工場で抽出・加工・精製され、濃縮されるようになってからのことだ。さらに、このような特徴を組み合わせると、依存性はさらに高まるようだ。

今のところ、これらの食品に依存性があるとは断定できないが、腹側線条体におけるドーパミンの放出を引き起こすのは確かだ。そして、それらを多く飲食するほど、より多くのドーパミンが放出され、ドーパミンが多く放出されるほど、行動は強化され、人は依存症に近づいて

いく。

警戒すべきは、**現代の食品製造技術が食品の強化能力を極めて高くし、それらの食品を人類史上かつてないほど魅力的にしたことだ。**現代社会には、極めて高カロリーで、糖質、脂肪、塩、デンプンを巧妙に組み合わせた食品があふれているが、このような状況は、野生の素朴な食物を食べるしかなかった狩猟採集民の祖先たちには想像も及ばなかっただろう。現代の食品の中には、人間の脳が予想するよりはるかに多くのドーパミンを放出させ、敏感な人には依存症に似た破壊的行動を引き起こすものもあるのだ（しかし、すべての人が敏感なわけではない――このテーマについてはすぐ後で触れよう）。

薬物級の依存症となる高カロリー食

ゲアハートとブロウネルが示唆するように、これは乱用薬物が、自然界のやや依存性のある物質を濃縮したものであることに似ている。たとえば、南米産の低木コカの葉は、ほどよい刺激があるカフェインに似た食欲抑制剤として南米では広く噛まれている。しかし、コカの葉の活性成分を抽出して濃縮すると、はるかに依存性の強い物質ができる。コカインである。さらにフリーベイシングと呼ばれる方法でコカインの純度を高めると、きわめて依存性の強い薬物、クラック・コカインになる。[15]

人間の技術はドーパミンを放出させて行動を強化させるコカの特性を濃縮して強化し、有益な薬草だったコカを、人生を破滅させる薬物に変えたのだ。同様に、現代の食品製造技術は、嗜好を強化する食品の「活性成分」をかつてないレベルにまで強めた。したがって、一部の人が依存症に似た食行動を示すようになったのは、予想通りの結果なのだ。

チョコレートは、強化特性を備えた食品の最たるものだ。南米の熱帯を原産地とするカカオの種子は、脂肪を多く含み、きわめて高カロリーである。それを発酵し、焙煎し、ペースト状にしたものがチョコレートだ。チョコレートは、室温では固体だが口の中に入れると溶けるという魔法のような食品だ。本来の苦みを消すために大量の精製糖を加え、時には乳製品も加える。**高カロリー、高脂肪、高炭水化物で甘い、という特徴は、強力な強化の組み合わせだが、加えてテオブロミンという習慣性薬物も含むので、チョコレートは渇望される食品の王者になっている。**テオブロミンは近い関係にあるカフェインと同じく弱刺激性で、ほどよく強化する。[16] テオブロミンは、それだけではあまり魅力的ではないが、もともと強化力が高い食品に含まれていると、多くの人を虜にする。チョコレート依存症が科学研究の正式なテーマになっていることは、驚くに値しないだろう。「チョコレート依存症」でない人でも、チョコレートを食べたくてたまらなくなった経験はあるだろうし、特に女性にその傾向が強いことが、研究からわかっている。

ほとんどの人は食物の依存症ではないが、依存は、誰にでも起きる強化がより強くなっただけであることを思い出していただきたい。仕事や家庭生活の妨げになるほど食物に惹かれることはないとしても、**ほとんどの人は、そうすべきでないとわかっているのに、必要以上のカロリーを摂ってしまうのだ。**

強化は無意識のプロセスだが、直感的なものではなく、わたしたちがよく知るプロセス、すなわち喜びと結びついている。

欲求のコントロール

どうすれば過食を強いるこの本能的な力に打ち勝つことができるだろう。薬物依存の研究が、重要な手がかりを教えてくれる。薬物依存を治療する最も確立された方法の一つは、薬物を思い出させる刺激を避ける、という単純なものだ。イワン・パブロフや他の研究者が行った研究から、何度も快感をもたらした感覚刺激は、意欲を引き起こすことがわかっている。

薬物常習者がコカイン吸引パイプを見たり、コカインの匂いを嗅いだり、以前クラック・コカインを買っていた通りを歩いたりすると、コカインを吸いたい気分になり、その欲求に負けることもあるのだ。あなたが食物依存になっていなくても、パン屋のそばを通って、焼きたてのペストリーを見たり、その匂いを嗅いだりすると、ペストリー（あるいは、自分が好きなパン）を食べたいという衝動が起きる。これが強化の本質だ。しかし、パン屋のそばを通らず、その感覚刺激を受けなければ、ペストリーを食べたいという衝動ははるかに小さく、食欲を抑えるために自分と戦わなくてもすむはずだ。

おいしくて高カロリーの食品が目の前にあると、それを食べたいという無意識の衝動は抑えがたいかもしれないが、前もって少々計画を立てておけば、意志の力をフル稼働しなくても、欲求に勝つことができる。その鍵になるのは、身の回りに食品を思い出させるものを置かないということだ。長い旅を成功させるには、少々の賢明な計画が必要なのだ。

味の楽しみはどこから来るのか？

食べてうれしい気分になる食品は、「おいしい」と評される。おいしい食品は味が良い。そう感じられるのは、脳が直感か強化学習によってその食品を高く評価したからだ。

脳は、人類の祖先が繁殖する確率を高めた食品を、そうでない食品より高く評価するはずだ。最もおいしく思える食品は、往々にして吸収しやすいカロリーをたっぷり含んでおり、望ましい食品の特性をぎっしりと備えている。アイスクリーム、クッキー、ピザ、ポテトチップス、フライドポテト、チョコレート、ベーコン等がその代表格で、いずれも無性に食べたい気持ちを引き起こし、人に自制心を失わせる可能性が最も高い。なぜなら、その物理的特性ゆえに、人はそれらをおいしいと感じ、食べたくなり、繰り返し食べるうちに、その気持ちが強化されるからだ。研究者たちはこのような食品が脳にもたらす複合的影響を、ひとまとめに「食物報酬」と呼ぶ。報酬が高い食物ほど、人を誘惑しやすい。

驚くことではないが、人は好きな食品ほど多く食べることを、ある研究が立証した。サムヒューストン州立大学の心理学教授ジョン・デ・カストロとそのチームが、人は食事をおいしいと感じる時には、そう思わない時よりカロリーを四四パーセントも多く摂っていることを明らかにしたのだ。脳はそれらの食品を非常に重要とみなしているため、特にエネルギーが必要でなくても――十二分にエネルギーを摂取したのちでも――食べ続けたい気持ちを引き起こすのだ。

では、食物報酬を制限すると、食物の摂取と肥満に何が起きるだろう？　一九六五年に、ニューヨーク科学アカデミーの年報が、図らずもこの問いに答える奇妙な研究の結果を公表した。以下は、その研究の目的である。

人間の摂食行動はきわめて複雑なため、人間の食に関する研究は非常に難しい。人間の場合、下等動物と違って、摂食の過程には、生理学的、心理学的、文化的、美学的配慮が複雑に絡んでくる。人間が何かを食べるのは、空腹を満たすためだけではなく、食事という儀式を楽しむためだったり、味覚を楽しむためだったり、あるいは、はっきり特定できない無意識の欲求を満足させるためだったりする。したがって、日常の環境で摂食量を調べるのは難しい。そこでわたしたちは、関与する変数を最小限にして、より信頼できて再現しやすいデータを得る方法を探した。

そして見つけた「方法」とは、ボタンを押すとストローから流動食が出てくる装置だった。厳密には、一回押すたびに七・四ミリリットルが出てくる。被験者は、いつでもこの機械を使って流動食を好きなだけ食べてよいことになっていたが、他の物を食べることはできなかった。実験は入院した状態で行ったので、被験者が他の物を食べていないことを、研究者らは確認できた。流動食には必要な栄養素がすべて含まれていたが、味がなく、最初から最後までまったく同じで、普通の食物の特徴がほとんど欠如していた。

味がない食事にしたら空腹もなく九〇キロ減量!

研究者たちは最初、痩せた被験者二人に——一人は一六日間、もう一人は九日間——その装置で食物を与えた。特に指導はしなかったが、二人とも普段通りのカロリーを摂取し、体重は変わらなかった。

次に、体重およそ四〇〇ポンド(約一八〇キログラム)の、「非常に太っている」二人の被験者で同じ実験を行った。彼らも「おなかがすいたらいつでも装置から食物を食べる」ようにと言われた。一人目（男性）は最初の一八日間、そのまずい流動食を一日当たり二七五カロリー食べた。普段の摂取カロリーの一〇パーセント以下だ。二人目の被験者（女性）は、実験開始から一二日間の、一日当たりの摂取カロリーは一四四キロカロリーというきわめて低い値だった。その間におよそ一〇キロも体重が減った。研究者たちは、新たに三人の肥満した人でその実験を行い、「どの被験者も、摂取カロリーが普段より減少した」と報告した。

この一人目の被験者は合計七〇日間、その装置から味のない食物を食べ続けて、約三二キログラム体重を落とした。その後、彼は退院したが、自宅でも調合乳一日四〇〇キロカロリーだけの食生活を続けるよう指示された。彼はそれを一八五日間続け、体重をトータルで九〇キロ（当初の体重の半分）減らした。研究者たちは「この間、体重は着実に減り続け、被験者が空腹を訴えることはなかった」と述べた。一日四〇〇キロカロリーというのは飢餓レベルだが、それでも空腹を感じずに二五五日間、流動食か調合乳だけの生活を続けられたことは、この男性の体内で興味深い変化が起きたことを示唆している。同じグループや別のグループがさらに行った研究から、味のない流動食は、摂取カロリーを減らして余分な脂肪を減らす効果があることが立証された。[17]

装置から食べるこの食事療法は、報酬もバラエティもない食事をするのにほぼ等しい。流動食には、糖質、脂肪、タンパク質が含まれていたが、それらにつきものの味や匂いはほとんどなかった。肥満の人にとってこの食事療法は、空腹を感じることなく、無意識のうちに摂取カロリーを減らし、脂肪を急速に減少させた。だが、不思議なことに、痩せている人はこの食事療法でも通常通りのカロリーを摂取し、体重を維持した。

これが意味するのは、肥満の人は食物がもたらす報酬により敏感だということだ。彼らは、食物報酬に敏感なので肥満になったのだろうか。それとも、肥満体だから、食物報酬への感度が高いのだろうか。この疑問を解くには、さらなる研究が必要とされるだろう。[18]

一日にジャガイモ二〇個だけ食べる男の末路は？

二〇一〇年に、ワシントン州ジャガイモ委員会会長のクリス・フォイクトは、六〇日間ジャガイモと少量の食用油しか食べないことにした。政府の婦人児童向け栄養強化計画の推奨食品リストにジャガイモが載っていないことに彼は腹を立てていた。[19] ジャガイモはきわめて栄養価が高く、それだけを食べて何カ月も健康を保てるほど十分な栄養素を含む、数少ない食品の一つだと——実際その通りなのだが——、彼は主張した。[20] そして、一日にジャガイモ二〇個食べるだけで、体重を維持できることを実証するために、「一日にジャガイモ二〇個」というタイトルのウェブサイトを開き、その過程を詳細に記録した。デンプン質が多く味のないジャガイモだけを食べる生活を、彼は二カ月続けた。

フォイクトの目標は体重を減らさないことだったが、体重は徐々に減っていった。六〇日間で約一〇キロ減り、そのほとんどは腹部の肉だった。前後に受けた健康診断によると、血糖値、血圧、コレステロール値が大幅に改善した。必要なエネルギー量を満たすほど食べられなかったのは、単におなかがすかなかったからだ。フォイクトの仕事がジャガイモの販売促進だったことを思うと、これが意図せぬ結果だったかどうか疑いたくなるが、彼の実験がきっかけとなって、「ジャガイモダイエット」で体重を急速に減らそうとする人のネットへの投稿が急増した。あくまで自己申告だが、それらの投稿は、この味のない食事の繰り返しによって、空腹を感じずに摂取カロリーを減らせることを示唆している。[21] だが、そうなったのは、ジャガイモだけの食生活に魅力がなかったせいだけではない——この話にはまだ先があるのだ。

ビュッフェ効果

「バラエティ豊かな食事」は、健康的な生活の土台と見なされている。さまざまな食品を摂れば、必要な栄養素のすべてを満たす可能性が高くなる。この原則は確かに理にかなっている。だがこれには負の側面もある。食品のバラエティの豊かさは、摂取カロリーに強く影響し、バラエティが豊かになればなるほど、食べる量が増えてしまうのだ。

食品のバラエティが食物摂取に及ぼす影響は、馴化《じゅんか》と呼ばれる神経系の特性と関係がある。馴化は学習の最も単純な形態で、神経系を持つすべての動物に見られる。人間の最も古い親戚であるクラゲにも見られるので、約七億年前に最初の神経系と共に進化したと考えられる。

馴化は、重要な情報と重要でない雑音を区別する手がかりの一つになる。簡単に言ってしまえば、馴化とは、短期間に同じ刺激を何度も経験すると、その刺激に反応しなくなることだ。これは、人間の幼児を対象とする、著名な実験で立証されている。その実験では、幼児は母親の膝の上に座り、目の前のスクリーンに白と黒の市松模様が断続的に映し出される。

研究者は、市松模様を幼児が凝視する時間の長さを記録した。おそらくはどの親も予測する通り、幼児らは、初めのうちは市松模様を長く見つめたが、次第に見つめる時間が短くなった。わたしたちは新たな刺激に出合うと、それが重要な刺激かもしれないので、強い興味を示しがちだ。しかし、短期間に同じ刺激を繰り返し目にすると、それはおそらく重要でないと判断し、注意を払わなくなるのだ。

「別腹」は本当にあった！

そして、人間が食事の席につくたびに、この馴化が起きることがわかった。一九八一年にバーバラ・ロールズと仲間が行った先駆的な研究では、被験者らは八種類の食品を少しずつ食べて、おいしさを点数で評価し、その後、その一つを昼食として食べた。昼食後、再び同じ八種類の食品を味見して、おいしさを評価した。すると、昼食で食べたものは他の七種に比べて、おいしさの評価が格段に下がった。また、その昼食後に、予想外の二度目の食事として、八種類の食品をすべて含むコース料理を出されると、被験者らは昼食に食べたばかりの食品をあまり食べなかった。このことは、人間はある食品をおなか一杯食べて十分満足していても、他の食品を出されると、食べられないわけではないということを示唆している。ロールズはこの現象を「感覚特異性飽和」と名付けた。「飽和」とは、何かを食べた後に得る満腹感のことで、「感覚特異性」とは、この満腹感が、今食べた食品の特性（甘味、塩辛さ、酸味、油っこさ）だけに当てはまることを意味する。

何人もの研究者が独自にさまざまな方法を用いて、人間はバラエティ豊かに食品を出されると食べる総量が増える――そして体重も増える――ことを確認した。これは研究者らが「ビュッフェ効果」と呼ぶ現象をうまく説明する。**ビュッフェでは、そこに並ぶ料理がとりたててご馳走でなくても、つい食べ過ぎてしまう。**[22] **それは、ビュッフェではどの品も数口しか食べないので、食べ飽きるということがないからだ。**やがて脳の飽和系統が緊急警報を送るが、その頃にはすでに食べ過ぎている。

感覚特異性飽和は、食事でおなかが一杯になった後でもデザートを食べたくなる理由も説明する。塩味の物はもう食べられない時でも、**デザートのメニューを出されると、突然、「別腹」**

が登場する。塩味の食品には満足したが、甘い物は足りていないのだ。この新たな感覚刺激は極めて高い報酬価値を伴うため、わたしたちは二〇〇キロカロリーのデザートもやすやすと平らげてしまう。ジャガイモダイエットで見たように食物の報酬とバラエティが減ると食べる量が減るが、逆もまた正しいのだ。

食べ放題の誘惑に勝つ方法

感覚特異性飽和のせいで食べ過ぎてしまうのであれば、簡単な対策は、食べる物を数種類に限るというものだ。もしビュッフェスタイルの店やタパスレストランのように、多彩な料理が並ぶ場所で、食べ過ぎてしまいそうだと気づいたら、満足できそうな物を三品だけ選んで、それだけを食べるようにしよう。そうすれば、少ないカロリーで満足できるだろう。

マリファナを吸うと高カロリー食を欲する

「非常に多くの事例が、マリファナは人間の食欲と食物摂取量を増加させることを示唆している」。これは薬物乱用の研究者リチャード・フォーティンと同僚が一九八八年に発表した論文の冒頭の一文だ。この論文は、マリファナ喫煙者が「空腹感」と呼ぶ現象に言及している。フォーティンのチームはこの現象を科学的に再現できたのだろうか。それとも、それは常習者の虚言に過ぎなかったのだろうか？

フォーティンのチームは、六人の男性被験者を一三日間にわたって研究室に閉じ込めた。そこでは必要なすべての食物が提供され、正確に計量される。被験者は毎日、「有効なマリファナを含むタバコを二本」か、マリファナを含まない偽のマリファナタバコを二本吸った。マリファナの主要な精神活性成分であるΔ9-テトラヒドロカンナビノール（THC）はカンナビノイド受容体1型（CB1）を活性化する。CB1は、食物報酬を調節する脳内回路で重要なはたらきをする受容体だ。この回路が食物摂取と肥満に影響を及ぼすのであれば、それがマリファナで活性化すると、明らかな変化があるはずだ。

フォーティンらが出した結果は明快だった。被験者は、マリファナでハイになっている時には、そうでない時より、カロリーを四〇パーセントも多く摂り、体重が急速に増えたのだ。興味深いことに彼らは食事を食べ過ぎることはなかったが、チョコレートバーのように、おいしくて甘い間食を多く摂った。他にも多くの研究が、マリファナが食物の摂取量を増やすことを裏づけた。その中には、わたしが気に入っている論文、「Effects of Marihuana on the Solution of Anagrams, Memory and Appetite（アナグラムの解答、記憶、食欲に対するマリファナの影響）」も含まれる。ハイになることとゲームと食べ過ぎは、科学的研究に十分値するテーマではないだろうか。

ＴＨＣがＣＢ１受容体を活性化すると、食べる量が増えて肥満になるのであれば、ＣＢ１受容体の働きを阻害すれば、食べる量が減って、体重も減るはずだ。これこそまさに、抗肥満薬「リモナバン」の原理である。リモナバンはＣＢ１受容体を遮断する薬で、わたしは「逆マリファナ」と呼んでいる。[23] 予想される通り、リモナバンは人間を含むさまざまな動物の食べる量を減らして、体重を減らすことができる。

この薬は研究の場で効果が実証され、ヨーロッパでは抗肥満薬として承認されたが、副作用への懸念から、短期間で承認は取り消された。ショッキングなことにこの「逆マリファナ」には、うつ病、不安神経症、自殺願望を引き起こす恐れがあるらしいのだ。とはいえ、マリファナとリモナバンは、食べる量の決定を含むわたしたちの行動に報酬系が強い影響を及ぼしていることを明らかにした。

しかし、食物という報酬が原因で人間が食べ過ぎるのだとしたら、現代の食品に囲まれている環境で、肥満になる人とならない人がいるのはなぜだろう。

甘い食品は特に若者の意欲を刺激する

ニューヨーク州立大学バッファロー校のレオナルド・エプスタインの研究室で、一人の若い女性がコンピュータ画面を一心に見つめている。コンピュータゲームのスロットマシンで遊んでいるのだ。マウスをクリックするたびに、画面上で回っている三列の絵柄が止まる。三つの絵柄が揃うとポイントになる。暇つぶしのように見えるかもしれないが、彼女は、肥満になる人とならない人がいる理由を解き明かすための、一連の興味深い研究に参加しているのだ。

そしてポイントがたまると、小さなチョコレートバーをもらえる。一回目は二ポイントで一本。二回目は四ポイントで一本、その次は八ポイントで一本だ。「被験者がついに『もう、うんざり。やってられないわ』と言うまで、必要とされる労働を増やしていくのです」とエプスタインは説明する。やめるまでにマウスをクリックした回数で、食物を得るためにどれだけ働こうとしたかがわかるのだ。[24]

研究者らは、報酬が食物でない場合と比較するために、同じ部屋にあるもう一台のコンピュータも使えるようにした。このコンピュータにも同じゲームをインストールしているが、こちらの報酬はチョコレートバーではなく、魅力的な雑誌を数分間見られることだ。被験者は二台のコンピュータの間を好きなように行き来し、どちらの報酬も努力する価値がないと判断した時点で、実験は終了する。

この簡単な方法で、エプスタインのチームは「食物の相対的強化値（RRVfood）」と呼ばれる個人的特徴を算出した。RRVfoodは、読み物など食物以外の報酬と比べて、食物のためにどれだけ一生懸命取り組むかを示す指標となるもので、人によってかなりの差がある。「個人差は非常に大きく、食物を手に入れるために懸命に頑張る人もいれば、ほんのちょっとしか努力しない人もいます」とエプスタインは明かす。RRVfoodは、他の報酬と比較して食物の相対的な価値を測るという点が重要だ。なぜなら、人はその日常において、食べるか他のことをするかという選択を下すことが多いからだ。RRVfoodは「食べるか、それとも他のことをするかと問われたら、あなたはどちらを選ぶのか」と問う。

これらの研究によって非常に興味深い結果がいくつか得られた。最初の一つは、甘い食品は意欲を刺激しやすく、特に若い人の意欲を刺激する、ということだ。「甘い炭酸飲料を褒美にしたら、一〇代の若者は実に一生懸命に働くでしょう」とエプスタイン。「ほんの小さなお菓子のために、彼らは何千回もマウスをクリックするのです」

二つ目の興味をそそる結果は、太り過ぎの人や肥満体の人は、痩せている人に比べてRRVfoodが高い傾向にあるということだ。とりわけ太り過ぎや肥満体の子どもは、空腹のレベルが同じでも、ピザや菓子など報酬価値の高い食品のために、痩せている子どもよりはるかに積極的に働こうとする。その食品への高い意欲と一致して、RRVfoodが高い人は、実験の場でも自宅でも食べる量が多かった。太り過ぎや肥満体の人は、痩せている人より、食品に対する意欲が強く、ゆえにより多くの物を食べることになるのだ。

しかし、これらの研究だけでは、RRVfoodが高いせいで太るのか、太り過ぎに伴う何らかの要因でRRVfoodが高くなるのかはわからない。わかるのは、この二つが結びついているということだ。高いRRVfoodが体重増加の原因かどうかを調べるために、エプスタインや他の研究者らは時の流れを遡った。

痩せている子どもの相当数が、やがて太り過ぎになることを知った研究者らは、子どもの時のRRVfoodから、太る人と太らない人を予測できるかどうかを調べた。その結果には驚くほど一貫性が見られた。RRVfoodは、子どもだけでなく、調べたあらゆる年齢層について体重増加が予測できたのだ。ある研究では、RRVfoodの高い成人は、一年間で体重が約二・三キロ以上増加したが、RRVfoodの低い成人は約〇・二キロしか増加しなかった。「痩せている人のグループでRRVfoodを調べれば、だれの体重が増えるかを予測できます」とエプスタインは言う。これらの研究結果は、食物、特に報酬の高い食物への意欲は人によって異なり、またそれは揺らぐことのない性質で、各人の長期に及ぶ体重増加に影響することを語っている。これは先に掲げた問いにいくらか答えている。すなわち、食物報酬への感度が高いことは、長期にわたる食べ過ぎと脂肪増加の一因になるらしいのだ。

個人差が大きかった食物に対する意欲

食物を得るために懸命に努力するのは、それが生存のための唯一の方法である時代には、道理にかなっている。人類の歴史の大半と、そのずっと以前から、わたしたちの祖先は食物を集め、狩り、育て、食べることに生活のほとんどを費やしてきた。食物を獲得して食べるという本能的な強い意欲がなければ、食物の確保にかなりの努力が求められた時代を、人類は生き抜くことができなかっただろう。わたしたちはその本能を今も持ち続けているが、食物が容易に手に入り、報酬の高い食物があふれる現代では、その強い意欲ゆえに、食べ過ぎてしまうことが多い。だがほとんどの特徴と同じように、食物に対する意欲は個人差が大きいのだ。

もっとも、これで話が終わるわけではない。薬物乱用の研究が示唆するのは、依存に対する脆弱性は、薬物がその人にどれほど強く働くかだけでなく、その人が衝動をコントロールできるかどうかにもよる、ということだ。衝動とは、欲求を意識的にコントロールできないことだ。一般に自制心と呼ばれるものの逆である。クラック・コカインに惹かれる人は、それを数回吸った後はいっそう強く惹かれるようになるだろうが、その欲求を抑えることができれば、依存症にはならない。しかし、クラック・コカインに強く惹かれ、なおかつ衝動的な人は、たちまち依存症になるだろう。エプスタインは「衝動のコントロールが下手な人が何かに強い魅力を感じると、厄介な状況に陥ります」と警告する。

エプスタインは、RRVfoodと衝動性がどちらも強いという危険な状態を、「強化異常」と呼ぶ。そして、その状態を、「ブレーキがすり減った車をスピード狂が走らせる」ようなものだと説明する。これによって、病みつきになりそうな食品に誰もが囲まれているにもかかわらず、食物の依存症になりやすい人となりにくい人がいる理由を説明できそうだ。

RRVfoodは高いが、衝動的でない人（スピード狂だがブレーキがよく利く人）は、食べ過ぎたり体重が過剰に増えたりする危険性は低い。**「あなたの自制心が強ければ、報酬価値にとらわれることなく、美食家になれます。美食家とは食べることが好きで、料理が上手だが、食べる量を制御でき、スマートでいられる人のことです」**とエプスタインは言った。

強化異常は、現実の世界における人々の摂食行動と体重増加を本当に予測できるのだろうか？　太り過ぎや肥満体の人を含めて、ほとんどの人は食物の依存症ではないが、強化と衝動性の原理は依存症でない人にも作用するはずだ。あなたがポテトチップスの依存症でなくても、空腹でないのにポテトチップスを食べたくなるかもしれないし、ポテトチップスを食べられる状況でそれを食べたいという欲求を抑える力は、食べる量に影響するだろう。エプスタインのグループと他のグループが行った研究がそれを裏づけている。すなわち、強化異常の兆候が見られる人は、非常に過食しやすく、また体重も非常に増えやすいのだ。

食欲が抑えられない米国の環境

エプスタインはまた、RRVfoodと衝動性に加えて、三つ目の重要な要素があると言う。それは、その人の環境に、高い報酬を約束する食品があるかどうかということだ。「もちろん、報酬価値が低い食物しかなければ、効きの良いブレーキは必要ありません。手に持っているのが、レバー味の棒付きキャンディだとしたら、それを食べないようにするための自制心は必要ないでしょう。一方、あなたは肉が大好物で、目の前に網焼きステーキが出されたら、食べたいという気持ちを抑えるために、強い自制心が必要とされます」。

したがって、もっとも恐ろしい組み合わせは、食物報酬に対する感度が高く、衝動的な人が、報酬価値の高い食品であふれる環境で暮らすことだ[25]。そして、これから見ていくように、米国はまさにそのような環境なのだ。

Chapter３の注釈

1 リチャード・ドーキンスらは、自然選択がはたらく単位は、生物ではなく遺伝子だと説得力をもって語っている。しかし本書の目的のためには、生物を自然選択の単位と呼んでも大きな違いはなく、その方が直感的に理解しやすい。このテーマについて掘り下げたい方は、ドーキンスの著書『利己的な遺伝子(The Selfish Gene)』(紀伊國屋書店、２００６年)を参照されたい。

2 ドーパミンが神経教師信号であるとは考えない研究者が少数いる。ケント・バーリッジはその一人だ。ドーパミン強化の論争は本書のテーマからそれるが、異なる見解を知りたいと思う科学に堪能な読者は、バーリッジが２００７年にPsychopharmacologyで発表した論文"The Debate over Dopamine's Role in Reward"をお勧めする。

3 マルトデキストリンの一種であるポリコース。

4 わたしが「条件性風味選好」という言葉を使うのは、それが確立された科学用語だからだ。しかし、一般的には条件性「風味」とは匂いのことで、舌にある味覚受容体ではなく鼻の中にある嗅覚受容体によって検出される。

5 明らかに疑わしいのは、腸から脳につながっている神経線維である。しかし、これまでにスクラファニが行った実験は、それらの神経線維が信号を伝えているという仮説を支持していない。スクラファニは、それを運ぶのは循環ホルモンではないかと推測している。

6 アルコール(エタノール)をカロリーを含む４番目の栄養素と見なす人もいる。アルコールも齧歯動物と人間の嗜好を変えるが、そのメカニズムは少々異なるかもしれない。

7 ＤＮＡとＲＮＡの構成要素であるヌクレオチドも、舌によってうまみと認識される。キノコが肉のような味がするのはそのためだ。

8 野生のラットがＴボーン・ステーキを食べるわけではないが、様々な小動物や、タンパク質豊富な生ゴミを食べる。

9 人間はビールに含まれるホップなど苦みを学習によって好きになる。これは条件性風味選好の一例で、その風味がアルコールやその他の強化特性と組み合わさったために起きる。

10 塩分をまったく与えないようにして、ラットが塩を好むように仕向けることはできるが、人間のように自発的に塩を求めることはない。ナトリウムは必須栄養素で、人間は汗としてその多くを失うが、野生環境からはあまり多くを得られない。微量栄養素(ビタミンやミネラル)の中で塩が唯一、普通に食物に含まれる濃度で、人間の味覚が検知できるのは、そのためかもしれない。

11 この研究は、バーチがペンシルベニア大学に在職していた時期に行われた。

12 これが事実かもしれない理由について考えてみることはできる。野生の環境に精製された食物は存在せず、狩猟採集民は非常に多様な食物を食べる傾向にある。そのため、エネルギー需要を満たせば自ずと、すべての必須栄養素の需要を満たすことができただろう。これを裏付けるように、現在および過去の狩猟採集民において、ビタミンやミネラルが不足する人の割合はきわめて低い。カロリー不足に比べると、ビタミンやミネラルの不足は、繁殖の成功にとってそれほど脅威ではないので、それらを探し求めるシステムを進化させる必要はなかったのだろう。塩は例外かもしれない。塩は自然界では限りある栄養素なので、人間と他のいくつかの動物は、塩の味がわかり、それを好むように作られているらしい。他のビタミンやミネラルの味はわからず、好むこともない。

13 依存のもう一つの要因は離脱(禁断症状)である。依存者は不快な離脱症状を終わらせるために薬物を使いたくなることが多い。しかし、離脱症状が治まった後も薬物を欲しがり、高い確率で逆戻りするという事実が、依存が根本的に強化と関係していることを示している。

14 金字塔的存在である心理学参考マニュアル『American Psychological Association's Diagnostic and Statistical Manual of Mental Disorders(米国精神医学会の精神疾患の診断・統計マニュアル)』に定義された通り。

15 フリーベイシングには、脂肪質の細胞膜をより速く通過できるようにコカインを脂溶性にすることも含む。そうすると、脳はコカインとそれに続くドーパミンの「一撃」を、より速くより強く受けるのだ。

16 一部の炭酸飲料にはカフェインが含まれており、その強化力を増していると思われる。

17 奇妙なことに、ある研究は、これは若者より成人に効果があったと報告した。しかし、若者のサンプルサイズは極めて小さかった(被験者は2人)。

18 スポイラーは、おそらく両方だと語っている。

19 ちなみに米国では、ジャガイモは一般にフライドポテトやポテトチップスとして食べられているので、これは理由のないことではなかった。

20 ジャガイモの栄養面での大きな弱点は、ビタミンAとビタミンB_{12}が欠けていることだ。ビタミンA不足が原因の夜盲症は、ジャガイモ飢饉以前のアイルランドの貧困層の間では珍しくなかった。しかし、ビタミンAとビタミンB_{12}は、肝臓に大量に蓄えられるので、数か月間、それらを摂らなくても、人間は生きていける。

21 ジャガイモは極めて速く消化されるデンプンで、「血糖値上昇指数」が高い。しかし、ジャガイモダイエットで迅速に体脂肪を減らすことができるという事実は、消化の速いデンプン質の食物がもたらす血糖の変動が空腹と食べ過ぎの主因だ、という通説を否定する。この通説は、科学文献や有力メディアでは幅を利かせているが、支持する直接的証拠はほとんどない。

22 感謝祭でも同様である。

23 リモナバンは、実質的にはCB1受容体の「逆作用薬」で、受容体が内因性のリガンドによって活性化されるのを妨ぐだけでなく、受容体の内活性(薬物への反応度)を下げる。

24 食物に対する総合的モチベーションは、空腹や食物報酬など、いくつかの異なる副次的モチベーションの合計を反映する(話をさらに複雑にするのは、空腹と食物報酬が相互作用することだ)。エプスタインの実験では、実験の前にすべての被験者に軽食を与えて空腹という要素を最小限に抑えたため、モチベーションの差は、空腹よりも食物報酬によると考えられる。空腹の度合いを測った場合も、食物に対するモチベーションレベルが異なる集団間に空腹感の差はなかったので、空腹感は結果にそれほど影響しないらしい。しかし、空腹感の差を、影響する要因から完全に排除することはできない。

25 ここで述べているのは米国の子どものことだ。子どもは生来衝動的で、糖類、デンプン、脂肪などの基本的な食物報酬要因に強く反応する。

Chapter 4

なぜ米国は肥満だらけになったのか？

「約三〇年で食品目数が三倍」が生み出す悲劇

前章では、多くの人が食欲を支配する無意識の脳の働きによって過食へと導かれており、その無意識の領域は、糖質や塩、脂肪などにとりわけ惹かれやすいことを述べた。

本章では、これらの性質が長年の間に米国の食習慣の中でどのように変わってきたか、それによって米国人の摂取カロリーの増加をどう説明できるかを詳しく見てみよう。

米国のこれまでの二〇〇年間は工業の時代だった。しかし、それは人類の歴史においてはほんの一瞬にすぎない。その間に、農業は科学技術によって効率が急速に向上し、現在ではほとんど人手を必要としなくなった。農業の工業化が起きなかったら、わたしはこの本を書いていないだろうし、あなたはこの本を読んでいないだろう。もっとも、工業化は農業の効率を高めただけではない。それは食品加工、流通、料理の形をも激変させた。

人類が出現したのはおよそ二六〇万年前だが、以来、今日までの年月の九九・五パーセントを人類は狩猟採集生活をしてすごし、〇・五パーセントは生きるのに必要なだけの農業をして暮らしてきた。そして工業化時代は〇・〇〇八パーセント以下だ。現在の食料システムができてから一世紀もたっていない——その変化に人間が遺伝的に適応するには、あまりにも短い期間だ。

わたしたちの古代の脳と体は現代の世界に適合しておらず、多くの研究者は、この進化的不釣り合いのせいで、現代人は肥満しやすく、冠状動脈性心疾患や糖尿病といった生活習慣病にかかりやすいのだと考えている。

残念ながら、過去に遡って遠い祖先の食生活や食習慣を観察することはできないし、彼らが何をどのように食べていたかについて、わかっているのは、わずかな基本的事実だけだ。しかし、現代および近い過去の、工業化されていない文化を探れば、狩猟採集と最小限の農業で暮らしていた遠い祖先の様子が見えてくるだろう。二つの例から何を学べるか、考えてみよう。

クン族・サン族

人類学者のリチャード・リーは、一九六〇年代から一九七〇年代にかけて、ボツワナのカラハリ砂漠に暮らす狩猟採集民、クン族・サン族について詳しく調査した。食料をどうやって集め、どのように料理し、どう食べるかといったことも調べた。

当時のクン族・サン族の生活は、いくつかの道具や食物を外部との交易によって入手することを除けば、農業を発展させる前の祖先たちの暮らしぶりとあまり変わりがなかった。クン族・サン族はさまざまな野生の動物と植物を食べていた。大小の動物、昆虫、ナッツ、果物、デンプン質の塊茎、キノコ、葉物野菜、ハチミツなどである。少なくとも一〇五種の植物を食べられるものと見なしていたが、実際に食べるのは、わずか一四種類だった。カロリーのおよそ四〇パーセントを肉から摂っていて、レバーは特に価値があった。もっとも、主な食料はモンゴンゴの木の実で、それは年間摂取カロリーの約半分を占めていた。モンゴンゴの木は甘い果実を大量に実らせ、そのナッツ（種）は脂肪とタンパク質を豊富に含む。果肉の味はナツメヤシに似ていて、焼いたナッツの味はドライローストしたカシューナッツやアーモンドに似ているそうだ。

わずかな例外を除けば、クン族・サン族はすべての食物を加工処理してから食べる。モンゴンゴのナッツの殻はとても硬いので、焼いてできた割れ目を利用して、殻をはずす。塊茎やモンゴンゴの堅果、筋の多い肉など、硬い食物や繊維質の食物は、よく叩いて、食べやすく消化しやすくする。時には味と食感を良くするために、食物を粉状にする。たとえば、植物の根とモンゴンゴのナッツを一緒にすりつぶして、チーズのような食物にすることもある。そして、すべての人間の文化と同様に、彼らにとっても火は食物を加工する重要な手段であり、火を使って肉を煮たり焼いたりする。交易によって深鍋を手に入れる前は、可能な料理法は焼くことだけだった。それについてリーは次のように述べている。

焚き火の縁のところで、熱い砂と赤々と燃える薪の下に、根や肉片を慎重に埋める。その砂の小山から蒸気が立ちのぼるさまを見れば、料理が進んでいることがわかる。大きさによるが、根や肉片は五分から三〇分間焼いてから取り出し、岩や木の幹に強く叩きつけて、こびりついている砂や炭を取り除く。さらに表面をこすって、焦げたところを取り除く。当然ながら、焼いた食物と一緒にいくらかの砂と炭を食べることになる。

食欲をそそられるだろうか？　クン族・サン族は、わたしたちが食物を見栄え良くするために使う料理道具の大半を持っておらず、ハーブやスパイスはもとより、塩さえ使わなかった。ごくたまに脂肪の塊が手に入った時には、それを食物に加えた。クン族・サン族が深刻なカロリー不足になることはまれだったが、ある場所で好きな食物を食べ尽くし、仕方なくそれほど好きでない物を食べることはあった。ときには砂漠トリュフやハチミツなど、非常においしいごちそうを手に入れることもあるが、自然の環境に暮らすという限界ゆえに、通常は、そうおいしくもないものを「特に喜ぶでもなく」食べていた。

この伝統的な生活様式を維持していた頃、彼らは非常に痩せていた。[1] 西洋人――若い頃は痩せていて、年をとるとともに太っていく――とは対照的に、クン族・サン族は、生殖能力がピークの若い頃にＢＭＩ（肥満指数）が最高になり、その後は下がっていった。

ヤノマモ族

ヤノマモ族は、南米のアマゾン盆地で狩猟採集と原始的な農業を営む先住民族で、ベネズエラとブラジルの国境付近の狭い地域に暮らしている。

人類学者のナポレオン・シャグノンは一九六四年から四半世紀にわたって彼らと共に暮らし、その暮らしぶりを徹底的に研究した。当時、ヤノマモ族の主食になっていたのは、タロイモ、プランテーン（加熱が必要なバナナ）、サツマイモ、キャッサバ、トウモロコシといった、デンプン質の栽培作物で、中でもタロイモとプランテーン（未熟なものと完熟のもの）からカロリーの大半を摂っていた。アボカド、パパイヤ、トウガラシも栽培したが、食べる量はわずかだった。デンプン質の多い食事を、大小の獲物、魚、昆虫、卵、ハチミツなど、多彩な動物性の食物で補った。果物、ナッツ、デンプン質の塊茎、パルメットヤシ、キノコといった野生の植物も食べた。

ヤノマモ族の食事は、工業化されていない文化の大半の食事と同様に、きわめて実際的だった。料理についての彼らの考え方を、シャグノンは次のように評した。

「大まかに言ってヤノマモは、処理をほとんど必要としない食品を好む――つまり、植物でも動物でも、『つるからもぎとって焚き火にくべる』というのが彼らのやり方だ」。彼らは四種類の調理方法――焼く、煮る、燻す、すりつぶす――を用いたが、塩などの調味料や油は使わず、料理をするのはただ食べやすくするためだった。[2]

ヤノマモ族は**塩分の摂取量が少なかったので**、塩分摂取と血圧に関する国際的研究の対象にもなった。その結果、ヤノマモ族の**血圧は一生を通じて驚くほど低いまま**であることがわかった。それが、塩をほとんど摂らないせいなのか、それとも、体をよく動かすというような他の要因のせいなのかはわからないが、一生を通じて血圧が低いというのは、工業化されていない文化圏でよく見られる現象だ。ヤノマモ族は、食料は十分あるようだが、比較的痩せていて、[3] シャグノンも他の研究者も、肥満している人がいるとは報告していない。

工業化されていない文化の食生活に共通することとは？

以上、工業化されていない二つの文化の食習慣をざっと見て、おわかりいただけたと思うが、遠い祖先の食生活は、現代の食生活とは著しく異なっていたはずだ。工業化されていない文化の食生活はさまざまだが、豊かな国々の食生活とは根本的に異なる特徴が共通して見られる。これらの特徴を明らかにすることができれば、祖先の食生活の様子が見えてくるだろうし、ひいては、わたしたちの体と脳が本来どのような食事に適応しているかがわかるだろう。

工業化されていない文化圏の食生活には、共通する顕著な特徴が三つある。

一つ目は、食物の種類が限られているということだ。たとえば、クン・サン族は少なくとも一〇五種類の植物を食べられるものと見なしていたが、実際に食べていたのは一四種だけで、季節と場所を問わずに食べることができたのは、さらにその一部にすぎなかった。

一年を通して、摂取カロリーの半分をモンゴンゴの果実とナッツから摂っていた。一年を通して見れば、彼らの食生活は変化に富んでいたが、一日に限れば、ほんの二、三種類だったかもしれない。手に入る主な食料が、季節によって変わったことを考えると、他の工業化されていない文化圏でも状況は同じだったはずだ。

二つ目は、食物の魅力を気にしてはいられないということだ。工業化されていない文化圏の人も、おそらくはわたしたちの遠い祖先も、ごく基本的な加工処理しかできなかったので、カロリーが低く、精製されておらず、栄養的にも味覚的にも報酬の少ない食物を食べざるを得なかった。彼らの大半は、精製デンプンや糖質、塩、高濃度の脂肪を食事に加えることができなかった。彼らが口にするグルタミン酸は、透明なグルタミン酸ナトリウムではなく、料理する肉や骨から得るものだ。また、ハーブやスパイスも限られていた。まれに工業化されていない文化圏でも、高濃度の脂肪や塩、数種のスパイス、糖質、より精製度の高いデンプンを用いることがあるが、工業が発達した豊かな国々の充実した食生活には到底届かない。

三つ目は、料理法が少ないことだ。現代の基準からすると、工業化されていない文化圏の調理法は極めて限られていて、大半は、せいぜい二〜三種類だ。経済的に豊かな欧米でも、調理法は比較的最近まで限られていた。

米国では一八二〇年代まで、囲いのない炉が料理の主な手段だった。それには多くの時間と労力を要し、複雑な料理は作れなかった。一八二〇年代になると、薪や石炭を用いる鉄鋳物のコンロがそれに取って代わり、一九二〇年代にガスや電気のコンロが登場するまで主要な料理手段であり続けた。これらの技術が現れるまで、炒めるとか温度を制御しながら焼くといった簡単な料理さえ、家庭で行うのは難しいか、不可能だった。

延々と続くごちそうに慣れてしまった現代の舌にとって、工業化されていない人々や遠い祖先が食べていたものは退屈で味気なく、時には、まずく思えるだろう。

米国の食品目数はこの三年で三倍の四万四〇〇〇に

食物報酬が食べ過ぎや太ることに強く影響したのであれば、脳の報酬回路を刺激してわたしたちの渇望をうながす食品が徐々に増えてきた、という証拠はあるはずだ。しかし残念ながら、米国人のウエストサイズに関してこの証拠は見つけにくい。

狩猟採集民が現代の食料品店の中を歩いたら、多種多様な食品、特に高カロリーでおいしい食品（外箱に描かれた奇妙なアニメのキャラクターはもちろんのこと）があふれている様に当惑することだろう。フード・マーケティング・インスティチュートの報告によると、二〇一三年の時点で平均的な米国の食料品店では、四万四〇〇〇品目という膨大な数の食品が売られていたそうだ。一九八〇年ですでに一万五〇〇〇品目という驚くほど多彩な食品が売られていたが、さらにその三倍近くも増えたのだ。限られた食品しか手に入らない工業化されていない文化圏の食習慣とは対照的に、工業が発達した豊かな文化圏では、食品の選択肢がきわめて豊富で、しかもその多くは報酬価値が最大になるよう巧妙に作られている。

このように多様な食品に囲まれていると、延々と料理が並ぶビュッフェにいるようなもので、感覚特異性飽和を感じにくい。

図12 ファストフードへの支出は9倍に!

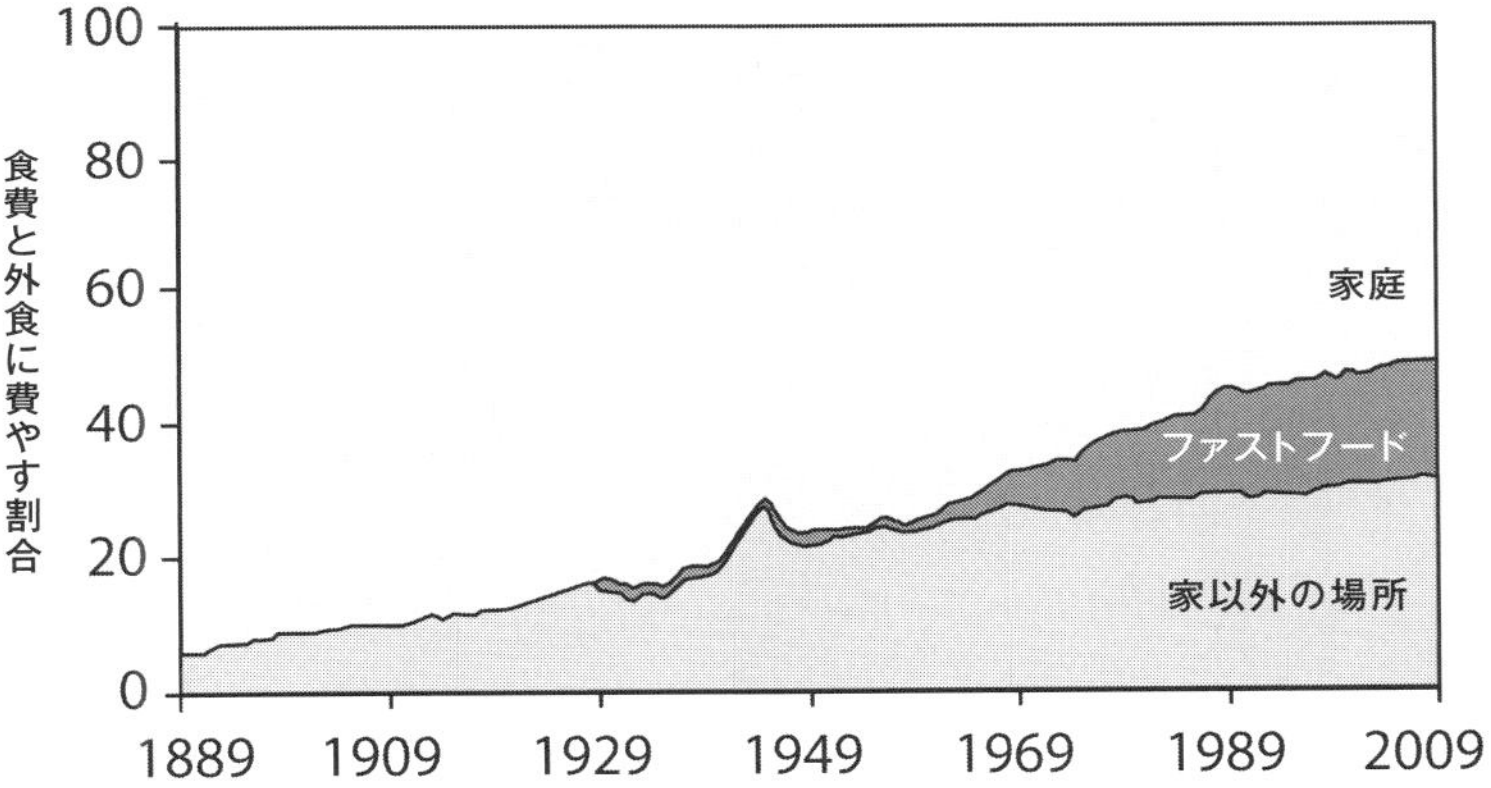

1889年から2009年までの、家庭、家以外の場所、ファストフードレストランでの食事に費やす食費の変化。「家以外の場所」には、着席スタイルのレストランなど、ファストフード店と自宅以外のすべてが含まれる。データは米国農務省経済調査局による。

米国農務省の食品追跡調査データが示すように、米国の食習慣の長期的変化の度合いは、どれほど大きく見積もっても誇張にはならないだろう。農務省が追っている変化の一つは、家庭での食費と外食に費やすお金の割合で、家で料理する人と外食する人のおおよその比率がわかる。一八八九年、米国人は食費の九三パーセントを家庭での食事に使い、外食には七パーセントしか使っていなかった。しかし今日では、家庭での食事に使うのは食費のおよそ半分で、残り半分は外食に使っている（図12を参照）。

さらに、**近年の外食費の増加分のほとんどは、ファストフードの購入にあてられ、その金額は一九六〇年の九倍**に増えた。

しかし、これらの数字は米国食文化の変化の本当の大きさを捉えていない。と言うのも、家庭での食事と言っても、現在ではピザや炭酸飲料、クッキー、朝食用のシリアルなど、商業的に作られたものがその大半を占めるからだ。

米国人の食文化が前世紀の間に大きく変化したのは確かだ。その一〇〇年間に、わたしたちは調理の大半を食品産業に委ねるようになった。そのことは、わたしたちが食べる物の加工プロセスと中身に、とてつもない変化を引き起こした。

では、わたしたちは具体的にはどのようにして加工食品に夢中になったのだろう？　食物報酬について先に述べたことを思い出そう。脳は本質的に高カロリー、脂肪、炭水化物、タンパク質、甘味、塩辛さ、肉の味を好み、ゆえにそれらを多く含む食品が、食べたいという意欲、嗜好、習慣を駆りたてることは、すでに学んだ通りだ。有史以来の食品加工の進展を振り返ると、人間が自らの嗜好に合わせて、脂肪、デンプン、糖質、塩、遊離グルタミン酸などを精製してきたことがわかる。それらが工業化されていない文化圏の食事に高濃度で含まれることはめったにない。しかし工業化が進んだ文化圏では、ほぼ純粋な状態で使われていて——しかもきわめて魅力的な組み合わせで食品に含まれるのだ。

例として、糖質、脂肪、グルタミン酸を見てみよう。

糖質

糖質は脳の報酬中枢の特別な場所に働きかけるが、それはおそらく遠い祖先の時代には、甘

味が果実とハチミツ――どちらも安全で貴重な栄養源――を意味していたからだ。人類の歴史の大半を通じて、この二つだけが甘味の源だった。しかし、やがて人間はテンサイやサトウキビから純粋な砂糖を抽出する方法を発見した。もっとも、初めのうちは、砂糖はきわめて高価だったので、常に口にできたのは裕福な人だけだった。その後、技術が進歩し、砂糖は安くなり、手に入れやすくなり、使いやすくなった。米国では一八七〇年代からグラニュー糖が広く流通するようになり、食品に砂糖を加えやすくなった。また、一八九九年にガラス瓶製造機が特許を取得し、ガラス瓶が大量生産されるようになると、甘い飲み物を安く販売できるようになった。一九二〇年代には冷蔵機能を備えた自動販売機が発明され、冷えた炭酸飲料を手軽に買えるようになった。そして一九七〇年代には、米国の食の歴史上きわめて意義深い技術上の進歩が起きた。**高果糖コーンシロップ(注・日本の食品の原材料名でよく「果糖ブドウ糖液糖」等と表記される)の発明である。**それはコーンスターチから作られる甘味料で、甘さはサトウキビに並ぶ。政府がトウモロコシ栽培を助成していたので、コーンスターチは安価だった。そ**こで食品メーカーは高果糖コーンシロップを使って、低コストで自社食品の報酬価値を高めた。人間の脳回路を刺激して、クッキーに手を伸ばさせるためだ。**

わたしは、研究パートナーであるジェレミー・ランデンとともに、米国農務省と米国商務労働省の記録に基づいて、一八二二年から二〇〇五年までの米国における添加甘味料摂取の全体像を明らかにした(図13を参照)。このデータには、果物や野菜から摂取される天然の糖分は含まれていないが、ハチミツ、サトウキビ糖、テンサイ糖、高果糖コーンシロップは含まれている。グラフを見ると、一八〇〇年代に比べて現代では、添加砂糖をはるかに多く摂取していることがわかる。一八二二年に、米国人は五日間で一二オンス缶（三五〇ミリリットル）のコーラ一本分の添加砂糖を消費していたが、現在はそれと同じ量を七時間ごとに消費している。[4]この変化もまた、食品技術が進歩し、食品産業が影響力を強めた結果だ。

食品市場は競争を本質とし、業者は自社製品に最も満足できる濃度の砂糖を添加するようになった。多過ぎることも少な過ぎることもない最適濃度は、砂糖の「至福点」と呼ばれ、多くの企業がその研究を重ねている。詳しくは、マイケル・モスの『フードトラップ 食品に仕掛けられた至福の罠』とデイヴィッド・ケスラーの『過食にさようなら』に述べられている。

脂肪

前章で述べたように、脂肪の添加は、脳の報酬回路を活性化させるもう一つのきわめて効果的な方法だ。**大豆油や菜種油などの植物油脂やバターは、コストをほとんどかけずに、食物のエネルギー密度と報酬価値を高めることができるので、レストランの料理を含む市販の加工食品に大量に使われている。**

農務省のデータによると、米国人の脂肪摂取量は前世紀の間に穏やかに増加したが、添加脂肪の摂取量は二倍になった（図14を参照）。米国人が料理に使う脂肪の種類も大きく変化し、

図13 甘味料はここまで増えた!

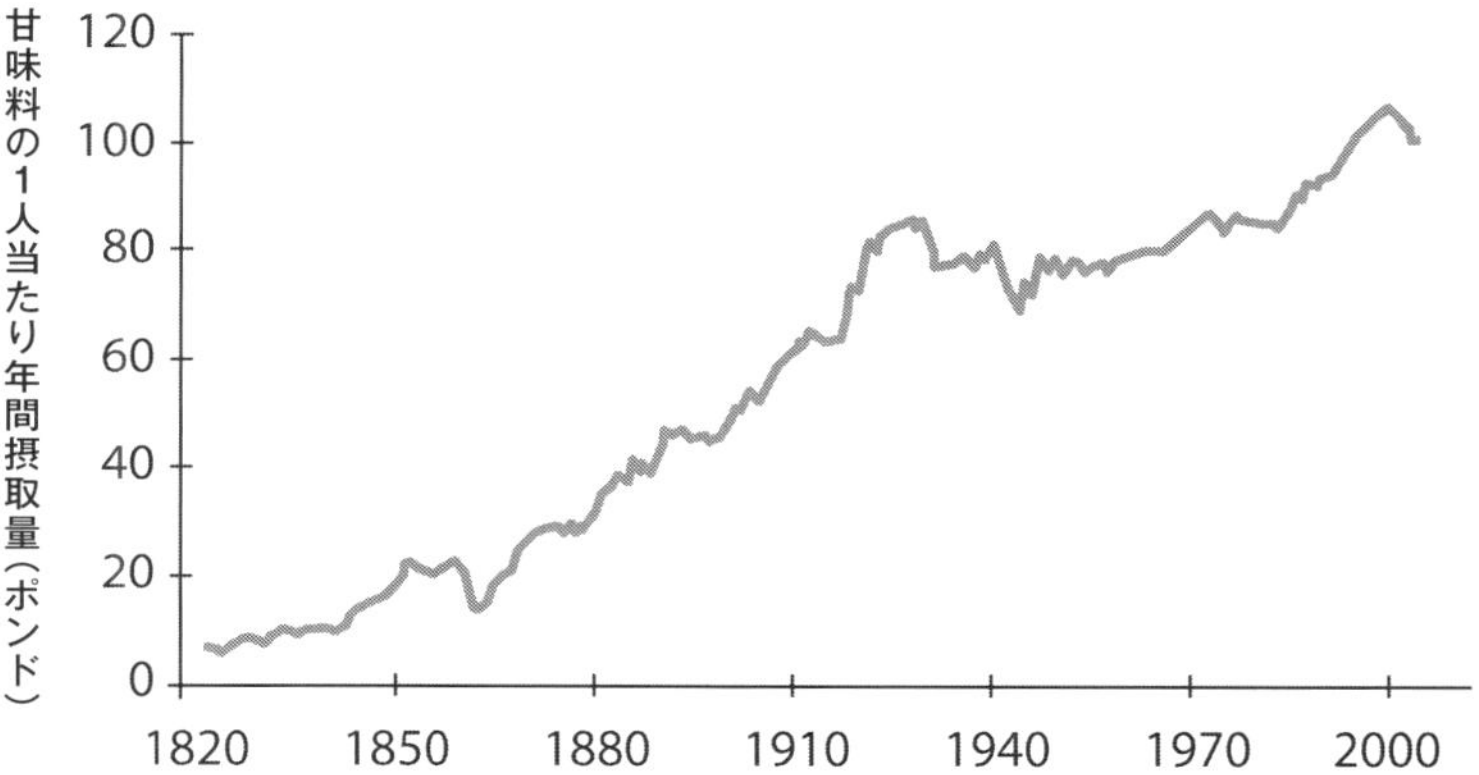

1822〜2005年の米国人一人当たりの添加甘味料の摂取量。年間の一人当たりの量をポンドで表示してある。廃棄率28.8%で調整。データは米国農務省経済調査局と米国商務労働省による。ジェレミー・ランデンに感謝する。

図14 格安な油の摂取量が増加

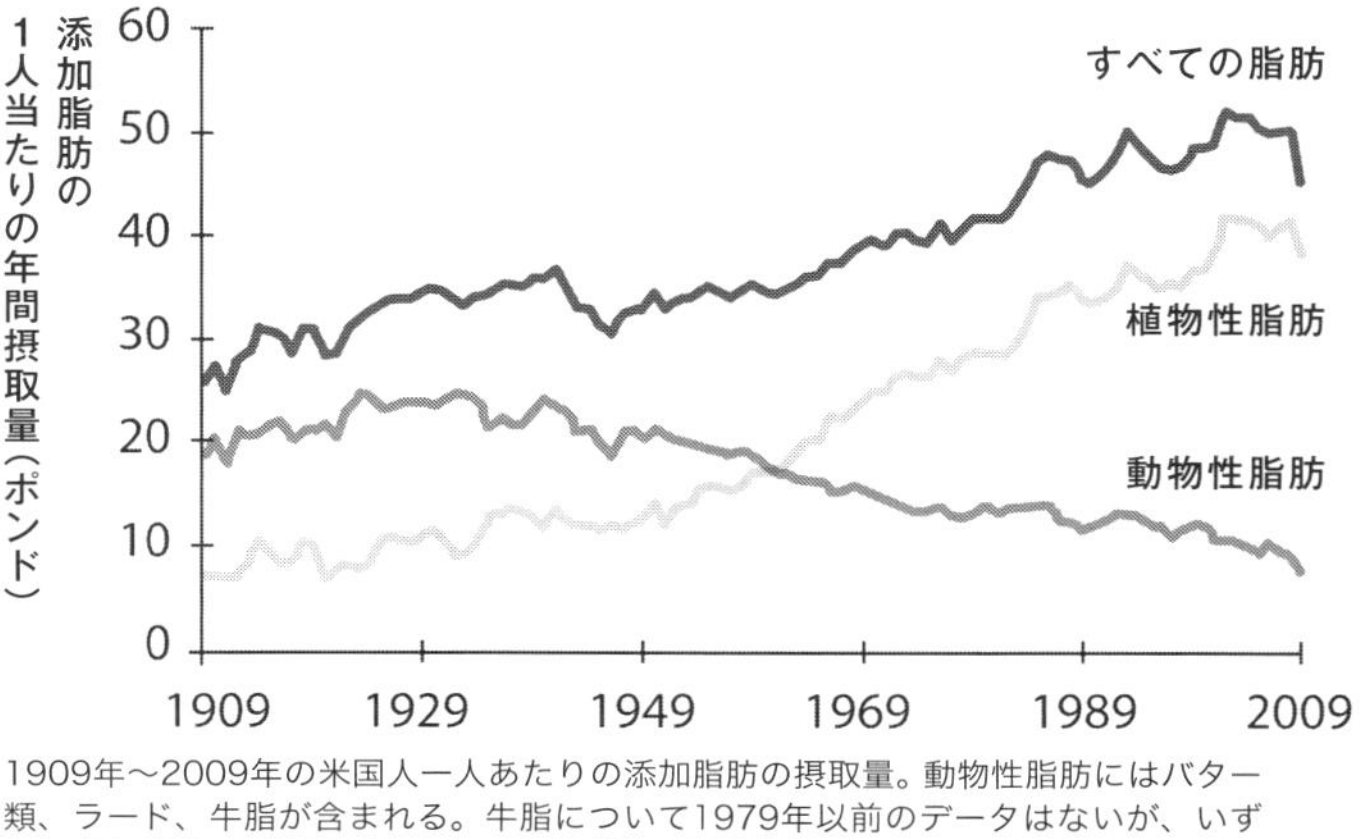

1909年〜2009年の米国人一人あたりの添加脂肪の摂取量。動物性脂肪にはバター類、ラード、牛脂が含まれる。牛脂について1979年以前のデータはないが、いずれにせよ当時の摂取量は少なかったはずだ。植物性脂肪には、サラダオイル、料理油、ショートニング、その他「食べられる脂肪やオイル」が含まれる。データは米国農務省経済調査局による。2000年の実験による廃棄率28.8%で調整。

バターやラードなどの動物性脂肪から、大豆油などの精製された植物油へと移行した。現在わたしたちは脂肪を、肉や乳製品やナッツなどの自然食品からではなく、種子から化学的に抽出した油から摂取している。**これらの液体油は安いので、本来脂肪をほとんど含まない食品に加えて報酬を高めるのにちょうどいい。フライドポテトやドリトスはその最たる例だ。**添加脂肪は食品のカロリーを増やし、人間の食べたいという欲求を強め、過食に導くのだ。

敵は過剰な糖質か過剰な脂肪か？

人気のあるメディアでは、肥満の蔓延をもたらしたのは糖質か脂肪かという謎を巡って論争が繰り返されている。その様があまりにかまびすしいので、肥満の研究は科学ではなく団体スポーツのようなものだと思う人もいるほどだ。

この論争を終わらせるために、ほとんどの研究者が当たり前だと思っていることを言わせてもらうと、答えは両方だ。特に、高濃度の糖質と脂肪の両方を含む食品は、人間の食物報酬システムにとってきわめて有害だ。それは自然界にはほとんど存在しない組み合わせなので、人間の脳が適切に対処できる限界を超えている。アイスクリーム、チョコレート、クッキー、ケーキといった、空腹でなくてもたまらなく食べたくなる食品について考えてみよう。それらに糖質が含まれていなかったら、あるいは脂肪分が含まれていなかったら、それでも食べたくなるだろうか？

グルタミン酸

肉の旨味であるグルタミン酸は、料理した肉と骨のスープの中に――微量だが――自然に含まれる。食品産業はグルタミン酸ナトリウムの結晶を使って、人間の脳が渇望する肉の風味に似た旨味を、食品に添加してきた。しかし、グルタミン酸ナトリウムは健康への害が取りざたされるようになり、企業はそれを回避するために、酵母エキスや大豆タンパク質分離物といった、そうとは気づかれにくい代替グルタミン酸源を開発した。目的はやはり、脳が生得的に好むグルタミン酸への欲求を満たし、トルティーヤチップ、サラダドレッシング、スープ、その他多くの食品を人々に繰り返し食べさせるところにある。

グルタミン酸ナトリウムは健康志向の消費者の間では評判が良くないが、人類はいつの時代もグルタミン酸を求め、それを手に入れる方法を見つけてきた。[5] 最初に人類がグルタミン酸を味わったのは、おそらく数十万年前のことで、その源は焼いただけの肉だった。やがて鍋が発明され、（おそらく有史以前から）骨を煮て、肉の味のするグルタミン酸を多く含むスープを作るようになった。続いて、魚醤が作られるようになった。それは魚を発酵熟成した調味料で、グルタミン酸を非常に多く含む。現代では主にアジアの伝統料理で使われるが、古代ローマ人は二〇〇〇年以上前に、それに似たガルムと呼ばれる調味料を使っていた。醤油もグルタミン酸を多く含み、やはり古くからアジアの一部で好まれてきた。

そしてついに、一九〇八年に日本の東京帝国大学の研究者、池田菊苗が純粋なグルタミン酸の分離に成功し、続いてグルタミン酸ナトリウムが商業生産されるようになった。これは、人間が次第に高濃度のグルタミン酸を利用するようになるという長い歴史の到達点と言える。他の強化特性と同様に、人間は科学技術によってうま味の主な成分を抽出し、食物の報酬価値を高める強力な道具を作り出したのだ。

しかし、進歩はそれで終わりではなかった。現代の食品化学者は人間に食品を買わせるために、魅惑的な合成フレーバーを大量に作り出した。これらは通常「人工香料」や「自然香料」といった曖昧な言葉で表示されているが、その裏には、巧妙に処理された多数の成分が隠されている。

脳のドーパミン系[6]に直接作用することで欲求を強化する習慣性薬物も、現代の豊かな食生活に浸透している。カフェインやアルコールは本質的に欲求を強化するものだ。

つまり、ある食品や飲料への嗜好を駆りたて、過食に導くのである。**アルコール飲料はカロリーが高く、一杯あたり、九〇～一八〇キロカロリーもある。ビール二杯は、痩せている人と太り過ぎの人の一日の摂取カロリーの差に相当する。**[7] 米国の成人の多くは日常的にアルコールを飲むが、それはカロリーが必要だからではない。アルコールが好きだからで、空腹かどうかは関係ないのだ。カフェインについて言えば、それ自体にカロリーはないが、カロリーが豊富なクリームや糖質と一緒に摂ることが多い。それらもアルコールと同じく、カロリーが必要だから摂るわけではない。さらに言えば、**チョコレートには軽い習慣性**

成分のテオブロミンが含まれ、余分なカロリーを摂るよう人を駆りたてるのだ。

加えて現代では、調理の方法や道具が大幅に増え、それらも食物報酬の高まりに貢献している。工業化されていない文化圏では、調理法は二、三種の簡単なものに限られるが、工業化された社会の料理人は、焼く、茹でる、油で揚げる、天火焼、オーブン、直火焼き、真空調理、圧力鍋、弱火でじっくり加熱、フランベ、燻製、網焼き等々の多彩な調理法を駆使し、バターなどの脂肪、砂糖などの甘味料、塩などの調味料、その他、多種多様な材料を使って食品をよりおいしくしている。

そういうわけで現代の食の風景は以下のように概説できる。人間の脳が生来備えている嗜好は、消費者の要求という形で表面化するようになった。食品産業はあなたの胃袋を占領するために、あなたの食物報酬のボタンを刺激して、食品を繰り返し買わせようとする。あなたの脳が本能的に好きな食品をより魅力的にするというのが、彼らの手口だ。食品の魅力を高め、繰り返し宣伝するのは、消費者の食費をめぐっての市場競争が招いた当然の結果なのだ。

現代では、食品技術のおかげで食物報酬を思いのまま操作できるようになり、また、わたしたちはとてつもなく多彩な食品を享受している。食品技術が進むにつれて、巷に並ぶ食品は、次第に人間の脳の生得的な嗜好を反映するようになった。古代の祖先たちはこれらの嗜好のおかげで生き延びることができたが、脳の嗜好を過剰に満たそうとする現代の環境では、その嗜好ゆえに人間は食べ過ぎてしまうのだ。

過剰な誘惑「超正常刺激」とは

食品技術は、自然界で出合う食物よりはるかに魅惑的な食品を作り出すことを可能にし、結果的に、等しく不自然な脳の反応を引き起こすようになった。人間に組み込まれた嗜好が、不自然なほど強い合図によって過剰に刺激される、という考え方が登場したのは、一九三〇年代のことだった。そのきっかけになったのは、鳥の研究である。ハジロコチドリの営巣行動を研究していたケーラーとザガラスは、ハジロコチドリが、天然の卵の特徴を誇張して作った偽の卵を好んで抱くことに気づいた。

標準的なハジロコチドリの卵は、地色が薄茶色で、暗褐色の斑点がある。ケーラーとザガラスが、地色が白で、大きな色の濃い斑点のある偽の卵を与えると、ハジロコチドリたちは本物の卵をあっさり見捨てて、偽の卵を抱き始めた。ミヤコドリとセグロカモメで行った同様の実験では、どちらもより大きな卵を好むことが明らかになった。鳥たちは、本物の卵より、自分の体を超えるほど大きい偽の卵を選んだのだ。

本来、鳥は、何らかの特徴を持つ卵を好むようにできている。ハジロコチドリは斑点のある丸い卵を好むが、斑点がより大きく、コントラストがよりはっきりした卵を好む。ミヤコドリとセグロカモメがより大きな卵を好むのは、おそらく大きい卵の方が健康だからだろうが、その嗜好の度合いは、自然の範囲を超えている。オランダの生物学者ニコラス・ティンバーゲンは、「自然の状態より強い効果をもたらす刺激」を言い表す「超正常刺激」という言葉を作った。動物の生得的な嗜好が、超正常刺激によって過剰に刺激されると、時として破壊的な行動が引き起こされる。ポルノ、ギャンブル、ビデオゲーム、ジャンクフードなど、人間がもたらした革新は、人間の脳にとって超正常刺激であるようだ。

自然界では、超正常刺激が利己的な目的で使われることもある。たとえばカッコウは、他の鳥の生得的な嗜好を利用して自分の卵を抱かせる。だまされる鳥の一つが、ヨーロッパヨシキリだ。[8] カッコウの卵はヨーロッパヨシキリの卵によく似ているが、カッコウの卵のほうが大きい。ヨーロッパヨシキリの巣で孵化したカッコウのヒナは、宿主の卵とヒナをすべて巣から追い出す。そして宿主のヒナに似た鳴き声で餌をねだり、宿主に組み込まれている、ヒナに餌を与えようとする反応を利用する。餌をねだるカッコウのヒナの口が大きく色鮮やかなことも、宿主を刺激してより多くの餌を与えさせるようだ。

巣立つ頃のカッコウは、大いに利用してきた養父母よりかなり大きくなっている。

同様に、人間に生得的に備わる食物の嗜好が商業的に利用されている。食品産業は、人間が最も報酬価値を感じる食物の特性を凝縮し、結びつけ、祖先が遭遇したものよりずっと魅惑的な食品をもたらした。肥満の蔓延は目的ではなく、儲けようとする競争が予期せず招いた不運な結果なのだ。

カロリー源の食品ランキング

食物報酬が人間の摂食習慣にどれほど甚大な影響をもたらしたかは、米国人の食生活を詳しく調べれば明らかになる。二〇一〇年に米国農務省が発表した米国民のための栄養ガイドラインは、次の六つの食品が米国の成人の主なカロリー源であるとし、食生活にもたらすカロリーが多い順に並べた。

一、穀物から作った菓子
二、酵母を用いたパン
三、鶏肉および鶏肉を含む食品
四、炭酸飲料／栄養ドリンク／スポーツドリンク
五、アルコール飲料
六、ピザ

リストのトップは「穀物から作った菓子」で、ケーキ、ドーナツ、クッキーが含まれる。次点はパンで、無害の食品と見なされがちだが、通常は精製された小麦粉から作られ、驚くほど

カロリーが高い。[9] **またパンは、米国の食生活において最大の、塩の供給源でもある。**

次に来るのは「鶏肉および鶏肉を含む料理」で、リストの上位に食い込んだのは、フライドチキンとチキンナゲットの貢献によるものだろう。[10] 四番目は炭酸飲料／栄養ドリンク／スポーツドリンクで、わたしはそれらを砂糖水と呼びたい。五番目はアルコール飲料、六番目はピザだ。では、果物はどこにあるのか？　豆は？　ナッツは？　このリストに並ぶもののほとんどは、精製糖、精製デンプン、高濃度の脂肪、塩、そして習慣性成分（カフェインとアルコール）を組み合わせた高カロリーの食品だ。

脳には嗜好が組み込まれているため、わたしたちはセロリの中毒にはならない。なるのは、クッキー中毒やピザ中毒だ。クッキーとピザは、もっと食べたいという気持ちを引き起こし、ついには根深く変えがたい食行動のパターンを定着させる。わたしたちがクッキーやピザを食べるのは、それらが体に良いからではない――それらを食べるよう、強化されているからなのだ。

以下に挙げるのは、米国の成人と子どもにとって主なカロリー源になっている食品のトップ六だ。

一、穀物から作った菓子
二、ピザ

三、炭酸飲料／栄養ドリンク／スポーツドリンク
四、酵母を用いたパン
五、鶏肉および鶏肉を含む食品
六、パスタとパスタ料理

先のリストに似ているが、こちらでは上位に進むほど、比重が大きくなるようだ。これらが、わたしたちの子どもが食べている食品だ。だとすれば、多くの子どもが肥満になっているのは驚きでもなければ不思議でもない。

だが、食品産業の影響が及ぶのはダイニングルームだけではない。リビングルームや路上や職場にまでそれは及ぶ。

食品産業が莫大な広告費を投入する理由

先に述べたように、報酬をもたらす食品を二、三回食べると、その食品と関連のある合図が、それを食べたいという意欲を引き起こすことがある。たとえば、フライドポテトのにおいを嗅いだり、その写真を見たり、以前それを食べた場所に行ったりすると、フライドポテトを食べたくてたまらなくなる。それは脳が、**「これは貴重な食品を入手できる状況だ」と言って、あ**

なたの食欲を刺激するからだ。食品広告はこの原理を利用して、ある食品と関連のある合図をわたしたちに浴びせ、それを買って食べたいという気持ちにさせ、高い効果を上げている。

食品産業は毎年、広告に莫大な金をつぎこんでいる。二〇一二年には、食品と飲料の一〇大メーカーだけで、六九億ドルを広告に費やし、ファストフードレストランは四〇億ドル以上を費やした。それに比べて、米国の生物医学研究の主なスポンサーである国立衛生研究所が二〇一二年に肥満研究に投じた資金は、一〇億ドルに満たなかった。わたしたちにもっと多くを食べさせるために使われた金は、食べ過ぎとその悪影響を防ぐために使われた金よりはるかに多いのだ。

子どもは年四三〇〇本超の食品CMを見せられる！

食品産業が広告にこれほどの金をつぎ込むのは、そうするだけの価値があるからだ。食品のコマーシャルを見た人は往々にしてそれが欲しくなり、買いたくなる。米国の平均的な成人は、テレビだけで一日に二〇本の食品コマーシャルを見ていて――合計すれば、一年に七〇〇〇超の食品の合図にさらされている。

子どもは衝動性が強く、買わせようとする企業の下心に気づかないため、コマーシャルの影響をいっそう受けやすい。米国の子どもはテレビで一日に一二本以上の食品コマーシャルを見ており、合計すればその数は一年で四三〇〇本を超す。そして、コマーシャルが芽キャベツを買わずにいられない気分にさせることはないのだ！　そもそも、野菜のように加工されていない低カロリーの食品は売っても利益にならないし、特に消費者の心を引くわけでもない。最も強力な食品の合図は、脂肪、糖質、デンプン、塩といった強化特性が豊富に含まれる高報酬の食品をアピールするものであり、コマーシャルに最も多く登場するのもそれらの食品なのだ。[11]

食物報酬が強く多いという点で、現代の米国以上に人を太らせる食環境は想像しがたいが、他の豊かな国々もたいした違いはない。わたしたちは圧倒されるほどバラエティ豊かに食品に囲まれていて、それらは人間の生得的な食の嗜好を強く引きつける目的で作られている。その上、わたしたちは日々、これらの食品を思い出させる合図を浴びせられているのだ。

肥満の蔓延には、家庭での食事と食品産業のどちらもが関わっているが、食品産業は特に影響が大きい。食べ過ぎと体重増加は、料理の商業化と肩を並べて進んできたのだ。

太くなる一方の米国人のウエストサイズは、食の市場を舞台とする経済的競争が招いた、意図せぬ、しかし予測可能な結果なのだ。

もっとも、米国人を食べ過ぎに駆りたてているのは食物報酬だけではない。何をどう食べるかを決める脳回路を刺激するもう一つの要因である「利便性」も、密接に関わっているのだ。それについて次章で詳しく見ていこう。

Chapter 4の注釈

1 男女とも、すべての年齢でBMIの平均が20未満だった。

2 ヤノマモ族はトウガラシも育てていたが、シャグノンは、それを香辛料として使ったとは書いていない。使ったとしても稀だったはずだ。

3 成人の平均BMIは男性では21・5、女性では20・8。

4 これには睡眠時間も含まれる。別の言い方をすれば、現在、わたしたちは1日に平均で3・4缶分のコーラに含まれる添加砂糖を消費していることになる。それよりずっと多い人もいれば、ずっと少ない人もいる。

5 グルタミン酸ナトリウムが健康に害を及ぼすという証拠は、それほど堅牢ではない。一般に、食後に起きる不快な症状はグルタミン酸ナトリウムのせいにされがちだが、二重盲検試験の大半は、それを裏づけることができなかった。グルタミン酸ナトリウムに対する批判の多くは、生まれたばかりの動物にそれを投与すると視床下部に損傷を与え、肥満を引き起こしやすいことと関係している。しかし、普通の食事に含まれるグルタミン酸ナトリウムははるかに少なく、グルタミン酸塩の脳中濃度どころか血中濃度さえほとんど上がらない。

6 あるいは、アデノシン受容体など、密接に関わる経路。

7 同性で身長が同じ場合、痩せている人と太り過ぎの人の摂取カロリーの差は、約10パーセントだ。やせている人が体重を維持するのに約2400カロリー必要だとすると、ビール2杯(約300カロリー)は、痩せている人と太り過ぎの人のカロリー差を埋めるには十分過ぎる量だ。

8 カッコウは他の種の鳥にも托卵する。カッコウの卵は、托卵する相手の卵によく似ている。

9 ほとんどの人はパンを軽くてふわっとした食べ物だと考えており、高カロリーだということを信じがたいだろう。実際には、噛んだとたんに空気は抜け、カロリーの塊になるのだ。

10 栄養学研究者のマリオン・ネッスルは、この考えを著書Why Calories Countで述べている。

11 広告の本質は食物の強化だけではない。企業はあらゆる戦略を駆使して、消費者に商品を買わせようとする。商品の価値や品質を強調したり、商品を肯定的な感情と結びつけたり、社会的地位に訴えたりと、理性と感情の両方を刺激する。最近の戦略は、食物の「かっこいい要因」に強く反応する子ども心を狙うものだ。これは、マイケル・モスが著書『フードトラップ 食品に仕掛けられた至福の罠(Salt, Sugar, Fat)』(日経BP社、2014年)で論じているもう一つの問題である。

Chapter 5

ファストフードが魅力的な理由

安価・食べやすいが引き起こした災い

タンザニア北部にあるシプンガの丘が夜明けを迎えた。

バオバブの木の枝間から朝日が差し込む。草で作った小屋からマデュルと妻のエスタが出てきて、早々と起きてたき火を囲んでいる仲間に加わる。エスタは腰を下ろし、一歳の娘に乳を飲ませる。埃っぽいカーキ色のショートパンツしか身に着けていないマデュルは、矢を削りながら、男たちと今日の狩りの段取りについて話しあう。

マデュルとエスタはアフリカの大地溝帯――「人類のゆりかご」と呼ばれる一帯――の東部で狩猟採集生活を営むハッザ族だ。大地溝帯が人類のゆりかごと呼ばれるようになったのは、二六〇万年前のホモ属最古のメンバーと現生人類のつながりを語る驚くほど多様な霊長類の化石が発見されたからだ。

ハッザ族の狩猟採集生活を見れば、約一万二〇〇〇年前に農業が出現するまで、人間がどのような暮らしをしていたか、おおよそ想像がつく。ハッザ族の暮らしぶりは石器時代の祖先とそっくり同じというわけではないが、現存する集団としてはおそらく最も近いだろう。彼らの生活様式を観察すれば、祖先たちが直面したはずの問題や、それらに対処するために進化した体と精神の適応について理解する助けになるだろう。本書のテーマに関して言えば、この豊かな世界で人間を過食に駆りたてる損得勘定を、彼らは教えてくれるはずだ。

マデュルは友人のオヤから、昨日キャンプに戻ってくる途中でクーズー（大型のレイヨウ）の足跡を見つけたことを聞いた。この情報に力づけられ、マデュルは狩りに出かける準備を始めた。サンダルを履き、小さな斧を肩にかけ、小さなプラスチック製のバケツを背負い、ナイフをベルトの間に滑り込ませ、弓と矢と火切りを手に持つ。そしてクーズーの足跡があったという丘に向かって、一人で出発した。

マデュルが出発した頃、エスタは五人の女たちの話の輪に加わった。彼女らは、今日、塊茎を掘りにいく場所について話しあっていた。場所が決まると、女たちは少年や少女を連れて出発した。彼女らの装備はごくシンプルだ。長さ九〇センチほどの先のとがった掘り棒と、その先を削るためのナイフを手に持ち、布製のひもを背負う。一人の女が野外で料理するときのために、家の火床から燃えさしの薪を持ってきた。エスタは娘をひもで背負った。

マデュルは、一キロ半ほど歩いた先でクーズーの足跡を見つけた。昨日ついたにしては古かったが、新しい足跡があるかどうか、その跡をたどることにした。そうしながら、ちょくちょく脇にそれて、他に貴重な食料はないかと探す。しばし立ち止まってアンジュシピの甘い実を一つかみ食べて、また歩き続ける。クーズーの足跡に沿って歩いていると、左の方で小石の落ちる音がした。見上げると岩山の上に小型のレイヨウ、ディクディクが立っている。マデュルがそこにいることに気づいていない。マデュルはゆっくりと風下に回り、灌木の陰に身を隠しつつ、静かに近づいていく。月桂樹の葉形の金属の矢尻がついたカサマという矢をつがえ、静かに弦を引き、矢を放つ。矢はディクディクの心臓と肺を貫き、ディクディクはその場に倒れた[1]。マデュルは獲物を木陰まで運ぶと、さっそくさばき、肝臓、首と頭の一部、片方の前脚を焼いて食べ、暑い盛りを避けるために昼寝を始めた。

その間、エスタと女たちは三キロメートルほど歩いて、ようやくお目当ての場所にたどり着いた。エスタらは岩の多いその場所で、茂みや樹木をつたう独特の形をしたつるを探す。その根元を掘っていけば、塊茎があるはずだ。エスタは太い低木に絡まったエクワのつるを見つけた。間違っていないか、つるをじっくり調べ、それから掘り棒の尖っていない方の先で、地面をとんとんと叩き、反響に耳を澄ませて、埋もれている塊茎の大きさの見当をつける。塊茎が大きいとわかると、掘り棒の尖った方の先でそこを掘り始めた。リズミカルに一〇分ほど掘り続けて、ついに、長くねじれた、いくらかサツマイモに似た塊茎を引き抜いた。それに続いて、女たちは二種類の塊茎をいくつも掘り出した。それから持参した薪で火をおこし、塊茎の一部を焼き、皮をむいて切り分けた。この塊茎は食物繊維がとても多いので、女たちはそれを何度も噛んで炭水化物を多く含む汁を吸うと、口の中に残った繊維の塊を吐き出す。食べ終えると、彼女らは大きな灌木の陰で昼寝をした。

マデュルの方は、昼寝で精気を回復し、クーズーの追跡を再開した。だが、ほんの数百メートル歩いたところで、ミツバチの羽音が聞こえてきた。あたりを調べると、バオバブの木の上方に空洞がある。どうやらあの中に巣があるらしい。しばらく見張っていると、ミツバチが一匹出てくるのが遠目ながら確認できた。やはり巣だ。マデュルは火切りを使って木の根元近くに火をおこすと、近くの木を切って、杭を六本作った。火を木切れにうつし、トーチ代わりに手に持つと、斧の背でくいをバオバブの幹に打ち込む。一本打ち込んでは、それを足掛かりにして幹を登り、また一本打ち込む。そうやって洞にたどり着くと、怒り狂うミツバチをトーチの煙でおとなしくさせ、巣の入口を斧で大きくして、片腕を奥深くまで突っ込んだ。数回、刺されたが、蜜が詰まった巣の大部分をなんとか取り出した。木から降りると、その場でハチミツを五〇〇ミリリットルほど食べ、残りを背中のバケツの中に入れた。午後も半ばをまわっている。クーズーはもう遠くへ行ってしまっただろうと、マデュルは追跡をあきらめ、キャンプに戻ることにした。

昼寝を終えたエスタとその一団も、背負い袋に塊茎を入れて、キャンプへと戻り始めた。途中でバオバブの木に立ち寄り、落ちている果実を拾い、それらも背負い袋に収めた。

夕方近くに、男も女も徐々にキャンプに戻ってくる。そして日が暮れると、彼らは火をおこし、家族や隣人と火床を囲んで座り、その日の獲物や収穫を料理して分けあい、食べ、授乳し、遊び、笑い、その日のできごとを語りあう。マデュルはディクディクの残りをさばいて焼く。内臓から骨で作ったスープまで、獲物のほぼすべての部位が彼らの腹に収まった。マデュルは例のハチミツも仲間に分け、仲間たちはいかにもおいしそうにそれを飲む。女たちはエクワの塊茎を焼いて皮をむき、その小片を分けあう。バオバブの果実は近くの岩に打ちつけて割り、舌にピリッとくる白い果肉を食べ、種を吐き出す。

まるで小説のようだが、これは、人類学者のフランク・マーロウやブライアン・ウッドらが行った詳細な調査を基に、ハッザ族の夫婦の典型的な一日を描いたものだ。

単純な話のように思えるかもしれないが、ハッザ族が日々直面する複雑な経済上の選択肢のいくつかを描写している。それらは、数百万年にわたって人間の脳の構造と機能を作り上げてきた選択である。

「最適採餌」と「食物の価値」とは

「人生はエネルギーをいかにうまく子どもに変えるかを競うゲームです」とハーマン・ポンツァーは言う。ニューヨーク市立大学の人類学准教授である彼は、ハッザ族のエネルギー消費について研究している。食物を獲得することは、生存し繁殖していくために欠かせないので、現存する種を作り上げた自然選択の重要な推進力になってきた。自然環境で食物を獲得する方法には、効率的なものと非効率的なものがあり、より効率的に食物を獲得できる動物ほど遺伝子を次の世代に伝えやすい。このようにして自然選択は、効率的に食物を探す脳を徐々に作りあげてきた。[2]

生物学者と人類学者は、「最適採餌理論（ＯＦＴ）」を利用して、効率的な食物探求の基本原則を数学的にモデル化した。ＯＦＴは、自然選択ゆえに動物はその環境から最も効率的に食物を獲得するようにできているという考えに立脚し、研究者たちは、狩猟採集民をはじめとする人間やさまざまな種で、それが正しいことを示してきた。人間の行動はきわめて複雑だが、ＯＦＴの基本的な方程式は、次のように拍子抜けするほど単純だ。

食物の価値＝（「摂取したカロリー」－「消費したカロリー」）÷時間

食物の価値、ひいてはそれを追い求めることの価値は、それに含まれるカロリーからその食物を獲得して処理するのに必要なカロリーを引き、その獲得と処理にかかった時間数で割った値によって決まる。[3]言い換えれば、食物の大まかな価値は、カロリーの利益率によって決まるのだ。これは経済学者が利益を最大にするために用いる基礎方程式と同じだ。なぜなら、効率的な利潤追求と効率的な食物探求は、原理的に同じだからだ。ラットは経済理論を理解できないが、その脳は自然選択の産物なので、経済理論を理解しているかのように行動する。自然選択がラットを、そして人間を、無意識の経済学者に育てたのだ。

人類学者が行った数々の研究が、OFTは不完全ながら驚くほどみごとに狩猟採集民の採食行動を予測することを証明している。たとえばOFTの予測では、狩猟採集民はカロリーの低い食物をわざわざ集めたりしないとされ、それは観察によって確認された。一つの驚くべき予測とそれを裏づける結果は、狩猟採集民は野菜、つまり葉物などの低カロリーの植物性食物を採集したり食べたりすることはない、というものだ。[4]もしあなたが狩猟採集民なら、二〇〇キロカロリーを消費して五〇キロカロリー相当のサラダを採集しても意味はない。

先に述べたハッザ族の狩猟採集の様子を念入りに調べれば、マデュルとエスタが食物に関して重要な経済的選択を行った例を、いくつも見つけ出すことができる。マデュルはクーズーを追跡するために出かけた。クーズーは大型の獲物で、エネルギー利益率がきわめて高い。クーズーを狙って長時間追跡することは、彼にとって意味がある。一頭を殺して得られる利益が非常に大きいからだ。しかし、最適採餌戦略には、他のチャンスにも常に注意を払うことが含まれる。たとえば、マデュルはクーズーより小さなディクディクを見つけると、それを殺し、短時間の投資で大きなエネルギー利益を得た。近くに無防備なディクディクがいるとわかれば、それを狩って得られるエネルギー利益率は、クーズーを探し続けた場合より高くなる。しかし、近くにそれがいるという情報がないまま、ディクディクを探しにいったら、一日中探しても見つけられなかっただろう。

同様に、ミツバチの羽音を聞いて近くにその巣があることを察知した彼は、狩猟採集旅行をしばし中断し、実りの多い脇道へ進んだ。蜂蜜のエネルギー利益率はきわめて高いので、ハッザ族はほとんどの場合、良いハチの巣を見つけたら、何をおいてでもハチミツを採る。

エスタも重要な経済的選択をした。朝、彼女は、最もエネルギー利益率の高い塊茎が取れそうな場所はどこだろうと、他の女たちと相談した。それを決めるには、それぞれの場所にあると思われる塊茎の数と、歩く距離、掘り出すための労力を勘定しなければならない。また、キャンプに戻る途中では、地面に落ちているバオバブの果実を見つけ、労力や時間をほとんどかけずに大量のエネルギーを集めることができた。

気づいていようといまいと、マデュルとエスタは、慎重に行動してカロリー利益率を最大化していた。もし、これらすべてが当たり前に思えるのであれば、それは、わたしたちの脳が基本的な経済原則を理解するように作られているからだ。

言うまでもないことだが、OFTの方程式ですべてを説明できるわけではない。人間の行動は多くの動機が相互作用した結果なので、あのように簡単な公式の予測に反するものがあっても、驚くにはあたらない。「人間が目的とするのは、カロリーだけではありません」とカリフォルニア大学デービス校の人類学教授ブルース・ウィンターハルダーは言う。「たとえば、儀式に必要だからと、豪華で真っ赤な羽毛を探しに出かけることもあるでしょう」。食物の量の他に、その価値に影響する要素のひとつは、食物の質だ。たとえば狩猟採集民（と世界中のほとんどの人）は、一般に植物のカロリーよりも肉のカロリーを高く評価する。[5]

アリゾナ州立大学の人類学者、キム・ヒルは、パラグアイの狩猟採集民族アチェ族について研究しており、このような嗜好の偏りをOFT方程式に組み込めば、採食行動をより正確に予測できることに気づいた。カロリーが第一だとしても、狩猟採集民にとって食物の価値を決めるのは、カロリー含有量だけではないのだ。

他の要素、たとえばリスクも関わってくる。高木に登って果実をもぎとれば、カロリーを最も効率的に得られるとしても、その枝が折れやすい場合、木から落ちる危険を冒すほどの価値はない。タブーなどの文化的要因も影響する。ウッドは言う。「サバンナオオトカゲは大きく脂肪の多い動物ですが、ハッザ族はそれと捕らえようとしません。なぜなら彼らの文化では、ヘビとトカゲは食物と見なされていないからです」。ハッザ族は、「ヘビに似ているから」と、魚も食べない。個人的嗜好、空腹、時間遅延も影響する。結局のところ、「脳は、ただエネルギーを摂ることだけでなく、より多くのことを考慮するように作られているのです」とヒルは言った。基本的なOFT方程式は、こうした考え得る動機の数々を無視しているが、それでも驚くほど正確に採食行動を予測する。それがはっきりと語るのは、エネルギーは生物にとって何より重要なので、自然選択がわたしたちの脳を形づくるさいには、エネルギーを効率的に摂るという目的を最も重視したということだ。

OFTは、すべての人間の脳に組み込まれている食物への欲求の基本原理を表している。その欲求は、狩猟採集する人々にとって深い意味を持つ。その舞台が自然界でもスーパーマーケットでも、変わりはないのだ。

暴飲暴食でも太らないハッザ族

狩猟採集民に、ほどほどに食べるという考えはまったくない。それどころか、ウッド、ヒル、ポンツァーによれば、徹底的にむさぼるというのが彼らの流儀らしい。ヒルは、アチェ族の食べる量が膨大だったことを覚えている。男性が一度におよそ二キロの脂ぎった肉を食べたり、一・五リットルのハチミツを飲んだり、オレンジに似た野生の果実を三〇個も食べたりしていたのだ。アチェ族に限ったことではない。ハッザ族は「コップに入った牛乳のように」ハチミツを飲む、とポンツァーは語った。

わたしたちと違って、ハッザ族は食物からできるだけ多くのカロリーを摂ろうとする。獲物を仕留めるとすぐ、何カ所かをつまんで、脂肪のつき具合を調べる。ウッドによると彼らは、獲物のどこに一番脂肪がついているかをよく知っていて、クーズーやシマウマのような大きな動物を殺した時には、脂肪の多い部位を煮詰めたスープを飲むそうだ。骨はすべて折って、砕きやすくなるまで煮込み、骨髄の脂肪を取り出す。「彼らには『食べられるだけ脂肪を食べよ』という教えが根づいています」とウッドは指摘する。「食べることに関する彼らの欲求や動機に、適度というものはみじんも感じられない」そうだ。ヒルも、アチェ族を観察した経験から、同じことを語る。「率直に言って、彼らは手に入れた食物をすっかり食べつくします。そこに限界はないようです」

しかし、糖質や脂肪を大量に摂るにもかかわらず、ハッザ族にもアチェ族にも肥満体は見られない。むしろ、ハッザ族の体つきは、現代の西洋の基準から見て理想的で、体脂肪率は男性が一一パーセント、女性が二〇パーセントで、男女ともに年をとっても太らない。ウッドが出会った中で唯一肥満体だったハッザ族は、裕福な男性で、伝統的な食生活やライフスタイルを維持していなかった。一方、アチェの狩猟採集民はいくらか脂肪過多になりがちで、特に若い女性にその傾向が見られるが、肥満体の人はほとんどいなかった。

このように彼らは大食いなのに、なぜ痩せているのだろう？　第一章で述べたエネルギーバランスの方程式から導き出される答えはただ一つで、長期的に見て、エネルギー摂取量とエネ

ルギー消費量が一致しているからなのだ。[6]狩猟採集民の現実の生活を見てみると、飢えることはまれだが、望み通りのカロリーを得られることはあまりない。健康で、食事が足りているように見えるが、アチェ族とハッザ族のおとなはどちらも、しばしば空腹を訴える。それはランチタイムにわたしたちを冷蔵庫に向かわせるような軽い空腹感ではなく、一日を通してあまり食べていないときに感じる強い空腹感だ。「彼らが空腹だと言うとき、その意味は、わたしたちが考えるより深刻です」とウッドは明かす。

つまり彼らが時々大食いすることは、思うように食べられない時期があることでバランスがとれているのだ。肉は頻繁に手に入るが、[7]脂肪の多い肉を存分に食べられることはまれだ。ハチミツもよく手に入るが、それで各人が一日に必要とするカロリーを満たせることはめったにない。簡単に言えば、彼らの並外れた食欲を満足させるほどの食物はないのだ。

もっとも狩猟採集民の体は、十分な体脂肪と筋肉を備えているように見える。ではなぜ彼らは空腹を訴え、もう少し食物があったらと願うのだろう。その答えは、狩猟採集民の繁殖の実態にあるようだ。人生が、エネルギーをいかにうまく子どもに変えるかを競うゲームだとしたら、より多くのエネルギーを得ることは、(ある程度まで)より多くの子どもを持つことを意味する。[8]そして繁殖の成功こそが自然選択の原動力なので、自然選択はより多くのエネルギーを求める脳を作るはずだ。ヒルはまさにそう考え、次のように述べている。「彼らの脳はより多くの食物を必要とするように設計されています。なぜなら、食物が多ければ繁殖率と生存権が高まり、ひいては繁殖の成功につながるからです」

このことは狩猟採集民の生活について重要なことを教えてくれる。それは、大食は彼らの役に立つということだ。糖質、脂肪、タンパク質、デンプンを入手できる時にできるだけ多く摂っておけば、野生環境で生き残って子どもを持つ可能性が高くなる。ウッドは言う。「大食いできる機会があれば大食いすることにマイナスの要素はまったくありません。すべてプラスになるのです」。食べ過ぎが不健康を招く今日の豊かな世界と違って、狩猟採集民の環境では、食べ過ぎは健康的なことなのだ。おそらく人間の歴史において比較的最近まで、それはすべての人にとって真実だった。[9]

人間の歴史の大半を通じて、大量の脂肪、糖質、デンプン、タンパク質をできるだけ多く得ようとする本能的衝動は、わたしたちの利益としっかりとつながっていた。カロリーを計算する必要もなければ、食べ過ぎに罪悪感を覚える必要もなかった。しかし、食品が極めて豊富な現代社会では、この同じ衝動がわたしたちの健康や、ひいては繁殖能力まで蝕んでいる。わたしたちは認識力という洗練された道具を使って、過剰に食べたいという衝動を抑えようとするが、往々にして衝動が勝つ。狩猟採集民に――彼らによかれと――高カロリーの食品をたらふく食べさせようとする脳は、現代社会でわたしたちを過食へと駆りたてる脳と同じなのだ。

野生のチキンナゲットを求めて歩き回る

ＯＦＴを狩猟採集民の環境とわたしたちが生きる豊かな世界にあてはめると、著しい違いが見えてくる。狩猟採集民の環境では、カロリーの多い少ないはあるとしても、ほとんどの食物は、手に入れて食べられるようにするまでにかなりの労力と時間を要する。そのため、ＯＦＴ方程式で計算した食物の経済価値は総じて低い。言い換えれば、通常、野生の食物は「コスト」がかかるので、そこそこの取引になるのだ。先の例で見たように、カロリーの多い食物が容易に手に入り、ゆえにその価値が高くなる時には、狩猟採集民はぞんぶんに食べることでその幸運を享受する。そのような食物は、コストは少なく、カロリーは多いので、良い取引になる――そして、狩猟採集民が良い取引をするチャンスを見逃すことは滅多にないのだ。

わたしたちは、この豊かな世界で、果物やバッファローや野鳥よりも、フルーツ味のシリアルやバッファローウィング（鶏の手羽肉を揚げた料理）やチキンナゲットを求めがちだ。食物のほとんどは高カロリーで、それらを手に入れて食べられるようにするまでにかかる時間や労力や金銭的コストは大幅に減少した。この状況にＯＦＴをあてはめると、わたしたちがきわめてバラエティが豊かな、価値ある食物――カロリーがきわめて高く、コストがきわめて低く、ゆえに、非常に良い取引だと言える食物――に囲まれていることが明らかになる。そのように狩猟採集民とはまったく異なる環境で暮らしているにもかかわらず、わたしたちの脳は今でも良い取引を強く求める（無料のピザがいかに早くなくなるか、あなたも見たことがあるだろう）。しかし、狩猟採集民が良い取引に出会うのがごくまれであるのに対して、わたしたちは日に何度も良い取引と出会う。そして脳の回路は無意識下で常に良い取引を探し求めているため、わたしたちは食べ過ぎへと導かれるのだ。

第一章で述べたエリック・ラブシンの自動販売機の実験では、食べるのにほとんど手間がかからない多種多様な無料の高カロリー食品を、一日中いつでも容易に得られるようにしたことを思い出そう。食品を食べるために被験者に求められたのは、隣の部屋へ行って番号を打ち込むことだけだった。ラブシンと彼のチームは図らずも、ＯＦＴによれば非常に価値が高いとされる状況、すなわち最高に良い取引を作り出したのだ。そしてＯＦＴが予測する通り、この状況は驚くほどの過食と急激な体重増加をもたらした。

コーネル大学フード・アンド・ブランド研究所所長のブライアン・ワンシンクは、いくつかの巧妙な実験によって、わたしたちの摂食行動に労働コストが大きく影響することを明らかにした。

ある実験では、ワンシンクは事務のアシスタントを募集し、各人のオフィスにハーシーズの「キスチョコ」を入れた皿を置いた。場所は机の上、机の一番上の引き出し、机から二メートル弱離れたファイリングキャビネットの中だ。机の上のキスチョコは、腕をちょっと伸ばしただけで食べることができるが、引き出しの中のキスチョコを食べるには、より大きな腕の動きが必要とされる。そしてファイリングキャビネットの中のキスチョコを食べるには、立ち上がって部屋を横切らなければならない。それぞれの労働コストは小さいが、キスチョコを得るための取引の魅力を、少しばかり減らす。

そして驚くべきことに、この一見ささいに思える労働コストの違いが、チョコレートの摂取量に大きな違いをもたらした。**皿が机の上にある場合、被験者らは平均で一日九個のキスチョコを食べた。皿が机の引き出しの中にある場合は、一日に六個。部屋を横切らなければならなかった場合は、わずか四個だった。**「アラスカ州のイヌイットがマンゴーを探すほど大変なことではないが」とワンシンクは言う。もし米国人がハンバーガーやフライドポテト（やアイスクリームやピザ）を食べたくなるたびに、五キロメートル歩いて木に登らなければならなかったら、誰もがスマートになるだろうか？　それはほぼ確実だ。しかし、現代の米国では、食物は人類史上、最も手軽に手に入るのだ。

おやつから離れる？

食べ過ぎを避ける具体的な方法ははっきりしている。一日を通じて食物が簡単に手に入らないようにするのだ。キャビネットを開ける、蓋を回して開ける、オレンジの皮をむく、ナッツの殻を割る、といった少々の労働コストでも、適量食べるか、食べ過ぎるかに関して、大きな違いを生む。ポテトチップの袋が開いているとか、キャンディがボウルに入っているというように、食べやすく食欲をそそる物が丸見えになっている状況は、絶えず良い取引を探している脳にとって、あまりにも魅惑的過ぎるのだ。

ポップタルトから離れない脳

第四章で述べたように、食料システムは前世紀の間に劇的に変化した。変わったのは、食物報酬の大きさだけではない。脳から見た食物の経済価値を決める、時間、労力、金銭といったコストも変わったのだ。たとえば、一九二九年から二〇一二年の間で、米国の食費は可処分所得の二三パーセントから一〇パーセントに下がった（図15を参照）。それだけですでに現代の食品は、祖父母が若かった頃よりはるかに良い取引になっている。古くから「空腹は最上の調味料だ」と言うが、「安価」もとてもいい調味料だとわたしは言いたい。

食物は、入手して食べられるようにするまでの時間と労力が減るにつれて、より便利なものになっていった。一九二〇年代には食料品店が普及し、一カ所で必要な食物をすべて購入できるようになり、その後、店の大型化が進んだ。米国人が食物を調理する手間をレストランや加

図15 食品が安くなったことも過食の原因

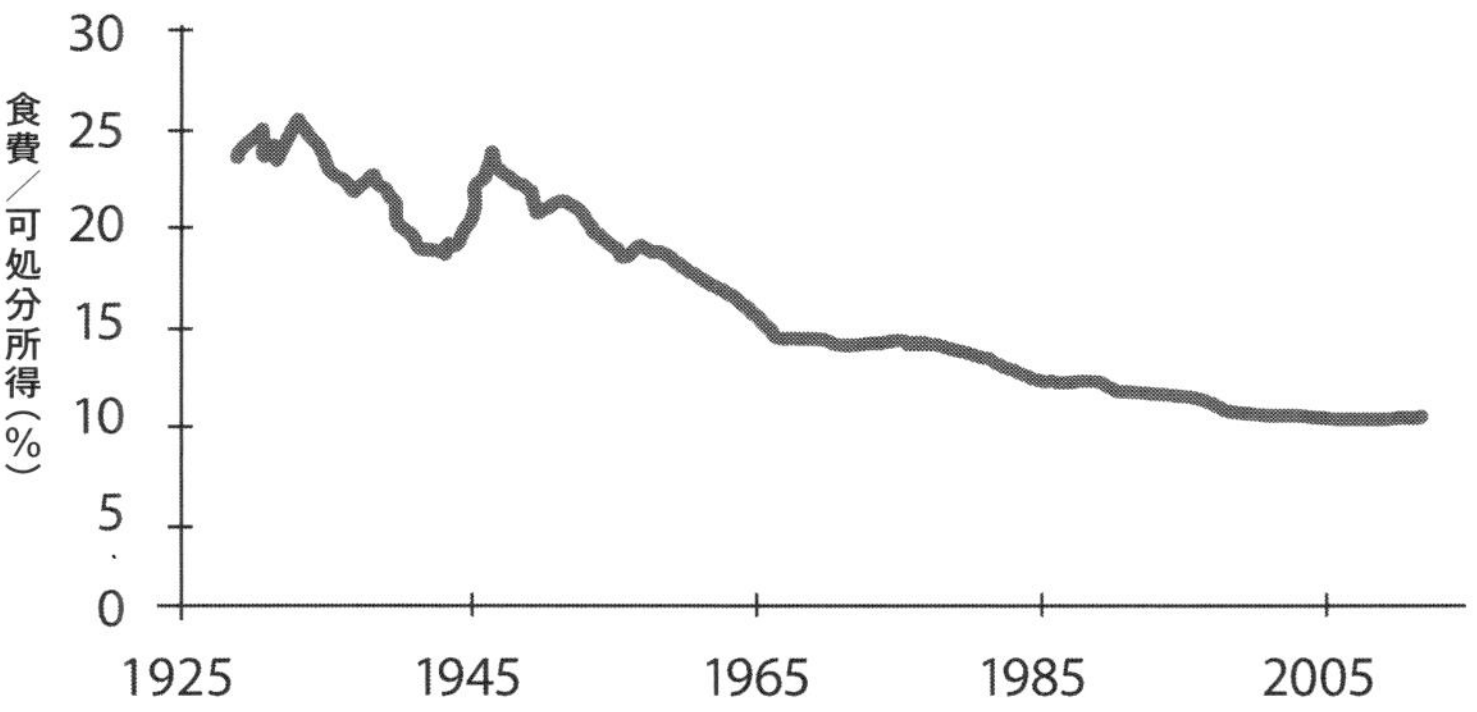

1929年から2012年までの可処分所得に占める食費の割合。米国農務省経済調査局のデータ。

工食品産業といったプロに委託する割合は、一〇年ごとに増えていった。

そして、この五〇年間でわたしたちは、究極の便利な食品であるファストフードにますます惹かれるようになっていった。ファストフード店で売られているものの大半は、ナイフやフォークといった面倒なものを使わずに手づかみで食べられる食品だ。もはや、食事のために車から降りる（あるいは駐車する）必要さえなくなった（第四章の図15のグラフは、自宅とフルサービスのレストランとファストフードレストランで使う食費の変動を示している）。

さらには、自宅のキッチンでの作業も減った。食品産業は、より便利な食品を求める消費者の要求に応えて、食料品店で買って、なんの手間もかけずにそのまま自宅で食べられる食品を作り出した。マイケル・モスはその名著『フード

トラップ　食品に仕掛けられた至福の罠』の中で、巨大食品産業がこれらの製品を、いかに巧妙に、購買意欲をそそるように作ったかを語っている。

「ランチャブルズ」は、チーズやクラッカーなどがセットになった「お弁当」のパックで、忙しい親が子どものランチを作る時間と手間を節約できるようにした。「ポップタルト」は、シュガーシロップをかけた薄いペストリーで、トースターで温めれば朝食代わりになる。「テレビディナー」とそれに類した食品は、電子レンジで温めるだけでできあがりだ。食品産業が開発した、時間と手間を節約する商品は無限にある。人間の経済的嗜好がこれらの需要を生み出し、食品産業は嬉々としてその需要に応え、極端に便利な食品の数々を創出したのだ。

人間は自らの食の嗜好に合わせて食物を作り変えてきたが、それだけでなく自らの経済的嗜好に合わせて、食の環境をも変えたのだ。食物にかける時間と労力と金銭的コストが大幅に減ったせいで、現代の食品の多くは、非常に良い取引になった。ハッザ族の脳が彼らに、素晴らしい取引になる食物をむさぼらせるように、わたしたちの脳もわたしたちに過食を強いる。

違いは、ハッザ族はめったに素晴らしい取引に出合わないのに対して、わたしたちは日に何度も出合うということだ。経済成長のおかげでわたしたちは時間とお金を他のことに使えるようになり、生活が向上したが、その経済成長はまた、人間の脳の生得的な経済論理に訴えて、わたしたちのウエストを太くしたのだ。

人間は、良い取引になる食物を見つけた場合は、ウエストラインを犠牲にしてでも、それを食べるようにできている。では、脳はどのようにして良い取引を見分け、その取引をするよう、わたしたちを後押しするのだろう？

菓子一個三ドルの価値を認める脳の仕組み

ワシントン大学セントルイス校の神経科学と経済学の准教授であるカミロ・パドア＝スキオッパの研究室で、アカゲザルがコンピュータ画面に映し出される小さな黒い点をじっと見つめている。突然、画面に他の形が現れる。左側には黄色い四角、右側には青い四角だ。その後、それぞれの四角の近くに黒い点が現れる。サルは、黄色い四角の近くにある黒い点を見る。すると一秒以内に、くわえた管からブドウジュースが一滴、口の中に落とされる。

パドア＝スキオッパの研究は、サルに単純な選択タスクをさせて、人間の脳がどのように費用対効果を評価するかを解明しようとするものだ。この奇妙な実験では、サルに一滴のブドウジュース（黄色い四角）と一滴の甘くない粉末ジュースのクールエイド（青い四角）を選ばせた。サルは黄色い四角の近くにある黒い点を見ることで、自らの選択を示した。その点がブドウジュースを意味することを、繰り返しによって学習したのだ（図16A参照）。この段階でアカゲザルがほぼ常にブドウジュースを選んだのは、その甘さゆえだと考えられる。

次の段階では、選択は少し複雑になった。サルに、一滴のブドウジュース（一つの黄色い四角）

図16　比較できないものを脳に比較させる

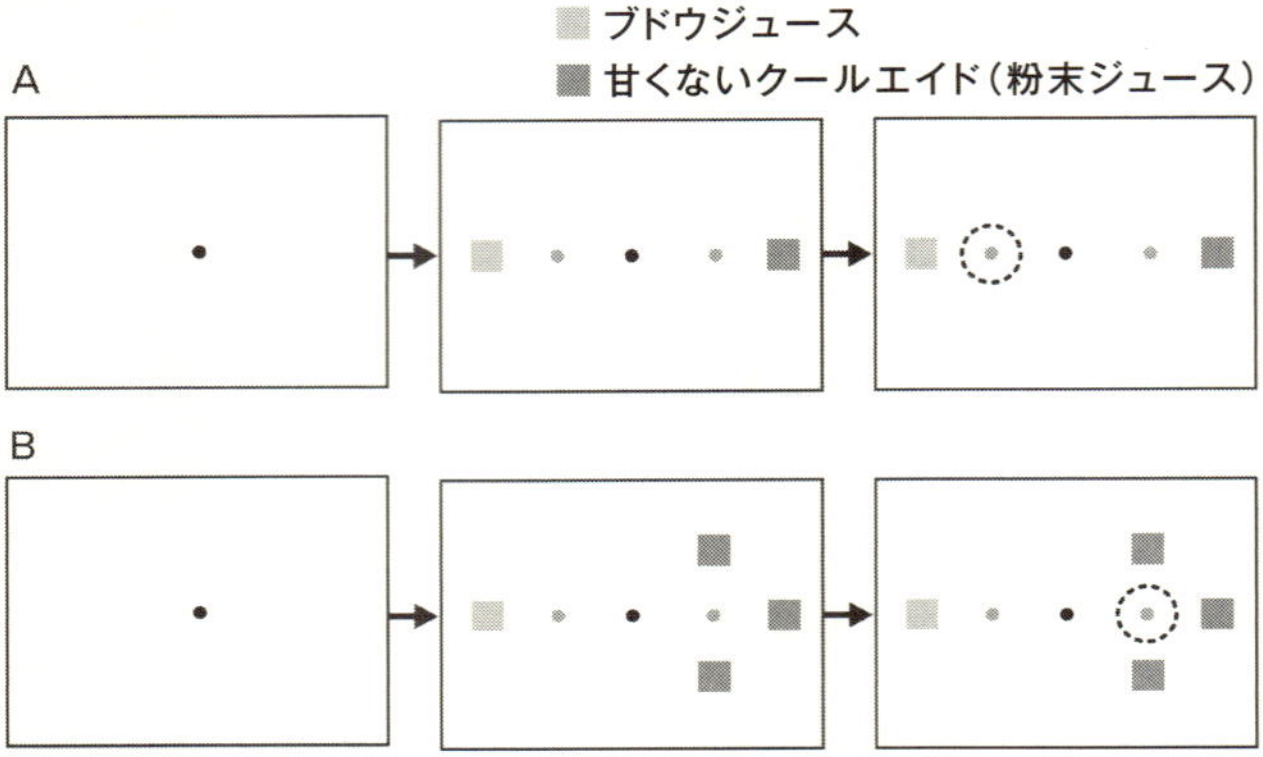

カミロ・パドア＝スキオッパの経済的選択課題。図Aでは、サルは一滴のブドウジュース（左）と一滴の甘くないクールエイド（右）から選ぶ。図Bでは、一滴のブドウジュース（左）と三滴の甘くないクールエイド（右）から選ぶ。サルは、欲しいものの一番近くにある点を見ることで選択を示す。Adapted from Padoa-Schioppa et al., Nature 441:223. 2006.

と三滴の甘くないクールエイド（三つの青い四角）から選ばせた（図16B参照）。今回はジュースの種類だけでなく、量も変えたのだ。サルは、二つの条件を考慮して、総合的にどちらの選択肢が良いかを決めなければならない。

サルはノドが渇いていたため、三つの青い四角に近い丸を見つめて、三滴の甘くないクールエイドをもらった。

この二回目の実験は、わたしたちが日々下している決定の複雑さを示唆する。そのいくつかは、オレンジ一個とオレンジ二個のどちらを選ぶかというような簡単なものだ。この場合、選択の対象となるのは、量の違いだけだ。しかし、オレンジ一個とリンゴ一個ではどうだろう。あるいは、店で売られているペストリー一個と、財布の中の三ドルではどうだろう？　通常わたしたちが直面するのは、多くの点で異なり、比較するための客観的な方法がない選択肢だ。それでも、わたしたちはどうにかして比較し、たいていは合理的に思える選択をする。どうしてそのようなことが可能なのだろう。ペストリー一個と三ドルでは、共通する尺度がないのに、どうやって比べるのか？　実のところ脳には、異質な選択肢を比較するための共通の尺度があるのだ。その単位になるのは主観的価値である。主観的価値は、それぞれの選択肢がどれだけその生物の利益になるかを定量化するので[10]、異なる選択肢を同じ尺度で比較することができる。「主観的価値は、比較できないものや、質的に異なるものを比較する唯一の方法です」とパドア＝スキオッパは言う。

経済学者や心理学者は、人間が主観的価値に導かれて選択し行動することを、以前から知っていたが、脳がそれをどのように計算するかを神経科学者が理解するようになったのは、つい最近のことだ。

パドア＝スキオッパのチームは、サルが選択している間の、眼窩前頭皮質（ＯＦＣ）と呼ばれる部位のニューロンの電気的活動を記録した。ＯＦＣは前頭前野の一部で、推論と判断に関わっているとされる（図17を参照）。霊長類の前頭前野は大きく、人間ではさらに大きい。パドア＝スキオッパは、ＯＦＣニューロンの発火パターンが、特定の選択肢の価値を示していることを突き止めた[11]。たとえばあるニューロンは、一滴のブドウジュースをもらうと少し発火し、四滴もらうと盛んに発火した。また、甘くないクールエイドに反応して発火するニューロンもあった。興味深いことに、サルが目を動かす前に、その選択を示すニューロンさえあった。

パドア=スキオッパと他の研究者たちは、ＯＦＣニューロンが費用対効果に関するさまざまな情報を主観的価値の計算に組み入れることを発見した。たとえば、ジュースの種類、量、それを得る可能性、それを得るのに必要な時間と労力のコストなどだ。

驚くべきことに、これらのニューロンの発火は、選択肢の主観的価値、つまりサルにとっての価値を暗号化しているように見えた。人間を対象とする研究でも、ＯＦＣが、近くにある前頭前野腹内側部とともに、価値の計算に関わっていることが立証された。これらのニューロンの活動は、わたしたちがペストリーにどれだけの価値を認め、三ドルにどれだけの価値を認めるかに関わっているのだ。

第二章で述べたことに戻れば、ＯＦＣが大脳基底核と相互作用していることは、それが選択肢生成器であることを語る。[12]覚えているだろうか、大脳基底核は選択肢生成器から送られてくる相反する指令を調べて、最も価値のある指令を選んでいる。このことは以下のシナリオを示唆している。このシナリオは立証されていないが、現在わたしたちが持っている証拠とつじつまが合う（図18も参照のこと）。

まずＯＦＣは脳の他の部位から送られてくる情報を利用して、それぞれの選択肢に予測される価値を計算する。[13]この時あなたは、ペストリーと財布の中の三ドルの価値をそれぞれ見積もっている。次に、ＯＦＣはその二つの予測値を大脳基底核に送り、そこでは線条体がそれらを比較して、価値の高い方を選ぶ。あなたは店頭にある魅惑的な食品から送られる合図に強くひ

図17 前頭前野と眼窩前頭皮質と腹内側前頭前野

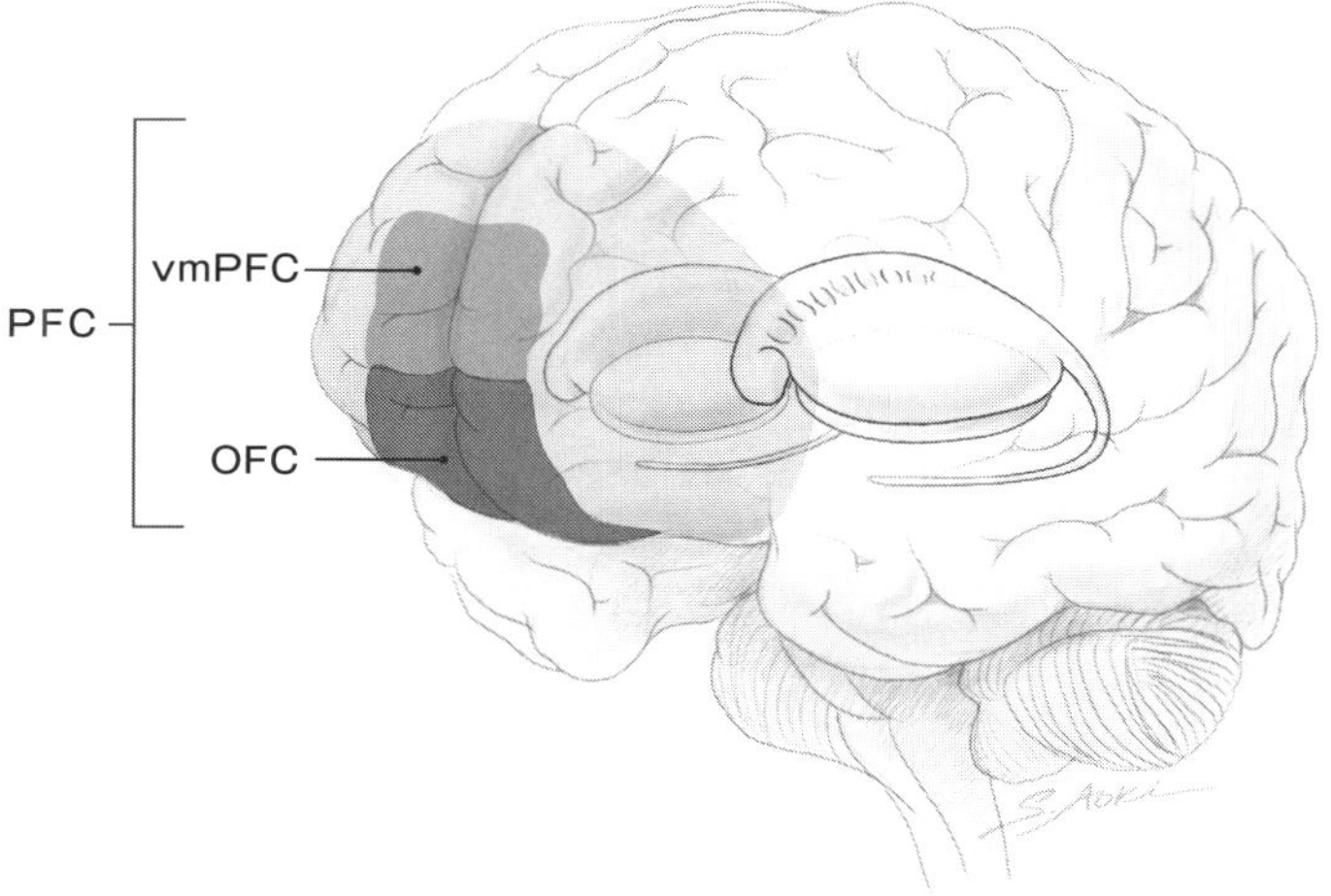

図18 脳における経済的選択のプロセス

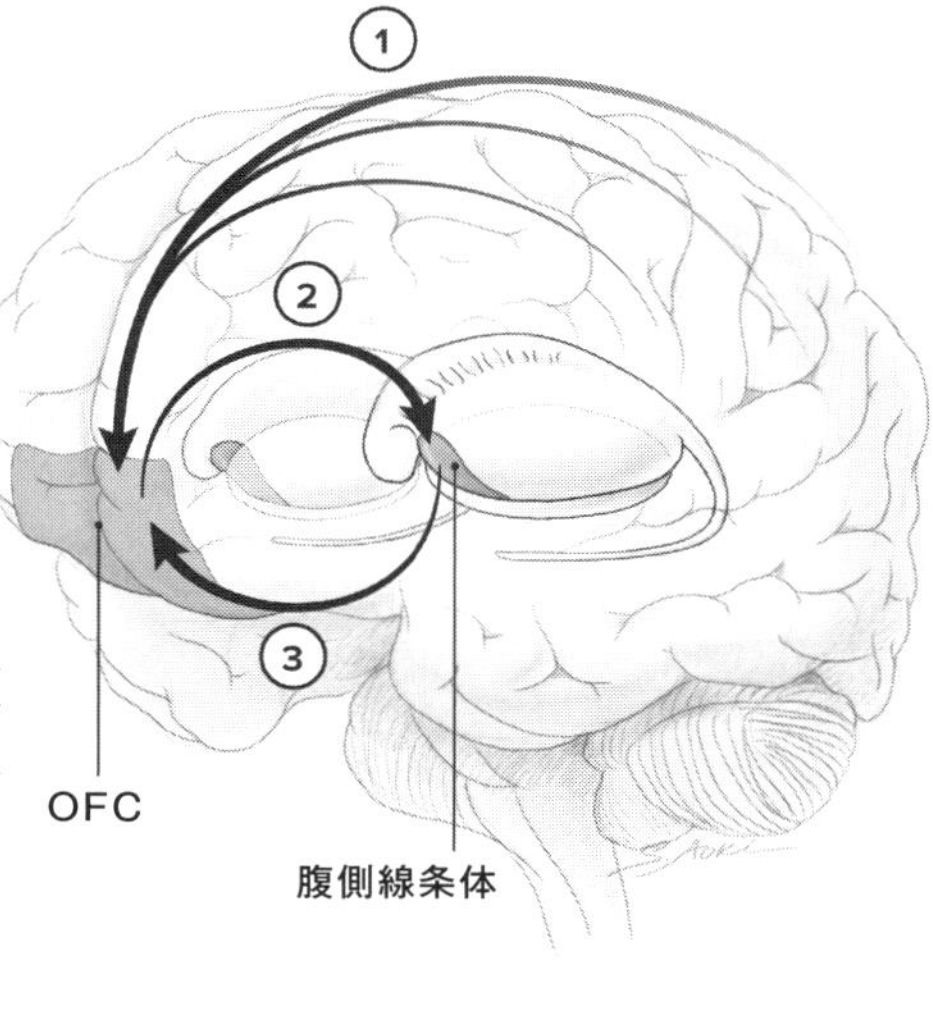

まずOFCは脳の多くの領域からの情報を使って、それぞれの選択肢の価値を計算する。次に、それぞれの選択肢の評価値を腹側線条体に送る。最後に、線条体は最も高い評価値を選んで、(他の領域を経由して) OFCに送る。

かれ、一方で、稼いだばかりの三ドルにはそれほどの価値を感じないため、ペストリーが勝つ。

続いて、大脳基底核はその選択をOFCに戻し、決定が下される。これが脳の認知領域と運動野で連鎖的な反応を招き、巧みな計画が練られ、決定を実行するために必要な行動が引き起こされる（60ページの図9、10を参照）。あなたは財布の中に手を入れ、三ドルを取り出し、ペストリーを買って食べ始める。

満腹なのに食べ続ける理由

OFCが主観的価値の計算において重要な役割を果たしているのであれば、その機能を妨害したら、意思決定が独特な形で損なわれるはずだ。もっとも、OFCに損傷を受けた人でも、やり慣れた行動はできるだろう。なぜなら主観的価値を計算しなくてよいからだ。あなたが、トイレを使った後にいつも水を流しているのであれば、あなたの脳は水を流す場合と、流さない場合の価値を計算する必要はない。トイレに足を踏み入れた瞬間に、すでにその決定はなされているのだ。

しかし、状況が変化し続ける場合、OFCに損傷を受けた人は、スムーズな意思決定ができない。なぜなら、その場合、脳は状況に応じて計算しなければならないからだ。

たとえば、あなたがトイレの水を流したばかりだとしよう。この情報は、二度目の水を流すことの価値を下げるので、あなたは水を流さない。しかし、価値の計算ができない人は、その新たな情報を意思決定のプロセスに組み込むことができず、おそらくは習慣から、再び水を流してしまう。さらにもう一度、さらにもう一度、と。不要な行動を繰り返すこの現象は、保続と呼ばれ、OFCの損傷が原因であることが多い。[14]

OFCの損傷がもたらす一般的で顕著な結果は、食べ過ぎと体重増加だ。そう聞くと、奇妙に思えるかもしれない。価値のような抽象的な概念をつかさどる部位の損傷が、なぜ食べることに影響を及ぼすのだろう？　それはおそらく、**食事の進行に合わせて食物の価値を更新することができなくなるからだ。席について食事を始める時、あなたは空腹なので、最初の一口は最も価値が高い。しかし、食事が進むにつれて、徐々に満腹感に近づき、一口食べるごとにその価値は下がる。そして、もう一口食べることの価値が、たとえばテーブルを片付けるといった他の行動の価値より低くなると、人は食べることをやめる。**

このプロセスには、皿の上の食物の価値を、脳が更新し続けることが求められる。OFCに損傷を受けた人は、それができないのだ。一口一口が最初の一口と同じくらい魅力なので、彼らは食べ過ぎてしまう。このことは、彼らがおなかがいっぱいだと言いながら食べ続ける理由の説明になるだろう。脳は満腹だと感じているが、その感覚がOFCで処理されないため、行動につながらないのだ。

世界一怠け者のマウス

脳が価値を計算する方法はわかったが、では、良い取引を見つけた時、脳はどうやって、それを手に入れたいという気持ちを起こさせるのだろう？　第二章では、ワシントン大学のリチャード・パルマイターが作ったドーパミン欠損マウスが登場した。あのマウスは、ドーパミンを自然に作り出すことができないため、ケージの中でほとんど動かずじっとしていて、ドーパミンが化学的に投与されるまで、食べることも飲むこともできなかった。その理由についてわたしは、ドーパミンは行動を選択するハードルを下げる働きをし、ドーパミンがなければハードルは高いままで何も選択できないからだ、と説明した。

しかし、コネチカット大学の心理学教授ジョン・サラモーネが行った研究は、この結論に異を唱える。パルマイターが作ったマウスは単に、極度の怠け者だったらしいのだ。だから、食べたり飲んだりするためにケージの中を数歩歩くことさえ億劫だった。

なぜそうだと言えるのだろう？　それは、サラモーネの研究により、ドーパミンが意欲にとって重要な働きをすることが明かされたからだ。サラモーネがネズミの腹側線条体におけるドーパミンのシグナルを弱めると、報酬のために働こうとする意欲が減った。ネズミたちは難しい選択肢より、楽な選択肢を選んだ。難しい選択肢のほうが大きな報酬を約束し、一般的に見て、いい選択であったとしても、である。つまり、ドーパミンのシグナルを弱めると怠け者になるのだ。パルマイターのマウスにはドーパミンがまったくなかったので、世界一の怠け者になったという可能性は十分にある。

ドーパミンは人間でも同様の役割を果たすらしい。アンフェタミンを使ってドーパミンのレベルを上げると、人は報酬が少なくても、あるいは不確かでも、報酬のために働こうとする。ドーパミンはわたしたちを頑張り屋にするのだ。

これについては、脳がドーパミンを放出するときに何が起きるかを考えると、納得がいくだろう。脳はそれまでの経験から、食品の外見、匂い、音、その他のサインと、それを食べるという報酬とのつながりを学ぶ。**キャンディ売り場でチョコレートバーを見ると、あなたのドーパミンレベルは急上昇し始める。ドーパミンの放出に突き動かされて、あなたはチョコレートバーをつかんでカートの中に入れる。しかし、目にしたのが冷凍のサヤエンドウだったら、得られる報酬は少なく、ゆえに分泌されるドーパミンも少ないので、おそらくあなたはその前を通り過ぎるだろう。**ドーパミンはあなたの意欲を、あなたが得ようとする報酬価値に合うよう調整する。そしてこの作業は意識の外で行われている。

「将来の自分」より「目の前の菓子」に負ける脳

もし脳がいつも合理的に計算するのであれば、クレジットカードで借金を抱える人はほとんどいないだろうし、食べ過ぎる人もいないはずだ。しかし、わたしたちはしばしば自滅的な選択をし、とりわけ将来に関わる選択に関してその傾向が強い。リンゴかオレンジかというような具体的な物を選ぶ場合もあるが、**しばしば直面するのは、今の自分と将来の自分のどちらを優先するかという選択である。**そしてそのような時に将来の自分をないがしろにして、悲惨な結果を招きがちであることを、数々の証拠が語っている。

ペストリーと三ドルの例をもう一度考えてみよう。ほとんどの人はペストリーの味が好きだが、それが不健康な食品だということもわかっている。この場合、ペストリーを食べることから得られる利益が報酬価値だ。わたしはこれが欲しい、これが好きだ。このうれしい気持ちが、ペストリーを食べ始めた瞬間に得る利益である。

一方で、ペストリーを食べることがもたらすコストは、将来のあなたが背負うことになる。ペストリーを食べることで、ほとんどの人は肥満に一歩近づき、体を壊す可能性も若干高くなる。また、ペストリーに使った三ドルがあれば、翌週に何ができただろう？　三ドル使ったことで、ほんのわずかだが、あなたは家賃や住宅ローンの滞納に近づくのではないだろうか？

これは、あなたの無意識的で直感的な脳が、意識的で理性的な脳と競う一つの例である。直感的な脳は、将来という概念を持たず、健康や財政状態といった抽象概念も理解できない。おいしいものを、今すぐ食べたいのだ。それに対して理性的な脳は、将来の価値や、肥満や金銭といった抽象的な概念を理解ことができ、直感的な脳の暴走からあなたを守ろうとする。将来のあなたがスリムで、健康的で、裕福になることを望むからだ。どちらが勝つだろう？

ほとんどの場合それは、遅延割引と呼ばれる心理的特性によって決まる。この原理は一九七〇年に行われた有名な「スタンフォード大学のマシュマロ実験」によって説明される。この実験の被験者になった子どもたちは、今すぐマシュマロを一個もらうか、一五分後にマシュマロを二個もらうかを選ぶようにと言われた。[15] しかも一人で部屋に残され、目の前のテーブルにマシュマロを一個置かれた状態で、一五分待つよう言われたため、誘惑は強かった。我慢しようとして、ひとりごとを言う子や、眼をふさぐ子がいた。だが、多くの子どもは、研究者が部屋を出たとたんにマシュマロを口に入れた。子どもたちが問われたのは、今すぐもらえる小さな報酬を選ぶか、それとも、後からもらえるより大きな報酬を選ぶか、ということだった。

彼らがどちらを選ぶかは、いくらかは今もらえる報酬に比べて、将来の報酬の価値をどれほど割り引いたかによって決まった。[16] つまり、将来の自分より今の自分をどれだけ重視しているか、ということだ。**最終的には、ほとんどの子どもが、より大きな報酬をあきらめ、将来の自分を犠牲にして目の前のマシュマロを食べた。**[17]

マシュマロを我慢できた子は三〇年後もスリムだった！

興味深いことに、その後の追跡調査により、**マシュマロを我慢できた子どもは、三〇年後にスリムな体型を保っていることがわかった。**実のところ、マシュマロを我慢した時間が一分増えるごとに、大人になった時のボディマス指数（ＢＭＩ）が〇・二ポイントずつ低くなったのだ。これは、我慢する時間が一〇分増えるごとに、大人になったときの体重が約六・八キログラム減ることを意味する。筋の通った話だ。将来の自分を重視する人は、スマートでいることや健康といったはるか先の目標を大切にするだろう。そのような人にとって、一五分後に食べる二個のマシュマロには、今すぐ食べる一個のマシュマロの二倍の価値があり、翌年の夏に今よりスマートになっていることには、今すぐぺストリーを一個食べるよりずっと大きな価値があるはずだ。一方、将来の自分を重視しない人は、今すぐ食べるマシュマロ一個には、一五分後に食べるマシュマロ二個より価値があると思うだろうし、今すぐペストリーを食べることには、翌年の夏に今よりスマートになっていることより価値があるとも思うだろう。

多くの研究が、将来の報酬の価値を大きく割り引く人は、肥満体になりやすいことを裏づけている。彼らはまた、違法ドラッグ、アルコール、タバコの依存症になりやすく、ギャンブルにもはまりやすく、クレジットカードで借金を抱える可能性も高い[18]。基本的に、それらはすべて、将来のことをあまり考えずに、目の前の報酬を追い求めた結果だ。

将来より今の満足を脳が選ぶ合理的な理由

遅延割引は、一見、不合理に思えるかもしれない。人はなぜ、ペストリーや、スロットマシンでもう一回遊ぶというような、目の前の取るに足らない報酬のために、将来の自分を犠牲にしようとするのか？　だが、進化の観点から見ると、何もおかしくないのだ。将来は不確かだ、というのが一つの単純な理由である。**人類は、三五歳まで生きられる確率が五〇パーセントという危険な環境で進化した。もし、来年生きているかどうかがわからないのであれば、来年起きるかもしれないことより、今起きていることを重んじるのは、当然と言えるだろう。**祖先が生きた環境では、将来の自分より今の自分を大切にする脳の方が、進化上、有益だったのだ。

しかし、現代の豊かな国々では、将来は、人類史上かつてないほど確実なものとなった。遠い過去に比べて、死亡率ははるかに低く、平均寿命ははるかに長い。また、豊かな国々では法的責任がしっかりしているので、多額の金を成長の遅い企業に出資しても危険はない。たとえ退職するまで、その金に触れることができないとしても、である。つまり現代では、将来の自分を現在の自分と同等に大切にすることには意義があるのだ――しかし、価値を計算して意欲を決定する脳の無意識の領域は、まだそれに追いついていない。ゆえに、将来の財政、健康、体重を気にかけていても、それらを損なう選択を容易に下してしまうのだ。このことは、わたしたちが食べ過ぎる理由を説明するのに、大いに役立つだろう。

将来を大事にするシンプルな方法

将来の自分を軽んじる生来の性向と戦うために、できることはあるだろうか? レオナルド・エプスタインのグループやその他のグループが行った研究は、それが可能であることを語る。エピソード的未来思考という方法によって、理性的な脳の働きを高めればよいのだ。

エピソード的未来思考と聞くとずいぶん複雑なように思えるが、単に、意思決定する前に将来の自分を想像するだけのことだ。ペストリーを食べるか食べないかというように、現在の自分と将来の自分が対立する意思決定をするときは、まず、自分の誕生日とか次の休暇など、未来の良いことを想像する。自分をその場面に置いて、楽しんでいるところを想像しよう。想像はリアルなほど良い。そうすることで、未来というような抽象的な概念を処理する前頭前野の領域が刺激され、意思決定の過程で、脳が未来を重視するようになる。これが遅延割引を縮小する。エプスタインが行った実験では、太り過ぎの女性の三分の一近くが、エピソード的未来思考によって食欲をそそる高カロリー食品の摂取を減らすことができた。この方法は太り過ぎの子どもにも効果がある。

Chapter 5の注釈

1 ハッザ族の少年は3歳くらいから弓術の練習を始め、5、6歳で弓の達人になる。弓術の腕前は30代半ばに頂点をきわめるが、生涯、高い水準を保つ。ハッザ族の平均的なドローウェイト(引き絞った弓にたくわえられる力)は約32キログラムで、人によっては約43キログラムにもなる。現代の平均的なリカーブボウとロングボウのドローウェイトは、14~27キログラムだ。

2 人間と特定の動物では、文化と知識の伝承が、遺伝子の伝承を補完する。

3 このOFTの基本前提から、人類学者たちは狩猟採集民の行動を説明する方程式をいくつか導き出した。その行動とは、多くの選択肢からどの食物源を利用するか、どれだけ多くの異なる食物源を同時に利用するか、食物が減って生活できなくなる以前に、どれだけ長く特定の場所にとどまっているか、といったことだ。

4 クン・サン族とハッザ族が葉物を食べるという報告があるが、葉物は彼らの食事の主要な要素ではない。

5 ヒルは言う。「もし、人間にとって重要なのがエネルギーだけなら、だれもがトウモロコシか小麦を育て、それが世界経済のすべてになるだろう。だが現実には、農民は植物を育て、それを餌に動物を育て、高タンパクの食物を生産している。実に非効率的だ。人間が動物を育てたり狩ったりしてエネルギーを浪費しているのは、肉には植物性の食物にはない重要な栄養素が含まれるからであって、エネルギーを得るためではないのだ」

6 彼らが痩せているのは体をよく動かすからだと考えたくなる。しかし(驚くべきことに)、ポンツァーが行った詳細な代謝研究は、身体の組成などを考慮すると、ハッザ族が24時間に消費するエネルギーは、デスクワークが多い平均的な西洋人より少ないことを示している。このことは、ハッザ族の人々がやせているのは摂取カロリーがわたしたちより少ないせいであって、ハッザランドを歩き回ってより多くのカロリーを燃焼しているからではないことを語る。

7 現在では、狩猟採集民は、本当は菜食主義者に近い「採集狩猟民」であり、菜食主義、あるいはそれに近いものが人間の本来の食生活だという考え方が流行っている。しかし、多くの証拠がそれを否定する。現代と過去の229の狩猟採集文化を対象とする広範な分析が行われたが、狩猟採集民の文化で菜食主義だったものは見つからず、文化間で大きな違いはあるものの、その大半において、動物性食物が主要な食料であることがわかった。狩猟採集民と直接関わる研究をしている人類学者で、わたしが直接会って話を聞いた全員がそれを認めた。

8 言うまでもなく、肥満は不妊の主要な原因なので、この論理には限界がある。

9 このことは考古学的証拠によって裏づけられている。成長期に何度か栄養不足だったことを示す証拠(ハリス線、エナメル質形成不全)が、狩猟採集民や農耕集団ではごく普通に見られるのだ。栄養不足は幼児の死の主な理由であり、それは栄養が足りないと免疫機能が落ち、致命的な病気にかかりやすくなるからだ。

10 少なくとも、ある選択肢がもたらす利益についての脳による評価を定量化する。言うまでもなく、現代の環境では、この価値計算機が非生産的な選択を導くこともある。

11 OFCに単独の「ブドウジュース・ニューロン」があるということではない。そこにはそれぞれの選択肢に同時に反応する多数のニューロンがある。

12 大脳皮質にある選択肢生成器の常で、これらの通信は線条体に到着し、大脳基底核から視床を通って前頭前野に送り返される。

13 例えば、どれだけ空腹かという情報が視床下部と脳幹から入り、食物の外見、匂い、味、触感に関する情報が感覚皮質と脳幹から入ってくる。

14 前頭側頭型認知症か脳卒中による場合が多い。第2章に出てきた、大脳基底核に損傷を受けたために「考えることができなかった人」にも保続が見られたことを、覚えているだろうか。OFCと大脳基底核は「ループ」構造を成して相互につながっているので、ループのどこに損傷を受けても同様の障害が起こり得る、というのがその理由だ。

15 プレッツェル、クッキー、硬貨など、異なる報酬を用いて、さまざまな方法で繰り返した。最も重要なルールは、子どもたちはすぐもらえる望ましくない報酬と、後からもらえる望ましい報酬から選ばされる、ということだ。

16 マシュマロ実験は、遅延割引だけを測定する実験ではない。なぜならそれは、誘惑に負けそうになる衝動を抑える意志の力も測定するからだ。そのような力を、専門的には、「衝動制御」と呼ぶ。衝動性の包括的概念の一要素だ。

17 スタンフォード大学のマシュマロ実験の解釈を批判して、子どもたちは二つのマシュマロをあげるという約束を研究者たちが守らないと思っただけかもしれない、と言った人もいる。それが結果に影響を与えた可能性はあるが、この研究の結果は、遅延割引に関するより詳しい研究とおおむね一致しており、マシュマロ実験の結果は、少なくともある程度は、遅延割引の個人差によると言えるだろう。

18 これらの研究のほとんどは横断研究で、依存症などの問題を抱えている人の遅延割引を調べた。将来の価値を大きく割り引く性質のせいで依存症になるのか、それとも、依存症のせいで将来の価値を大きく割り引くのだろうか。

どちらも真実かもしれないが、ジャネット・アウドレイン＝マクガバンとレオナルド・エプスタインらの研究では、将来の価値を大きく割り引く人は、禁煙をしても続きにくいことが明らかになった。それが示唆するのは、遅延割引は実際に依存症のリスクを高める、ということだ。

Chapter 6

ダイエット最大の敵は脳なのか

痩せた自分や健康より目の前の満足を優先する仕組み

五七歳のイライザ・モーザーは、ドイツのヴュルツブルクの病院に入院した。彼女はいくつもの厄介な症状を抱えていた。家族によると、この三年間で彼女は、頭痛、物忘れ、視力の低下に悩まされるようになり、子どもじみた行動もとるようになったそうだ。

奇妙なのは、同じ時期に、「異常なほどの肥満」になったことだ。

入院後も体調は悪化し続け、四週間後に彼女は亡くなった。おそらくは症状があまりに異常だったために、バーナード・モーアという教授が検死解剖を行った。彼のメモには、モーザーの「異常なサイズの腹部」に「異常なほど大量の脂肪沈着」があったと記されている。

図19 視床下部と脳下垂体

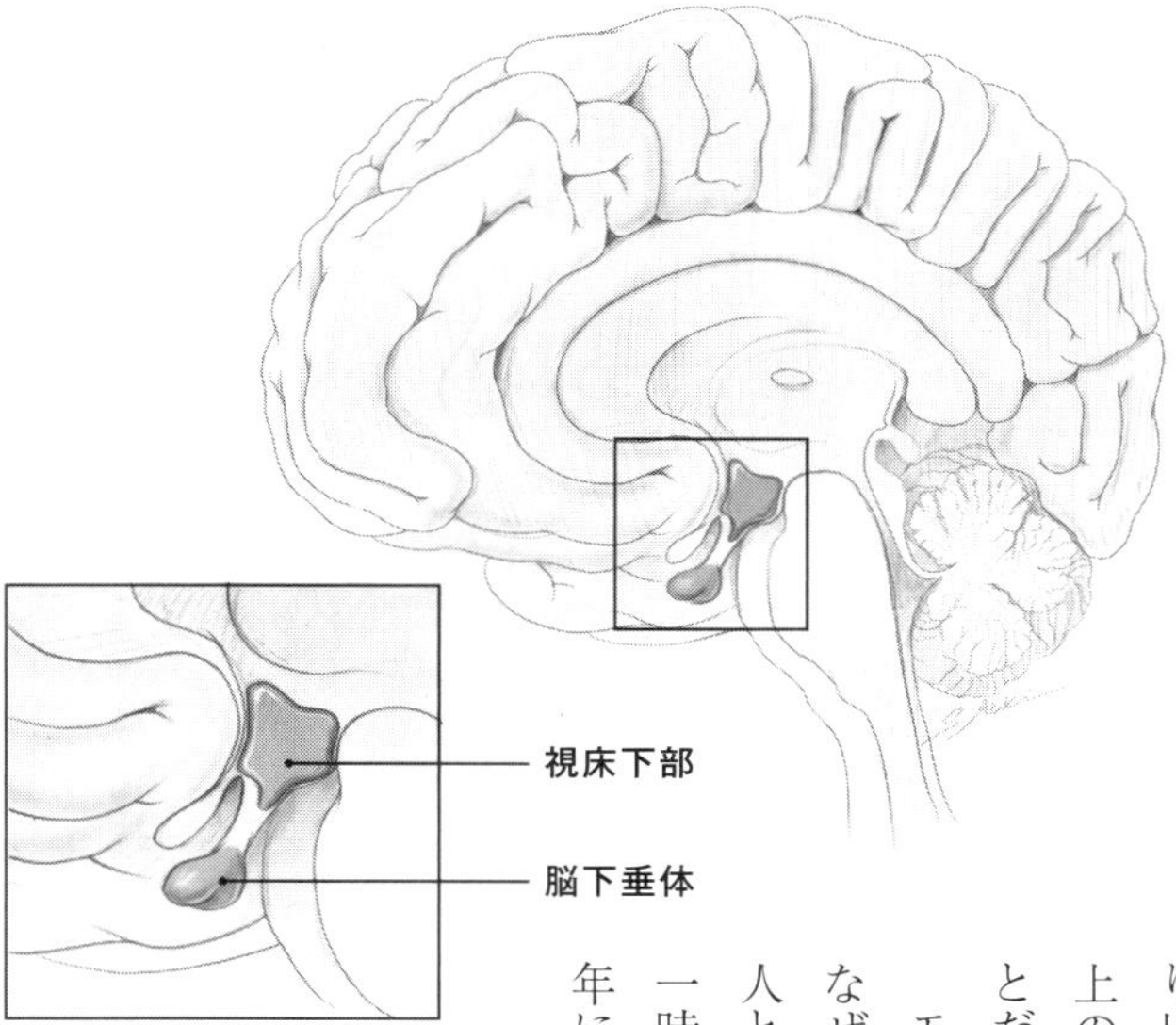

次にモーアは脳を調べた。頭蓋骨から脳を取り出し、底部を調べたところ、脳下垂体とすぐ上の海馬に腫瘍ができていた。一八三九年のことだった（図19参照）。

モーアは知らなかったはずだが、彼の発見は、なぜわたしたちは過食するか、なぜ太りやすい人とそうでない人がいるか、なぜ減量は大変で、一時しか続かないのか、という謎を巡っての長年に及ぶ研究の端緒となるものだった。

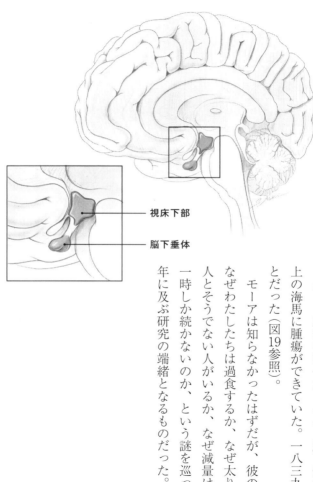

満腹中枢はどこにあるのか

二〇世紀初頭、他の研究者らがモーアの発見を再確認するようになった。一九〇二年には、オーストリア出身の米国の神経科医アルフレッド・フレーリッヒが、モーが記録したのと同じ部位の腫瘍に関連する、肥満と性ホルモンの機能障害を含む一連の症状を、一つの病気として定義した。以後それはフレーリッヒ症候群と呼ばれるようになった。

当初、研究者らは、フレーリッヒ症候群の肥満の原因は脳下垂体の損傷にある、と考えた。当時すでに、脳下垂体が成長と発達に重要な役割を果たすことがわかっていたからだ[1]。この見方はフレーリッヒの研究が発表されてから三〇年にわたって支配的だったが、実のところ、フレーリッヒの発見からほどなくして、この仮説の瑕疵が見つかった。一九〇四年にオーストリアの病理学者ヤーコプ・エルドハイムが、数人の肥満の患者は、海馬に腫瘍があるが、下垂体には損傷が見られないことを報告したのだ。その後、いくつかの研究グループが、イヌとラットを用いた実験で、下垂体ではなく海馬を損傷すると肥満になることを確認して答えは定まった。**フレーリッヒ症候群の肥満の原因は、下垂体ではなく海馬の損傷だったのだ。**

しかし、脳が体脂肪率をどのように調整しているかを探る科学の旅は、まだ始まったばかりだった。一九四〇年代に、アルバート・ヘザリントンとスティーヴン・ランソンが、肥満を神

図20、21 科学者は満腹中枢を必死に探した

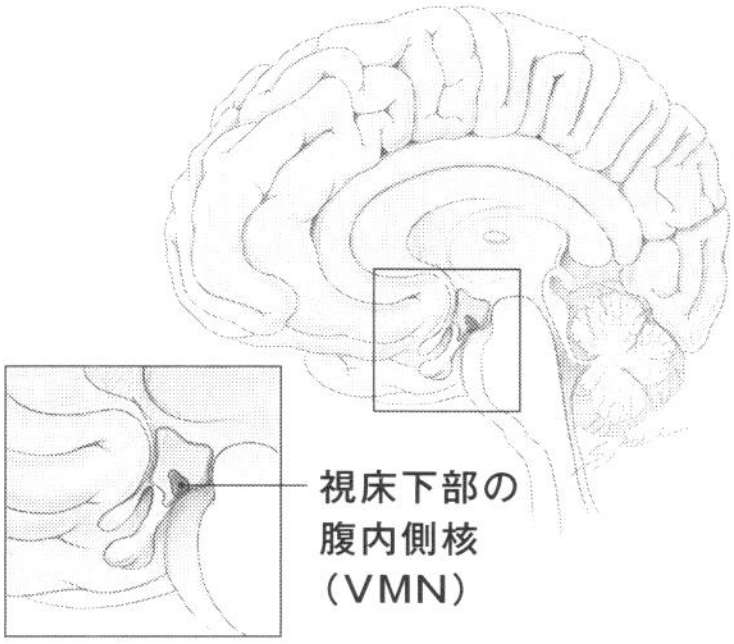

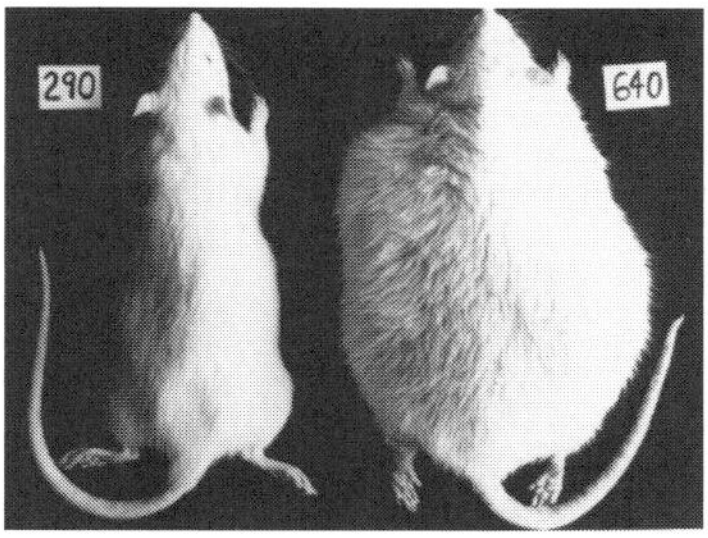

VMNを破壊したラット（右）と正常なラット（左）。数字はそれぞれの体重（単位はグラム）。P.Teitebaum,Proceedings of American Philosophical Society108(1964):464 より。アメリカ哲学協会の許可により掲載。

経科学的に解明しようとする一連の研究を、他に先駆けて行った。彼らがその研究で用いたのは、脳定位固定装置という革新的な装置で、英国の神経外科医が二〇世紀初頭に発明したものだ。定位固定装置は、頭蓋を固定して研究者（および神経外科医）がきわめて正確に脳外科手術を行い、また再現することを可能にするもので、それを発展させたものが現在も使われている。ヘザリントンとランソンはそれでラットの脳を調べて、肥満に関わる重要な部位は、海馬ではなく、視床下部腹内側核であることを発見した。

図21の右の写真で示したように、手術で視床下部腹内側核を破壊したラットは異常な肥満になり、中には体重が2ポンド（約900グラム）増えたものもいた[2]。生理学者ジョン・ブロベックは、イェール大学の医学生だった一九四〇年代初頭に、視床下部腹内側核を破壊されたラットの摂食行動を詳しく研究し、ラットは「極度な空腹状態にある」と説明した。手術後、ラッ

トは食べることを渇望するようになり、麻酔が切れる前から、がつがつと餌をむさぼった。通常、この過食は切れめなく数時間続き、その後も、一カ月にわたって、通常の量の二倍から三倍を食べ続けた。ブロベックは、過食と体重増加には相関関係があり、視床下部腹内側核を破壊されたラットでも、餌の量を通常通りにすると、大方は体重が増えないことを発見した。つまり、視床下部腹内側核を破壊されたラットが太るのは、主に餌を過剰に食べた結果なのだ[3]。研究者は視床下部腹内側核を満腹中枢と名づけた。そこを破壊されると動物は満腹を感じられなくなり、過食して急速に肥満するからだ。イライザ・モーザー、フレーリッヒの患者、それにヘザリントンとブロベックのラットが肥満したのは、満腹中枢が壊れたせいだったのだ[4]。しかし、満腹中枢の位置は特定できたものの、その機能の詳細はわからないままだった。

満腹因子の探求

ヘザリントンの先駆的な研究からわずか数年後の一九四九年、メイン州バー・ハーバにあるジャクソン研究所の研究者は、妊娠したように見える一匹のマウスのことを不思議に思っていた。なぜなら、一向に子を生もうとしないからだ。よく調べたところ、それはオスだった。さらに、そのマウスは偶発的な遺伝子の変異のせいで、肥満の系統にあることがわかった。「肥満マウス」と名づけられたそれは過剰に脂肪があり、食欲もきわめて旺盛だった（図22の写真参照）。また、体の大きさに似合わずエネルギー消費が低く、肥満した人に似た代謝異常が認められた。そして肥満マウスのゲノムは、そうした異常が単一の遺伝子[5]によって引き起こされていることを語っていた。研究者らはそれを「肥満遺伝子」と名づけた。

この研究を皮切りに、肥満の遺伝学的研究が加速した。一九六一年には、ロイス・ザッカーとセオドア・ザッカーが、肥満マウスによく似た肥満ラットの系統を特定した。その肥満を引き起こす遺伝子の遺伝パターンは、肥満遺伝子と同じで、この系統のラットの大半は、とてつもない食欲のせいで極度に肥満する。その姿は、九〇〇グラムを超すものもいる視床下部腹内側核損傷ラットによく似ている。この系統は、ザッカー肥満ラットと名づけられた。続く数十年で、げっ歯類の肥満をもたらす変異がいくつも特定され、糖尿病のマウスや、アグーチ遺伝子の異常のせいで太るマウスも発見された。しかし、肥満をもたらす変異は特定されても、その機能や相互の関連はわからないままだった。

一九五九年、肥満マウスが特定されてからちょうど一〇年後に、リーズ大学の生理学者ロメイン・ハーヴェイが、視床下部腹内側核損傷ラット、肥満マウス、ザッカー肥満ラットの肥満の原因を特定するための研究に着手した。彼が用いたのは、「並体結合」（パラビオーシス）というおぞましい外科技術だった。二個体を腹のところでつなげて、結合双生児のようにするのだ。[6]重要なポイントは、両者の血管をつないで血液を共有させ、一方が分泌したホルモンをもう一方にも影響させることだ。そうすれば、調べたい現象（この場合は肥満）にホルモンが絡

図22　肥満ホルモンの実験

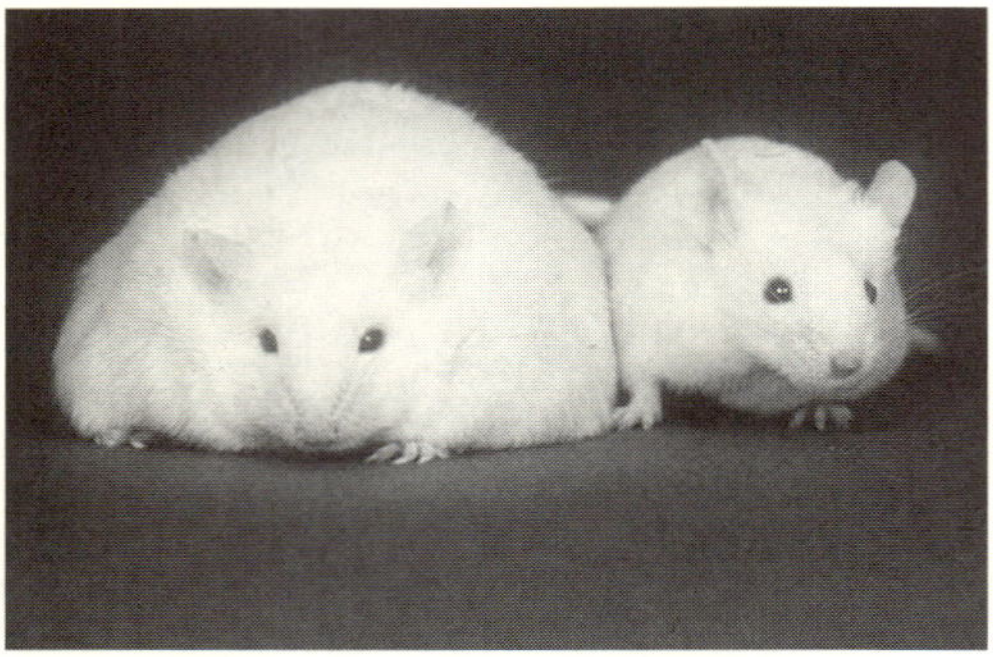

肥満のマウス（左）　正常なマウス（右）

んでいるかどうかがわかる。

視床下部腹内側核の損傷がもたらす肥満にホルモンが関与しているかどうかを調べるために、ハーヴェイは並体結合したラットの一方の視床下部腹内側核を破壊し、もう一方はそのままにした。結果は歴然たるものだった。予想通り、視床下部腹内側核を破壊されたラットは大食になって急速に肥満したが、思いがけないことに、視床下部腹内側核を破壊されなかったもう一方は、食欲をなくし、痩せこけて、多くは餓死した[7]。解剖してみると、視床下部腹内側核を破壊されたラットの体内は脂肪まみれだったが、破壊されていないラットに、視認できる脂肪は皆無だった。

この結果からハーヴェイは、視床下部腹内側核を破壊されたラットから無傷なラットに何らかの物質が流れ込み、それが食欲を抑え、脂肪

図23 脂肪の蓄積も脳の命令

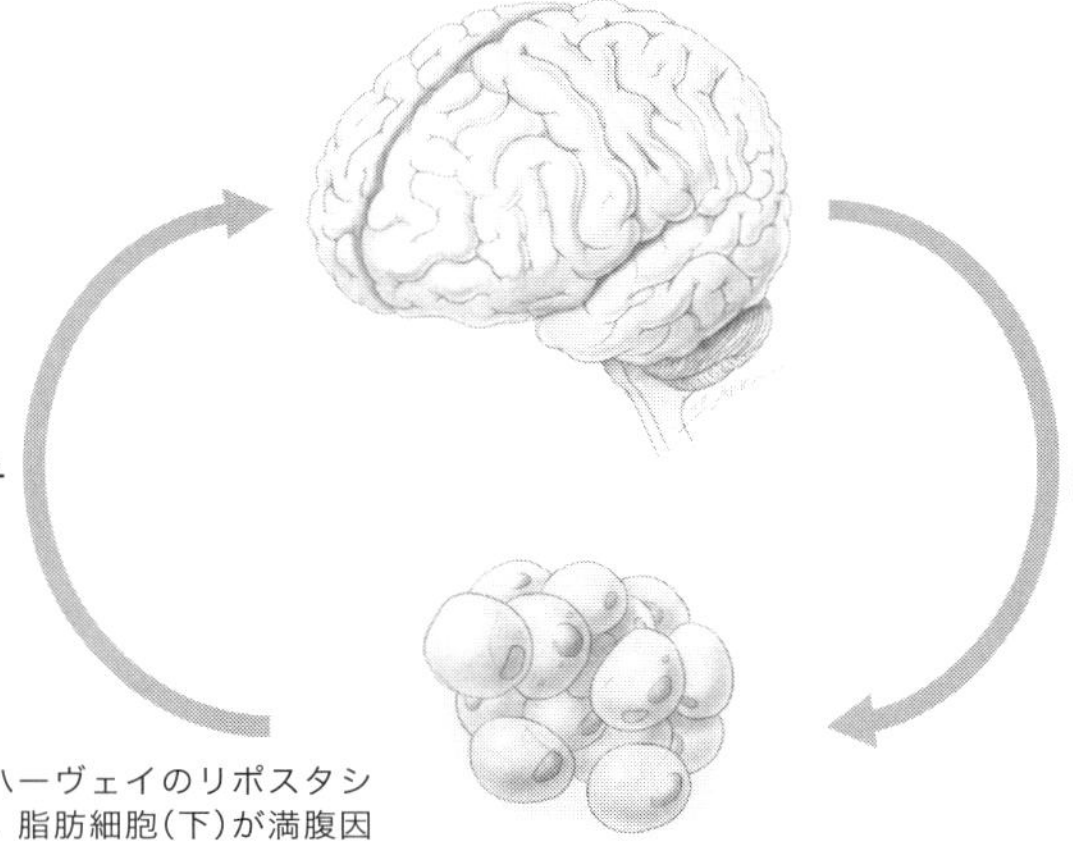

ロメイン・ハーヴェイのリポスタシスのモデル。脂肪細胞（下）が満腹因子を分泌し、それが脳（上）に働きかけて、食欲と脂肪蓄積を抑制する。

の蓄積を妨げたのだろうと推測した。そして、ゴードン・ケネディが立てた仮説に基づいてこう考えた——脂肪組織はホルモン様の満腹因子を分泌し、その因子は体脂肪が増えるほど多く分泌される。この満腹因子は、血流によって脳の満腹中枢に運ばれ、そこで食欲を抑制し、ひいては脂肪の蓄積を抑える（図23参照）。

つまり、体脂肪が増えると満腹因子が増え、食欲を抑制して脂肪の量を元のレベルまで戻そうとし、逆に体脂肪が減ると満腹因子は減り、食欲と、ひいては体脂肪の蓄積を促し、脂肪の量を元のレベルに戻そうとする、というのだ。満腹因子と視床下部腹内側核はこのようなフィードバックシステムを形成して脂肪の蓄積を調節しているとハーヴェイは推察し、このシステムを、ギリシャ語の「脂肪」と「定常性」から、「脂肪定常性（リポスタシス）」と名づけた。

結合させたラットの末路

並体結合したラット二匹のうち、一方の満腹中枢を破壊すると、そのラットの脳は満腹因子に反応しなくなり、ラットに飢えを感じさせ、大食へと駆りたて、肥満させた。この大量の体脂肪が満腹因子を分泌し、その血中濃度が高くなるが、肥満のラットはその増加に反応しない。一方、満腹中枢を破壊されていないラットの脳は、肥満した相棒から満腹因子が流れ込むと、そのシグナルを受け取る。そしてラットに食べるのをやめさせ、痩せ衰えさせ、徐々に餓死へと向かわせたのだ。

一九七〇年代初頭にジャクソン研究所でダグ・コールマンという研究者が、遺伝的に肥満するマウスの系統について調査を始めた。この系統は一九四九年に同研究所で特定されたものだ。コールマンは、視床下部腹内側核損傷ラットと同じように、この肥満マウスもリポスタシスに欠陥があるという仮説を立てた。そして、その肥満マウスを正常なマウスと並体結合した。その結果は、ハーヴェイが視床下部腹内側核損傷ラットを用いた実験で報告した結果とは対照的で、正常なマウスは食べ続け、体重は安定していた。しかし、肥満マウスの方は、著しい変化を遂げた。食欲が減退し、肥満が抑制され、肥満による代謝障害が改善したのだ。[8] この結果か

ていた。

コールマンはこう結論づけた――肥満マウスは、満腹因子をコードする肥満遺伝子が壊れているので満腹因子が分泌されず、ゆえに過食し、肥満する。しかし、正常なマウスと結合すると、そちらの満腹因子が体内を流れるようになり、食欲と体重と代謝が正常化する――。コールマンは一九七三年にこの研究結果を発表したが、肥満遺伝子の正体は依然として謎に包まれていた。

コールマンの発見は、その後の肥満研究にとって貴重な礎石になった。脳が食欲と体脂肪をどのように調整しているかを探る糸口を示したからだ。肥満マウスが肥満遺伝子を持っているのだとすれば、その位置をつき止め、それが生み出す満腹因子を特定し、その働きを知ることができれば、肥満の秘密を解明できるはずだ。

このようにハーヴェイとコールマンは、脳の損傷や遺伝子変異がリポスタシスを破壊し、摂食行動と脂肪蓄積に影響することを明かしたが、満腹因子が日々の摂食行動と脂肪蓄積に重要な役割を果たしているかどうかは、はっきりしないままだった。

そこでハーヴェイの門下生だったルース・B・ハリスは、一九八〇年代初頭にジョージア大学で、この知識の空白を埋める研究に着手した。ハリスとそのチームは、二匹の正常なラットを並体結合し、栄養管（フォアグラをとるためにガチョウを過食させる管に似ている）を使って、一方のラットだけ過食させた。満腹因子が正常な動物に作用するのであれば、過食させた方のラットは、脂肪が増えるにしたがって満腹因子をより多く生産するようになり、その影響で二匹とも餌を食べなくなり、体脂肪が減少する、とハリスらは予測した。

結果はその通りだった。さらなる実験により、過食させていない方のラットはほんの少し食事量が減っただけで体脂肪が落ちることがわかった。このことも、体脂肪（あるいはそれと関連する何か）が、食物摂取と脂肪蓄積を抑制する強力なホルモンを分泌することを示唆していた。このホルモンは、脳を損傷した動物や遺伝子の変異を持つ動物だけでなく、正常な動物においても、食欲と脂肪蓄積の抑制に重要な働きをしているらしい。

これらの研究は、徐々に驚くべき結論に収束した。それぞれの肥満モデルは別々に築かれたものだったが、視床下部腹内側核損傷と肥満マウスおよびザッカー肥満ラットの変異がもたらす過食は、同じ脂肪抑制システムに影響するようだ。肥満マウスは満腹因子を生産することができない。視床下部腹内側核を損傷したマウスやラット、およびザッカー肥満ラットは、満腹因子に反応できない。過食動物は満腹因子を過剰生産する。これら別個のモデルはすべて、ハーヴェイが一九五九年に仮説を立てた、リポスタシスという脂肪蓄積をコントロールするシステムの存在を裏づけているのだ。

こうして一つの結論が見えてきたが、ハリスらには、どのホルモンが関与しているかがわからなかった。当時知られていた疑わしいホルモンをすべて調べたが、いずれも該当しなかったのだ。[9] この満腹因子は、食欲と脂肪蓄積に関して明らかに中心的な働きをしているが、それが何なのか、誰にも見当がつかなかった。

誤解されていた肥満の原因

「わたしは小児科医です」とルディ・レイベルはニューヨーク訛りのハスキーな声で言った。「専門は小児内分泌学で、乳幼児や児童の肥満に興味があり、それをどうにかしたいと考えていました。そして、この仮説に惹かれました。そして、それが事実だということを知りました」

レイベルは現在、コロンビア大学の小児科教授として肥満を研究している。彼がまだ研修医だった一九六〇年代末、肥満研究は揺籃期にあり、わからないことばかりだったので、無責任な仮説があれこれ唱えられていた。肥満はしばしば、代謝スピードの遅さや、ホルモンの不可解なアンバランスのせいにされた。なお悪いのは、精神分析学的見地から、肥満が「脂肪蓄積の形で表出した神経症」と見られがちだったことだ。よくてもせいぜい、大食や意志の弱さがもたらすモラルの欠如、と見なされていた。

こうした見方に不満を抱く研究者が次第に増え、レイベルもそのひとりだった。マサチューセッツ総合病院での研修中、彼は過食して肥満しているマウスを見たが、それは神経症とか道徳心の欠如とは無縁だった。また彼は、（理由ははっきりしないものの）人間の体重が制御されていることを示す数々の証拠を知っていた。それらの証拠のいくつかは前世紀に遡り、最も古いものの一つは、ドイツ、ハンブルクの生理学者ルドルフ・ノイマンによるものだった。ノイマンは一八九五年から一八九七年まで自らの日々の摂取カロリーと体重をこつこつと記録し続けた。そうして三年が経過し、振り返ってみると、摂取カロリーは短期的に増減したが、意識的に努力しなくても、体重は驚くほど安定していた。

「人間の体重の維持、あるいはコントロールにはきわめて精巧なメカニズムが関わっているという考え方に触れたのは、おそらくそれが最初でした」とレイベルは回想する。

レイベルはまた、人間の体が、食事制限や過食がもたらす短期的で大幅な体重の増減に強く抵抗することを示す多くの研究に感銘を受けた。中でも最も初期の最も影響力の大きい研究の一つは、後にアメリカの栄養学を牽引することになるアンセル・キーズが、第二次世界大戦末期の数年間に行ったミネソタ飢餓実験だ。この実験の目的は、飢餓が心身に与える影響を調べることだった。三六人の若い男性（兵役免除とひきかえに被験者になった）を半年間、半飢餓状態においたところ、体重が当初のおよそ四分の三になった。この体重減少は驚くほどのことではなかったが、食事制限を解いた後の経過は、それより興味深かった。

元の体重に戻ろうとする調整機能

主に旺盛な食欲のせいで、彼らの体重と体脂肪率は急速にリバウンドした。そして体重が戻るにしたがって、食欲は正常化し、最終的に元の体重に近いところに落ち着いた。まるで強力な内部コントロールシステムが、食欲と脂肪蓄積を制御しているかのようだった。

このシステムは逆の方向にも作用するらしい。つまり、短期的な体重増加を押し戻そうとするのだ。肥満について研究するイーサン・シムズは一九六〇年代に、痩せ細った囚人たちにすさまじい過食をさせた。その結果、彼らの体重は、四カ月から六カ月の間に最大で二五パーセント増加した。この囚人たちは過剰に太ったわけではなかったが、過食期間に彼らの体は体重の増加に激しく抵抗した。増えた体重を維持するには、一日一万キロカロリーを摂取しなければならなかったのだ。平均的な成人男性が必要とするカロリーのおよそ四倍である。[10] 実験が終わると、彼らの大半は数週間にわたって食欲が大幅に落ち、多くは実験前の体重に戻った。これもやはり、内部のコントロールシステムが食欲と体重を調整していることを示唆していた。

またレイベルは、脳が食欲と脂肪蓄積にとって重要な役割を果たすことを示したフレーリッヒ、ヘザリントン、ランソン、ハーヴェイ、コールマンの研究についても知っていた。そして、ついに好奇心に負けて、一九七八年にニューヨーク市のロックフェラー大学に就職した。名高い肥満研究者ジュール・ハーシュの指導のもとで、例の捉えがたい満腹因子の正体を明かすためだ。ハーバード大学の准教授の地位と収入の半分を犠牲にしての決断だった。

それから数年にわたって彼は、満腹因子の候補と目される物質をすべて調べたが、成果は得られなかった。[11] 同じ頃、遺伝子研究の技術が進歩し、疾患を引き起こす変異を特定できる可能性が出てきた。とは言え、それは今日では容易になったが、当時の技術ではきわめて難しく、成功は期待できなかった。

レイベルは、肥満マウスに関するコールマンの発見を念頭において、こう語る。「わたしは、マウスのこうした遺伝子の一つを特定すべきだと思うようになりました」。

当時すでに、遺伝のパターンから、肥満マウスに欠けている満腹因子は単一の遺伝子にコードされていることがわかっていた。すなわち肥満遺伝子だ。肥満マウスの遺伝子の異常は、食欲と体重調整の謎を系統的に解明するための、分子レベルの入り口を提供した。

肥満遺伝子特定の舞台裏

レイベルはコンセプトと熱意を備えていたが、技術力に欠けていた。必要なのは、急速に進歩する分子生物学の技術に精通した人物だった[12]。その条件を満たしたのが、ロックフェラー大学の優秀で熱意あふれる准教授、ジェフ・フリードマンだ。

一九八六年にレイベルとフリードマンは、ゲノムにおける肥満遺伝子の位置とそのＤＮＡ配列を特定する研究に着手した。

それから八年間は厳しい道のりで、年間四〇〇〇匹以上のマウスと一〇〇人の人間を根気強く調査した。彼らの努力は肥満という研究分野を、より成熟した高度な学問分野へと成長させた。

しかし、肥満遺伝子の位置を絞り込むにつれて、フリードマンは、年上のレイベルが遺伝子発見の手柄を独り占めすることを恐れるようになった。そういうわけで、レイベルがプロジェクトを牽引していたにもかかわらず、フリードマンは、作業中はレイベルをラボに入らせないようにした。

一九九四年一二月一日、フリードマンはレイベルを出し抜いて、肥満遺伝子を特定したという論文を『ネイチャー』誌上で発表した。その論文において彼は、肥満遺伝子は、脂肪細胞から分泌され血液中を循環する小さなタンパク質ホルモンをコードしている、と報告した。そしてこのホルモンを、ギリシャ語で「痩せる」を意味する「レプトス」に因んで、レプチンと名づけた。その論文は未来を予見するような以下の言葉で、締めくくられた。

肥満遺伝子が特定されたことで、脂肪沈着と体重の調整プロセスを理解する扉が開かれた。今後は肥満の進行について、より完全な理解がもたらされるだろう。

こうして満腹因子の正体は明かされた。そして肥満は生物学的問題になろうとしていた。

しかし、レイベルと、このプロジェクトで重要な役割を果たした研究者のほとんどは、論文の著者から除外された。さらにフリードマンは、論文の発表前日にレプチンの特許を申請した。製薬会社間で激しい入札合戦が繰り広げられた末に、アムジェン社が二〇〇〇万ドルの頭金でその特許を手に入れた。究極の減量薬レプチンを開発するためだ[13]。

異常なまでの食欲

レプチンが特定されたことは、研究者と製薬産業の熱狂を引きおこした。レプチンの働きを理解し、減量薬としての可能性を探ろうとする競争が続いた。

その第一歩は、レプチンを精製し、げっ歯類に投与して、脂肪蓄積への影響を観察することだった。コールマンの発見を土台として、フリードマンと協力者は、レプチンの注入が肥満マウスの食欲を抑え、それらを痩せさせることを証明した。予想通りの結果だった。

レプチンは確かに、マウスを太らせる生理学的な穴を塞ぐのだ。最も興味を引いたのは（とりわけ製薬産業と大衆にとってだが）、**正常なマウスに大量のレプチンを注入すると、筋肉量は変わらないまま、体脂肪がほぼ完全に消えたことだ。**前世紀の後半にケネディ、ハーヴェイ、コールマンが予見した通り、**レプチンは脂肪組織が生成するホルモンで、脳内で食欲と肥満を制御しているのだ。**

もっとも、以上はげっ歯類についての話であって、人間にとってのレプチンの重要性は、はっきりしなかった。しかし、ケンブリッジ大学の臨床生化学と医学の教授スティーヴン・オーラヒリによるきわめて幸運な発見が、状況を変えた。一九九六年のことだ。オーラヒリは糖尿病と肥満をもたらす遺伝子について研究しており、無数の症例の中に、この病気のメカニズムを明かす遺伝子変異を持っていそうな「臨床的例外」を見つけようとしていた。

たった一つの遺伝子の欠陥が肥満を引き起こした

フリードマンのチームが論文を発表して間もない頃、オーラヒリはレプチンの変異を持つ人を探し、二人の候補者を見つけた。二人はインド系で、両親がいとこ同士という関係だった（近親交配では、同じ遺伝子座を珍しい変異二つが占める可能性が高くなり、したがって遺伝病になりやすい）。一人は、八歳までに体重が約八六キロになり、動くのに車椅子が必要だった。脂肪吸引をしても、横への成長を弱めることはできなかった。もう一人は、二歳までに体重が約二九キロになった。二人とも、ごく幼い頃から食物に異常に執着し、飽くことのない食欲を見せたそうだ。オーラヒリから見て、これはありふれた肥満でもなければ、心因性のものでもなかった。二人は深刻な生物学的欠陥を抱えていたのだ。

サダフ・ファルーキは、オーラヒリの研究室で臨床研究者として働きはじめてまだ一月もたっていなかった。最初にあてがわれた仕事は、その子どもたちのレプチンを見つけることだったった。しかし、見つからなかったので、実験のミスだろうと思って、もう一度チャレンジした。

それでも二人の体内からレプチンを検出することはできなかった。つまり、二人はレプチン欠乏症だったのだ。オーラヒリとファルーキは、最初の挑戦で、肥満マウスの人間版を発見したのである。

ファルーキとオーラヒリは最終的に、この子どもたちの異常な食欲と肥満は、グアニンヌクレオチドの欠陥（三二億個の遺伝子コードの中の一文字の異常）のせいでレプチン遺伝子が不活性化した結果であることを突きとめた。

「それは人間の一つの遺伝子の欠陥が肥満を引き起こすという、最初の証拠でした」とファルーキは語る。続けて、「しかしまた、レプチンの完全な欠乏が人間の肥満を引き起こすという最初の証拠でもあったのです」。

現在までに、ファルーキとオーラヒリは、ごくまれにしかいないレプチンが欠乏した人について詳しく研究してきた。「通常、彼らの出生時の体重は正常ですが、人生最初の数週間から数カ月で、異常な飢えを見せるようになります」。そして一歳になる頃にはすでに肥満している。二歳までに約二五キロから三〇キロになり、その後も肥満は加速する一方だ。正常な子供の体脂肪率は二五パーセントで、典型的な肥満の子供のそれは四〇パーセントだが、レプチンが欠乏した子どもの体脂肪率は、六〇パーセントにもなる。

ファルーキの説明によると、レプチンが欠乏した子どもが肥満する主な理由は、「食べることへのとてつもない衝動」で、その結果、異常なほど多くのカロリーを摂取することになる。[14]

加えて、彼らの脳の報酬領域は、高カロリー・高報酬の食品の写真に過剰な反応を示す。

レプチンが欠乏した子どもは、ほぼ常に空腹で、ほぼ常に食べたがる。食事の直後でもそれは同じだ。食欲があまりに強いので、食事療法を受けさせることはほぼ不可能だ。食物が制限されても、どうにかして食べる方法を見つけ出す。ゴミ箱を漁って、腐った残飯を食べたり、冷凍庫で見つけたフライ用の魚のスティックを凍ったままかじったりするのだ。飢餓ゆえの無謀な行動だ。

さらに、レプチンが欠乏した子供は、感情面でも認知面でも食物に執着する。「彼らは本当に食物が好きです」とファルーキは説明する。「だから食物を与えると、非常に喜びます。どんな食物でも良いのです」病院のカフェテリアのまずい料理でも、彼らは平気だ。しかし、目の前に食物がないと、それがほんの一時であっても我慢できない。闘争的になり、泣き叫び、食物を要求するのだ。

普通のティーンエイジャーと違って、レプチンが欠乏した子どもは映画やデートなどには興味がない。彼らは食物について、レシピについて、語りたがる。「すること、考えること、語ることのすべてが、食物と結びついています」とファルーキは言う。これはリポスタシスが食欲の調節よりはるかに多くのことに関わっていることを示している。

それは脳の深部に根づいており、感情や認知も含む脳の幅広い機能を乗っ取り、食物を探すように仕向けるのだ。

飢餓も同様の行動を引き起こす。ここでミネソタ飢餓実験を振り返ってみたい。ただし今回は、心理学的反応に目を向けよう。減量期間中、被験者らは食物に対して驚くほどの執着を見せた。逃れようのない痛いほどの空腹感に苛まれながら、彼らの会話、思考、想像、夢は、食物と食べることばかりが占めた。キーズはこうした現象を「半飢餓神経症」と名づけた。彼らはレシピや料理本に興味を抱き、なかには調理器具を集め始める者もいた。レプチン欠乏の思春期の子どもたちのように、次第に食物のことばかり考えるようになった。また、彼らは半飢餓のせいで、レプチンのレベルがきわめて低かった。[15]

　レプチン欠乏症と飢餓反応が驚くほどよく似ていることは、空腹感、食物への執着、脳の報酬領域の活性化、それに、これから検討する代謝率の低下といった、飢餓に対する脳の反応をもたらしているのが、レプチンレベルの低さであることを示唆していた。レプチン欠乏症の子どもの脳は、レプチンが分泌されないせいで体内にある脂肪を「見る」ことができず、極度な肥満であるにもかかわらず、強い飢餓反応を起こしているらしい。

　体脂肪がたっぷりありながら飢餓を感じるというこのパラドックスについては、ルディ・レイベルとジュール・ハーシュが詳しい。一九八四年に彼らは、肥満の人が減量によって飢餓反応を見せることを示す、先駆的な論文を発表した。被験者は二五人、平均体重は約一五〇キロだ。その研究では、厳格なカロリー制限によって平均体重が約一〇〇キロになるまで減量させた。五〇キロは大きな数字だが、減量期間が終わる頃、被験者らはまだ肥満気味だった。注目すべきは、減量した後、彼らの体が一日に燃焼したカロリーは、そのやや痩せた体が燃焼するはずのカロリーのわずか四分の三だったことだ。その上、彼らは大いにおなかをすかせていた。彼らはまだ太めなのだが、これ以上体重を落とさせないように、何かが代謝率を下げてカロリーを燃焼しにくくし、合わせて食欲を増進させたのだ。

レイベルとハーシュは職業人生の大半を費やして、この悩ましい謎を追跡した。その後の研究で、痩せた人も太った人も、減量すると減った体重を取り戻そうとする、強力な生物学的、心理学的反応が起きることがわかった。**脳は、体重を取り戻すために、交感神経系の活動と甲状腺ホルモンの分泌を抑える。その結果、代謝速度は遅くなる。そのせいで、人によっては、減量後に冷えや脱力感を感じる。また脳は、筋肉が通常より少ないカロリーで収縮できるようにして、身体活動で消費するカロリーを減らす。そして最も重要なこととして、脳は空腹感を強め、高カロリー高報酬の食物への反応を強化する**のだ。減量前にはアイスクリーム売り場をぶらついても平気だったのに、減量後はアイスクリームを買って食べたいという衝動に圧倒される。つまるところ、痩せた人でも太めの人でも肥満の人でも、かなりの減量をすると飢餓反応が起き、それは体重が戻るまで続くのだ。

自らの飢餓反応と戦ったことがない人には、以下のジェフ・フリードマンによる比喩が、理解の助けになるだろう。

この根源的な衝動を疑う人は、人は意識的に息を止めることはできるが、たちまち息をしたいという衝動に負けることを考えよう。減量後に感じる飢餓感は非常に強く、息をしたいという衝動ほどではないとしても、ノドが渇いた時の水を飲みたいという衝動より弱いわけではない。それが、肥満の人が大幅な減量をした後で立ち向かわなければならない衝動なのだ。

フリードマンの比喩は、減量したければ食べる量を減らして運動量を増やせばそれでいい、と考える人にとっては、重要な教訓になる。脳は自然選択の厳しい競争の炎の中で鋳造されただけに、減量をやすやすと受け入れようとはしない。「(飢餓反応は) 生存するためのものです」とレイベルは言う。「進化の面から考えると、人類が生き延びるうえで、飢餓反応は重要な役割を果たしてきたのです」

驚くべきことにレイベルとハーシュの研究では、被験者にレプチンを投与して、そのレベルを減量前の水準に戻すと、飢餓反応はほぼ完全に消えた。これが意味するのは、減量にともなうレプチンの減少が主なシグナルとなって、飢餓反応が起きているということだ。この強力な自己防衛メカニズムは、わたしたちを生かし繁殖させるために進化したにもかかわらず、飢餓よりも過剰な体脂肪が大きな脅威になっている現代の裕福な世界では、しばしば逆の効果をもたらしているようだ。

レイベル、ハーシュ、フリードマン、オーラヒリ、ファルーキらの発見は、食欲と肥満に関することの大方は、脳の無意識の領域によって調整される生物学的現象だという結論へとわたしたちを導く。彼らの研究は、科学的根拠に欠ける旧来の仮説を一蹴し、食物摂取と肥満は意識的かつ自発的な決定によるものではないという明晰な理解をもたらした。しかしレプチンの物語は、深い落胆ももたらした。

奇跡の痩せ薬にならなかったレプチン

オーラヒリとファルーキの研究対象となった二人の子どもの脳は、ゲノムのちょっとしたエラーがレプチン遺伝子を破壊したせいで、体が膨大な脂肪を蓄積していることを認識できず、やむことのない飢餓反応を引き起こした。いくら食べさせてもこの子どもたちは満足しなかった。それは彼らの脳が、自分は飢え死にしそうだと感じていたからだ。

二人にとって幸いなことに、オーラヒリとファルーキは、許可を得て二人に単離したレプチンを投与した。するとたちまち劇的な効果が現れた。レプチンを投与する前は、どれほど食べさせても満足しなかったのに、四日連続でレプチンを投与するうちに、彼らは食物を拒みはじめた。食物に対する執着は徐々におさまり、おいしそうな食物に対する脳の反応も正常化した。過剰な脂肪の大半は失われ、数年後、彼らは正常な子どもとほぼ同じ体型になり、同様の行動ができるようになった。

ここで重大な疑問が生じてくる。ではなぜ、誰も彼もレプチンで減量しようとしないのか？まず、通常の肥満の人（遺伝子の変異による肥満ではない人）は、もともと体内のレプチンが多いことが明らかになった。また、研究者らは、レプチンが製薬会社の望む奇跡の肥満治療薬にはなり得ないことを突き止めた。レプチンを投与すると確かに脂肪が減るが、そのような効果を得るには、通常の体内循環量の四〇倍という大量のレプチンを服用しなければならないのだ。等しく問題なのは、効果の個人差が大きいことで、およそ一三キロ以上も減量できた人もいれば、ほとんどか、まったく減量できなかった人もいた。げっ歯類における顕著な効果とは大違いだ。結局、この奇跡的な痩せ薬が市場に出回ることはなかった。[16]

そういうわけで学会と製薬業界は残念な結論を受け入れざるを得なかった。すなわち、レプチン・システムは、減量に対する防衛力は強いが、体重増加に対する防衛力は弱いのだ。「これまでも、そしてこれからも、わたしが確信しているのは」とレイベルは言う。「レプチンホルモンは過剰ではなく欠乏を検知するメカニズムだということです」。レプチンは過剰な体脂肪に反応するようには設計されていない。なぜなら、野生的な生活では、太り過ぎはほとんど問題でないからだ。今では多くの研究者がこう考えている――人間では、レプチンレベルが下がると強い飢餓反応が起きて、脂肪の増加につながる。しかし、レプチンレベルが高くなっても、脂肪減少につながるような強い反応は起きない。

しかし、イーサン・シムズ（および他の人々）の過食の研究が示すように、急速な脂肪の増加には何かが抵抗するらしい。レプチンは明らかに肥満の下限を守るが、その上限は未確認の要素によって守られており、その力は人によって異なるようだ。この点については、次章で検討しよう。ここでは、このレプチンによる脂肪調整システムがどのように働き、減量したい人、スマートでいたい人にとってそれがどんな意味を持っているかを掘り下げよう。

脂肪のサーモスタット

レプチン・システムは、家庭用サーモスタットと同じ原理で働く。サーモスタットは、室内の温度を計測し、あなたが設定した温度と比較する。そして温度が低ければ、加熱システムを稼働させ、温度が高ければ、エアコンを稼働させる。このフィードバックシステムが、室内温度の安定性、つまりホメオスタシスの維持に役立っている。[17]

体のホメオスタシスには、体温、血圧、血液pH、呼吸および脈拍数といった、いくつもの変数が関わっている。それらは生きていく上できわめて重要なので、調節されているのだ。

そして家庭のサーモスタットと同様に、脳は、皮膚温度と深部体温を計測し、必要に応じて体を温めたり冷やしたりして、体温を一定に保っている。

この働きには、たとえば、皮膚の血管を収縮して熱の放散を防いだり、逆に血管を広げて熱を放散させたり、褐色脂肪と呼ばれる発熱組織を活性化したり、あなたを震えさせて熱を発生させたり、セーターを着るようにしむけたり、日陰や冷水に向かわせたりといった、いくつもの生理学的、行動学的戦略が含まれる。この協働的戦略は非常に効果があり、ゆえにあなたは天候に関係なく、深部体温の変化を一度以内に抑えることができている。

体のサーモスタットの所在は、視床下部だ。視床下部は体中のセンサーから体温の情報を受け取り、生理学的反応と行動によって理想的な体温を維持している。また、視床下部と他の付随的な脳領域は、リポスタシスの指令センターとなって、食欲と体脂肪も調整している。すなわち、レプチンを含むシグナルによって体脂肪の量を知り、生理学的反応と行動によって、その量を維持しているのだ（図24参照）。レイベルとハーシュが減量研究で確認したように、人は減量すると、リポスタシスが一連の反応を引き起こして、エネルギーの摂取量を増やし、消費量を減らし、減った脂肪を回復しようとする。これは、ファルーキとオーラヒリがレプチン欠乏の子どもに確認した飢餓反応のより穏やかな形である。もっとも、このサーモスタットのたとえは完璧ではない。人間のリポスタシスは、体脂肪の増加を抑える働きが弱いのだ。家庭用サーモスタットにたとえれば、暖める能力は正常だが、冷却能力は壊れているようなものだ。おそらく皆さんもお気付きの通り、リポスタシスについての現代の理解は、ロメイン・ハーヴェイが一九五九年に示したモデルに似ている（図23参照）。

レイベルとハーシュの発見が示唆するのは、通常の肥満は、リポスタシスが壊れた状態ではなく、サーモスタットで言えば、設定値が高くなっただけなのだ。[18] 脂肪蓄積の設定値が高いと、

図24 リポスタシスの仕組み

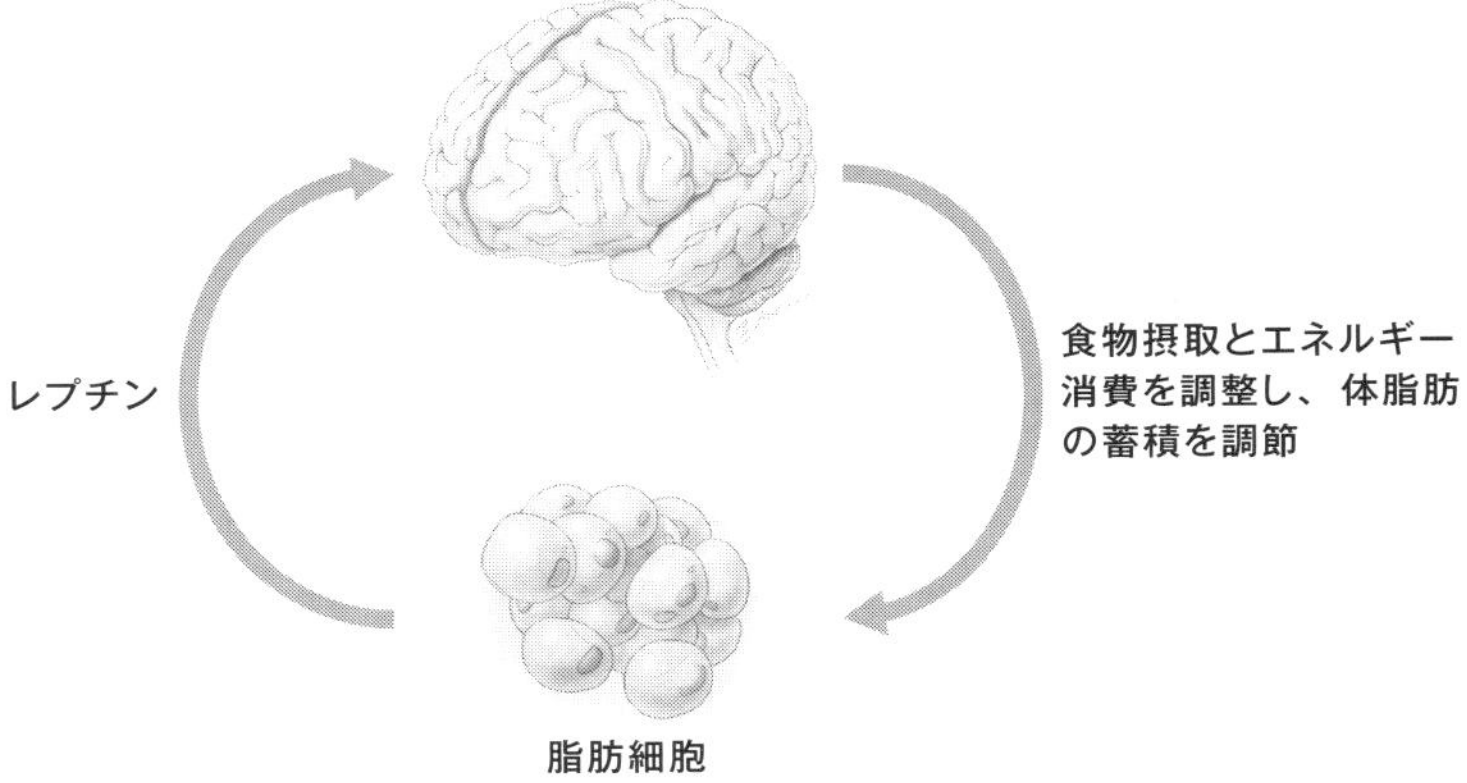

脳（上）が、レプチン等のシグナル（左）によって体脂肪量を計測し、さまざまな生理学的戦術と行動学的戦術によって、食物摂取とエネルギー消費を調整し、体脂肪の蓄積を調節する。人の場合、食物摂取の調節がその主な手段である。

飢餓反応が強くなり、脳はそれを抑えるためにより多くのレプチンを必要とする。そして長期的により多くのレプチンを得る唯一の方法は、より多くの脂肪をつけることだ。

つまり、肥満の人の脳は常に、体脂肪を増やそうとするのだ。研究者はこのような状態を「レプチン抵抗性」と呼ぶ。なぜなら、脳が血液中のレプチン量を正しく察知できなくなっているように見えるからだ。

わたしたちにとってこれは何を意味するだろう？　まず、人が肥満すると、それは自己充足的な状態になり、痩せた人が少ない食事で得るのと同等の満足を得るには、過食するしかなくなる、ということだ。**要するに、わたしたちが太ると、リポスタシスは、痩せて健康体になりたいと願うわたしたちを裏切って、過食を続けさせるのだ。**

もう一つ、それが意味するのは、**減量は、深部に組み込まれた衝動と戦わなければならないがゆえに難しい**、ということだ。長期的なダイエットの結果は、視床下部は、体脂肪を減らそうとする人の邪魔をするのが非常にうまいということを物語る。食事制限、低脂肪ダイエット、糖質制限ダイエットなど、人気あるダイエットを試みる人は皆、リバウンドに苦しめられる。

最もわかりやすい例は、NBCテレビのリアリティ番組『The Biggest Loser』に見ることができる。この人気の高い番組では、肥満の参加者が一定の期間に極端なダイエットと運動を行い、最も多くの体重を減らした人が、二五万ドルの賞金を獲得する。参加者の多くは、四五キロ以上も減量する。アリ・ヴィンセントもそうだった。彼女は二〇〇八年に五一キロの減量に成功し、五シーズン目の勝利を目前にしていた。しかし、五五キロにまで体重を落としていた彼女は、その後、落とした体重の大半を取り戻してしまった。彼女は視床下部との消耗戦に負けたことに苛立ちながら、「負け犬の気分よ」と嘆いた。

しかし彼女の経験は特別なものではない。スザンヌ・メンドンカは、番組の二シーズン目となる二〇〇五年に約四〇キロ減量したが、こんな皮肉を言った。「NBCは絶対に参加者の同窓会を開いたりしないわ。なぜなら、全員がまた太っているからよ」

視床下部は将来の外見や健康は気にしない組織

視床下部にとっては、来年の夏のあなたの水着姿はどうでもいいし、一〇年以内にあなたが糖尿病になるリスクが高かろうが低かろうが、知ったことではない。視床下部は、あなたのエネルギーのバランスシートを黒字に保つのが仕事であり、それをじつに真面目にこなしているのだ。

なぜなら、遠い祖先の時代には、生存し繁殖するためにそれが欠かせなかったからだ。視床下部が駆使するツールには、空腹感、食物報酬を高めること、代謝速度を遅らせることなどがあり、いずれもきわめて強力だ。視床下部は、意識的で合理的な脳との戦いに必ず勝つ。だからと言って、あらゆるダイエットに望みがないわけではないが、成功するには敵を理解し、尊重し、対処する必要があるのだ。ともあれ、朗報もある。**リポスタシスは、食事やライフスタイルを通じてわたしたちが出すサインに反応するので、それを利用すればよいのだ。**

リポスタシスに譲歩する

脳が肥満を調整しているとして、人はどのようにして痩せた状態から過体重あるいは肥満へと移行するのだろう？　このプロセスは逆転できるのだろうか？　心拍数、体温、肥満にはホメオスタシスが働き、体は変化に対抗して設定値を守ろうとするが、この設定値はずっと変わらないわけではない。たとえば体温の設定値は、感染症に反応して高くなる。つまり、わたしたちが発熱と呼ぶ現象だ。発熱は、脳が体温調節を放棄した結果ではなく、脳が感染症と戦うためにあえて体温の設定値を上げた結果なのだ。つまり、サーモスタットの設定温度を高くしたのである。同様に、リポスタシスの設定値も上がったり下がったりすることを、いくつかの証拠が示唆している。

レイベルとハーシュの減量研究は、これまで常識とされていたことに科学的根拠をもたらした。その常識とは、脂肪蓄積の設定値は人によって異なる、というものだ。痩せた人の場合、脂肪蓄積の設定値は元来低いが、リポスタシスはそれを守って、体脂肪がそれ以上減らないようにしている。これは進化的には筋が通っている。痩せた人は多くの脂肪を失う余裕がないからだ。しかし、筋が通らないのは、肥満症の人のリポスタシスが、脂肪蓄積の高い設定値を守ろうとすることだ。どういうわけか、視床下部は、痩せた体型より肥満体型をひいきすることに「決めた」らしい。肥満の人は、健康と生殖能力を守るのに必要な量をはるかに超える脂肪をため込んでいて、それどころか豊かな世界では、過剰な脂肪は不妊と若年死亡の主な原因なのだから、ますます筋が通らない。

わたしを含めて多くの研究者は、リポスタシスがこのように異常な行動をとるのは、なじみのない環境に置かれたからだと推測している。つまり**視床下部が人間の健康と生殖能力を守る上で想定しているのは、はるか昔の環境なのだ。現代の、精製されたカロリー豊富でおいしい食品にあふれ、体を動かす必要性が低く、人工的なものに囲まれた環境では、リポスタシスは正常に働かず、わたしたちの多くを過食と肥満に追いやっているのだ。**もっとも、中にはいくら食べても太らない人もいる。それについては次章で取りあげる。

設定値は人によって変わるだけではない。同じ人でも年月が経つとともに変わることがある。豊かな国々の人の多くは、歳をとるにつれて体重が増える。それは設定値が上がり、最適な体重の下限が次第に上がることを示唆している。この柔軟性は、アメリカのように一九世紀には大半の人が痩せていた国において、人々の遺伝子構造が大きく変わったわけでもないのに、ほんの数世代で危険なほど肥満が蔓延するようになった理由を説明する。わたしたちの体重は、遺伝子が決めているわけではない。体温の設定値が変わるように、脂肪蓄積の設定値は暮らしぶりに応じて変わるのだ。

ラトガース大学で肥満と糖尿病を研究するバリー・レヴィンは、二〇〇〇年に発表した論文で、ラットにおけるこの効果をはっきりと示した。レヴィンはさまざまな遺伝的系統のラットに、通常の餌（ラット用のドライフード）と高カロリーのおいしい餌のいずれかを与えた。おいしい餌を食べたラットには、太ったものと、太らなかったものがいた。レヴィンのチームは、太った方のラットを二グループに分け、どちらにもおいしい餌を与えながら、一方のグループだけ摂取カロリーを制限した。すると、そちらのグループは体重と体脂肪が減った。ここまでは皆さんの予想通りだろうが、続く彼らの発見には驚かされる。そのグループのカロリー制限をやめて、好きなだけおいしい餌を食べさせたところ、体重が急激に増え、おいしい餌を無制限に食べつづけていたラットと並ぶほどになったのだ。レヴィンの発見は、個々の動物にはそのリポスタシスが「望む」体重があり、それは遺伝と食事内容によって決まることを示唆している。

レヴィンのチームはさらに調査を進め、肥満しやすい系統のラットに三種類の餌を与えて、影響を調べた。第一グループには普通の餌、第二グループには、先の実験でも使った、おいしい餌。そして第三グループには、エンシュアというミルクセーキのようなおいしい飲み物を与えた。[19] 予想通り、おいしい餌かエンシュアをもらったラットは過食し、太っていった。実のところ、エンシュアを飲んだラットは一〇週間で体重が二倍にもなった。注目すべき結果だ。

次に、レヴィンのチームが餌を替えたところ、ラットの体重は著しく変化した。たとえば、エンシュアから通常の餌に切り替えると、食べる量は格段に減り、体重は急激に落ちて、最初からずっと通常の餌を食べていたラットの体重に近づいた。餌をエンシュアに戻すと、またむさぼるように食べはじめ、最初からずっとエンシュアを食べていたラットと同じ体重に近づいた。この結果も、食事は体重増加に影響するだけでなく、リポスタシスの設定値まで変えることを示唆している。レヴィンはこうした変化の主な原因は、餌のおいしさにある、と結論づけた。なぜなら、ラットは、チョコレート味のエンシュアを与えられると過食して太ったが、バニラ味やイチゴ味のエンシュアではそのような変化は見られなかったからだ。[20]

やはり美味は肥満に影響する

人間に関して、この影響はまだ完全には研究されていないが、ある研究の結果は、それが人間にもあてはまることを示唆する。第三章で取りあげた流動食の実験を思い出そう。あの研究では、肥満体の被験者が、ほとんど味のない流動食を機械からストローで飲むという方法によって、急速に体重を落とした。被験者は、満腹を感じるまでいくらでも飲んでよい、と指示されたが、摂取カロリーは自然に減っていった。それは彼らがあまり空腹を感じなかったからだ(もっとも、対照群として同じ食餌法を行なったスマートな被験者は、通常と同等のカロリーを摂取し、そうすることが特に難しくないことを示した)。肥満の被験者は急激に体重を落としたが、飢餓反応は起きなかった。この味のない食事の注目すべき点は、体重が減った状態を体が甘受するようになることだ。レヴィンの実験で通常の餌を食べたラットと同じく、食事がもたらす報酬が少ないと、リポスタシスの設定値は下がるらしい。

流動食実験が行われた五年後、カナダのラヴァル大学で生理学を研究するマイケル・カバナックが、流動食実験の結果を裏づけ拡大する研究の結果を発表した。カバナックのチームは被験者を二グループに分けた。そして、第一グループに三週間にわたって味のない流動食を無制限に食べさせたところ、彼らは自発的に摂取カロリーを減らし、平均して三キロ近く減量した。第二グループに対しては、普通の食事の量を制限する方法によって、同じく三週間で同じくらい体重を落とさせた。この第二グループには飢餓反応が見られたが、第一グループには飢餓反応はまったく見られなかった。

カバナックは、第一グループは、「自発的に摂取量を減らし、精神状態はずっと安定していた」のに対して、第二グループは「常に空腹と戦い、夜には食物の夢を見た」と報告した。カバナックは、食事のおいしさは人間のリポスタシスの設定値に影響する、と結論づけた。

粗食に徹するのが一番

高報酬の食物は、食べる量と脂肪の蓄積を増やし、一方、低報酬の食物は、逆の効果をもたらす。このことは体重管理の「秘策」を示唆する。ダイエット本に載ることはまれだが、その秘策とは、粗食に徹することだ。この方法がダイエット本に載らないのは、基本的に低報酬の食物は魅力がないからだ。ゆえに、それを食べるダイエットには魅力がなく、それを載せた本が飛ぶように売れるというようなこともない。わたしたちは、とてもおいしいものを食べながら減量できる、という話を聞きたがり、ダイエット産業は、おいしいダイエット食でわたしたちを魅了しようとする。真実を語ろう。減量の方法はいくつもあるが、他の条件が同じなら、食欲を抑えて効果的に脂肪を落とすには、おいしくないものを食べるのが一番なのだ。そして成功するこつは、すべてのダイエットと同じく、続けることだ。

なぜなら脂肪蓄積の設定値は、まずい食事を摂れば低くなるが、元の食習慣に戻ると、たちまち元の水準に戻るからだ。これが意味するのは、長期的に続けるための食事計画が必要になるということだ。先に説明した「味のない流動食」は、多くの人にとって長期的に続けられるものではないだろう。しかし、脂肪、糖分、塩分を含む高カロリーの高報酬食物を少々加えれば、継続は可能になる。

脳に話を戻せば、視床下部と腹側線条体などの報酬領域には、重要なつながりがあることはよくわかっている。その証拠に、おなかが空いていると、食物がもたらす報酬の度合いはとても高くなる。「空腹は最上の調味料だ」という古い格言は、まさにそれを語っているのだ。しかしその逆のつながり、すなわち、食欲と脂肪蓄積を決める脳領域に食物報酬が及ぼす影響については、あまりわかっていない。

それでも、いくつかの情報から、真実味のある結論を引き出すことができる。第一に、カロリー豊富な高報酬の食物は、過食と体重増加を促進する。これは単に、おいしいものは食べすぎるから、というだけでなく、おいしい食物が脂肪蓄積の設定値を上げるからでもあるのだ。おそらくこれが、動物も人間もジャンクフードを食べてばかりいるとたちまち肥満体になる理由の一つだ。第二に、低報酬の食物でのダイエットが成功しやすいのは、食物がおいしくないと、リポスタシスがやせることにそれほど抵抗しないからだ。これは、基本とする原理は千差万別でも、低脂肪食、低炭水化物食、パレオダイエット、完全菜食ダイエットといったダイエットが、ある程度、効果をもたらす理由のひとつかもしれない。いずれも主要な報酬要因を排除するので、脂肪蓄積の設定値がいくらか下がるのだ。

運動は本当にやせるのか？

ほかにもリポスタシスをなだめる方法はないだろうか？　研究者らは、頻繁に運動する人は長期的に見て太りにくいという事実に注目してきた。運動する人が太りにくい理由は、簡単に説明できそうだ。より多くのカロリーを燃焼し、エネルギーバランスがとれているからだ、と。しかし、この説明は部分的には正しいが、バリー・レヴィンの研究が示唆するように、話には続きがあるはずだ。レヴィンの研究では、ラットが太りやすい餌を食べていても、[21]運動をさせると体重の増加は抑えられた。しかし彼らのデータが語るのは、食事の条件が同じ場合、運動をするラットは運動しないラットより痩せているだけでなく、脂肪蓄積の設定値が低いということだ。これは、体をよく動かす人は過食しても太りにくいという、人間についての研究結果と一致する。運動すると、リポスタシスは低い設定値で満足できるようになるらしい。

しかし多くの人が、人間にとって運動は減量のツールとしてあまり役立たない、と指摘してきた。それを裏づけるデータは豊富にある。よく運動しなさいとアドバイスして被験者を家に戻しても、その大半はほとんど減量できないはずだ。一見、これはラットやマウスの研究結果とは著しく矛盾する。しかしわたしは次第に、この話には目に見えない部分があることに気づきはじめた。そうした研究ではたいてい、運動のアドバイスを与えるだけで、実践するための方法を教えようとせず、どのくらい運動したかを調べることさえしないのだ。

対照的に、被験者を研究用のジムに通わせ、管理のもとで運動させた研究（つまり確実に運動させる研究）だけを見ると、別の状況が見えてくる。これらの研究では、しばしばかなりの脂肪が落ちる。しかも、運動の強度をあげ、期間を長くするほど、効果が出る。

つまり研究者の多くは（一時はわたしもそうだったが）、運動の効果を誤解していたのだ。運動は実際に脂肪を減らすのである。

とは言え、証拠は、期待するほどには、はっきりしていない。リーズ大学の精神生物学教授ジョン・ブランデルは、運動によって誰もが同じの量の体脂肪を落とせるわけではないことを証明した。運動の効果が人によって違うという、それまでの研究結果に刺激され、ブランデルらは、運動をしない肥満体の男女三五人に、週五回の運動を一二週間続けさせた。運動の各セッションは五〇〇キロカロリーを燃焼するように設計されており、確実に実行させるために研究者が監督した。一二週間後、被験者は平均で四キロ以上、体重が落ちていた。

しかしこの平均値は、興味深い情報を隠している。体脂肪量の変化には、プラス九・五キロからマイナス二・七キロまでの幅があったのだ！　正確には、三五人のうち体重が増えたのは一人だけで、この実験期間中に、その人の人生に何が起きたのか、わたしたちは知らない。しかし、この事例が語るのは、激しい運動プログラムをこなしている最中でも体重が増えることはある、ということだ。他二名は、体重が〇・五キロ弱しか減らなかった。多大な努力をした割にはわずかな報酬だ。

運動すると、かえっておなかがすいて食べてしまう？

週に二五〇〇カロリーも余分に消費しながら体重が増えるというようなことが、なぜ起きるのだろう？　その答えもまた、第一章で出会ったエネルギー平衡方程式（体脂肪の変化＝摂取する食物のカロリー－消費カロリー）にあるはずだ。消費カロリーが増える状況で、脂肪を増やす唯一の方法は、より多くのカロリーを摂ることだ。ブランデルのチームはまさにそれを確認した。被験者の摂取カロリーを計測したところ、**期待されたほどには体重が減らなかった人は、うかつにも、運動に反応して摂取カロリーを増やしていたのだ。これは驚くようなことではない。わたしたちの多くも、スポーツやガーデニングの後で、「食欲が増進した」覚えがあるはずだ。**むしろ特筆すべきは、期待された通りの、あるいはそれ以上の減量に成功した人に起きたことだ。彼らは、運動をするようになってから、消費カロリーのみならず、摂取カロリーが減ったのだ。最終的に、被験者のほぼ半分は食事の量が増えたが、残り半分は増えなかった。

　おそらくこれは、レヴィンのラットでの研究が示唆するように、運動がリポスタシスに及ぼす効果を反映したものだ。**運動は体脂肪を減らすので、リポスタシスはそれに抵抗して食欲を高めようとする。その一方で運動は、太り過ぎの人の脂肪蓄積の設定値を低くし、食欲を減退させ、体脂肪を減らしやすくする。この拮抗する力のバランスは人によって異なり、それが、運動することで食欲が高まるか減退するかを決めている。ゆえに、運動は体脂肪を減らすが、その効果は人によって異なるのだ。**

　しばしば見落とされているもうひとつの要因は、体重の減少と体脂肪の減少との違いである。人が痩せようとするとき、目的は体重を減らすことではなく、体脂肪を減らすことだ。減量中でも、運動をすれば筋肉を維持できることがわかっている。体重計の数字がなかなか減らないのはじれったいが、運動がもたらす体型と健康の変化は、数字の変化よりありがたいはずだ。[22]

結局、証拠が物語るのは、高レベルの身体活動は、体脂肪の増加を防ぎ、その減少を加速し、体脂肪が減った状態の維持に役立つということだ。もちろんそうなるには実際に運動しなければならず、運動をしていても、体脂肪がどのくらい減るかはその埋め合わせをしようとする脳の働きによって異なる。

糖質制限ダイエットの効果は？

低炭水化物食は最も一般的なダイエット法の一つで、多くの研究が示唆するのは、それは奇跡的なダイエット法ではないとしても、従来の低脂肪ダイエットより効率がよいということだ。脂肪を摂ると太るので最善のダイエット法は脂肪を摂らないことだという、過去半世紀にわたって広く信じられていた説を覆そうとするのだから、これは実に重大な発見である。実際、多くの人が、**低炭水化物食は食欲や空腹感をやわらげるのに役立つ**と報告し、研究もそれを裏づけている。**低炭水化物食を続けると、厳しいカロリー制限をしなくても、摂取カロリーは格段に減る**のだ。

なぜだろう。皆さんもお気づきのように、この効果は脂肪蓄積の設定値が下がる時の状況によく似ている。低炭水化物食をする人の食事内容を詳しく調べると、食事に占めるタンパク質の割合が増えていることがわかる。このタンパク質の構成要素であるアミノ酸は、視床下部に直接働きかけて、リポスタシスに影響することがわかっている。直接証拠のほとんどはラットやマウスの研究によるものだが、多くの間接証拠が示唆するのは、**人間も、タンパク質を多く摂ると、脂肪蓄積の設定値が下がる**ということだ。

ワシントン大学の研究者スコット・ヴァイグルと同僚は、このタンパク質の効果を実験によってはっきりと示した。ヴァイグルのチームは一九人の被験者に、厳しい管理のもとで一二週間にわたって高タンパク質食（総カロリーの三〇パーセントがタンパク質）を摂らせ、日々の摂取カロリーを調べた。すると、摂取カロリーは平均で一日あたり四四一キロカロリー減り、体重は五キロ近く減った。この研究は減量が目的ではなく、食事量を減らすよう被験者に指示したわけでもなかったのだが。予想される通り、体重が減るにしたがってレプチンレベルは下がったが、飢餓反応が始まる兆しはなかった。この効果は、炭水化物を減らしたからではない。なぜならヴァイグルのチームがタンパク質を増やす代わりに減らしたのは、炭水化物ではなく脂肪だったからだ。

糖質制限は高タンパク食になるから効果が出る

この研究をさらに進めたのが、マーストリヒト大学の研究者クラース・ウェスターテルプとマルグリート・ウェスターテルプ＝プランテンハによる研究で、その結果は、高タンパク質食はダイエットの邪魔になる飢餓反応を弱める、という見方を裏付けた。彼らの研究は、高タンパク質ダイエットは他のダイエット法に比べて空腹をあまり感じず、また、ダイエットに伴うエネルギー消費の減少を防げることを示した。合わせて、**炭水化物を制限しても、タンパク質を増やさなければ、低炭水化物・高タンパク質ダイエットと同等の効果は得られないこともわかった。**[23] **つまり低炭水化物ダイエットが効くのは、炭水化物を減らすからではなく、むしろ炭水化物を減らすことで自然に高タンパク質の食品を多く食べるようになるからなのだ。**加えて、主要な食物報酬が減ることも影響するらしい。

バーナード・モーが一八三九年に発見したリポスタシスは、食物摂取と体脂肪を調節する無意識の重要なシステムで、しばしばわたしたちを過食に駆りたてる。それは、なぜダイエットが難しいかを語り、また、わたしたちが何を食べどのように生活するかによって、食欲とウエストラインが違ってくる理由を説明する。

ここまでリポスタシスの仕組みを学んできたが、まだ多くの謎が残っている。次章では、遺伝的要素がリポスタシスにどう影響するか、なぜ好きなだけ食べても太らない人がいるのか、脳幹を所在とする関連のあるシステムが一食の摂取カロリーにどう影響するかについて考察したい。

Chapter 6 注釈

1 成長ホルモンと生殖腺刺激ホルモンの分泌による。現在では、下垂体ホルモンの分泌は視床下部の指示によることがわかっている。

2 多くの脳領域と同じように、VMNは右脳と左脳に一つずつある。極度の肥満になるのは、両方が損傷した場合だ。

3 かつて、VMN損傷に続くインシュリンの急激な上昇によって肥満がひき起こされると予想されたが、ブルース・キングらのその後の調査により、VMN損傷ラットの肥満に、インシュリンは関与していないことが証明された。

4 現在では、視床下部の腫瘍が過剰な食物摂取と肥満を引き起こすことが広く知られており、その症状は、「視床下部肥満」という現代的な名前で呼ばれる。

5 劣性遺伝では、ある遺伝形質が発現するのに、対立遺伝子の両方に変異が必要とされる。

6 互いの免疫システムに拒絶されないために、動物は近い血縁の関係でなければならない。

7 読者はこんな疑問を抱くかもしれない。「経口摂取したカロリーが血流によって消化管から組織に運ばれるのであれば、大食で太る動物と循環システムが結びついている動物が、餓死したりするだろうか?」その答えは、並体結合の特徴にある。血液の循環は控えめで緩やかなので、半減期の長い強力な物質だけが、もう一方の動物にも影響をおよぼす。カロリー摂取に関して、二個体は事実上独立しているのだ。

8 血糖値とインシュリン量が改善した。

9 2012年のハリスによるレビュー論文には以下のことが書かれている。「既知のホルモンを満腹因子の候補として特定、あるいは除外するために、過食させたペアの痩せたラットと対照群のペアの、甲状腺ホルモン、インシュリン、コルチコステロン、成長ホルモン、遊離脂肪酸、ケトン体を比較したが、有意な差は認められなかった。他の研究により、満腹ホルモンのコレシストキニンと脂肪由来の分子グリセロールが候補から除外された。

10 この1万カロリーという数字については疑問の声が上がり、シムズ自身もその後の研究では慎重な見方をしている。しかし、この数字が正確かどうかはともかく、彼らが体重維持に必要な量をはるかに超えたカロリーを摂取していることに変わりはない。

11 脂肪酸、グリセロール、そしてこの二つの割合。

12 特に、クローニングと呼ばれる一連の技術。これは未知の位置にある未知の遺伝子のマッピングと配列決定を可能にする。

13 フリードマンは、Natureに掲載された論文の著作権とレプチンの特許のおかげで、大学（特許の所有者）から研究チームに分配された利益の大半を受けとったようだ。この論争については、エレン・ラペル・シェルの秀逸な書The Hungry Geneに詳細が書かれている。

14 エネルギー消費もやや低かったようだが、これは証明がむずかしい。

15 正確に言えば、当時、レプチンはまだ知られていなかったので、キーズはレプチンを計測したわけではない。だがその後の研究から、半飢餓状態と減量がレプチンレベルを大幅に下げることがわかった。

16 減量ドラッグとしては、市場に出なかった。現在、レプチンは、体脂肪とレプチンレベルが急落する珍しい病気、脂肪萎縮症にともなう代謝障害を治療する薬として、FDAの認可を受けている。

17 これは〝ネガティブ・フィードバック〟システムの一例だ。このシステムは、ある変数が設定値から離れると、それを設定値に戻そうとする力が働く。

18 脳が、いくつかのシステムが「合意した値」ではなく独立した設定値によって脂肪蓄積を調整しているかどうかについては、活発に議論されている。本書の目的にとってその区別は重要ではないが、その議論が現在進行中であることを述べておこう。

19 このエンシュアは十分な食事をとるのが困難だが十分な栄養を必要とする高齢者に与えるものと同じである。

20 念のため述べておくが、3種のエンシュアは栄養的には差がなく、香りが違うだけだ。

21 通常のラットの餌より脂肪と糖質が精製されている餌。

22 運動は、身体の組成を変えても変えなくても、健康を増進する。そのため、筋肉が増えない、あるいは脂肪が減らない場合でも、運動には意義がある。

23 これは、より厳密な低炭水化物食事療法である「ケトン療法」には当てはまらないかもしれない。ケトン療法は、極端に炭水化物を制限することで代謝を変える。これらの食事法が食欲を抑えるのは、摂取するタンパク質の増加とは関係がないことを示唆する証拠もある。

Chapter
6

ダイエット最大の敵は脳なのか
痩せた自分や健康より目の前の満足を優先する仕組み

Chapter 7

過食、肥満は脳の病気なのか？

脳の炎症が肥満を引き起こす

「研究を始めたのは一九八七年のことです」と、肥満の研究者マイク・シュワルツはワシントン大学での研修を回想する。

「わたしは、体脂肪の蓄積をコントロールする仕組みがあるという考えを教わりました」

シュワルツの研究は、肥満と糖尿病の研究者ダン・ポートとスティーヴ・ウッズが率いる非常に珍しい研究プログラムの一部であった。「わたしが取り組んだことは、当時の主流からは外れていました」とシュワルツは言う。

「誰もが、肥満は食べ過ぎが原因で、食事量を調節できればそんなことにはならないはずだと、単純に考えていました」

当時、科学者の中には、体脂肪の蓄積は何かに調節されていると考える人もいたが、ほとんどはその見方に否定的だった。シュワルツが研究を始めたとき、レイベルとフリードマンはまだレプチンを特定しておらず、リポスタシスについての知識もきわめて限られていた。シュワルツの目標は、脂肪蓄積が生物学的に調節されていることを確かめ、それを治療の標的にすることであった。この二つの目標を達成するには、その下敷きとなっている脳システムの理解が欠かせなかった。やがてシュワルツらの研究により、脳がどのように脂肪を調節しているか、肥満の人の脳ではリポスタシスが普通の人のそれとどう異なるか、なぜ一部の人は過食しやすく太りやすいのかが明らかになった。

シュワルツが研究を始める三年前に、サティア・カルラという研究者が、ニューロペプチドY（NPY）という小さなタンパク質をラットの脳に注入すると、ラットがすさまじい勢いで過食し始めることを発見した。この刺激的な発見に続いて、NPYが、満腹中枢として知られる視床下部腹内側核の一部である弓状核のニューロンによって生成されること、NPYは飢餓状態になると増えるので、おそらく空腹に関与していることがわかった。

この発見をもとにシュワルツとポートとウッズは、NPYは摂食と脂肪蓄積を調節する脳のシステムの一部だろうと推察した。

図25 食欲の源は視床下部の弓状核か

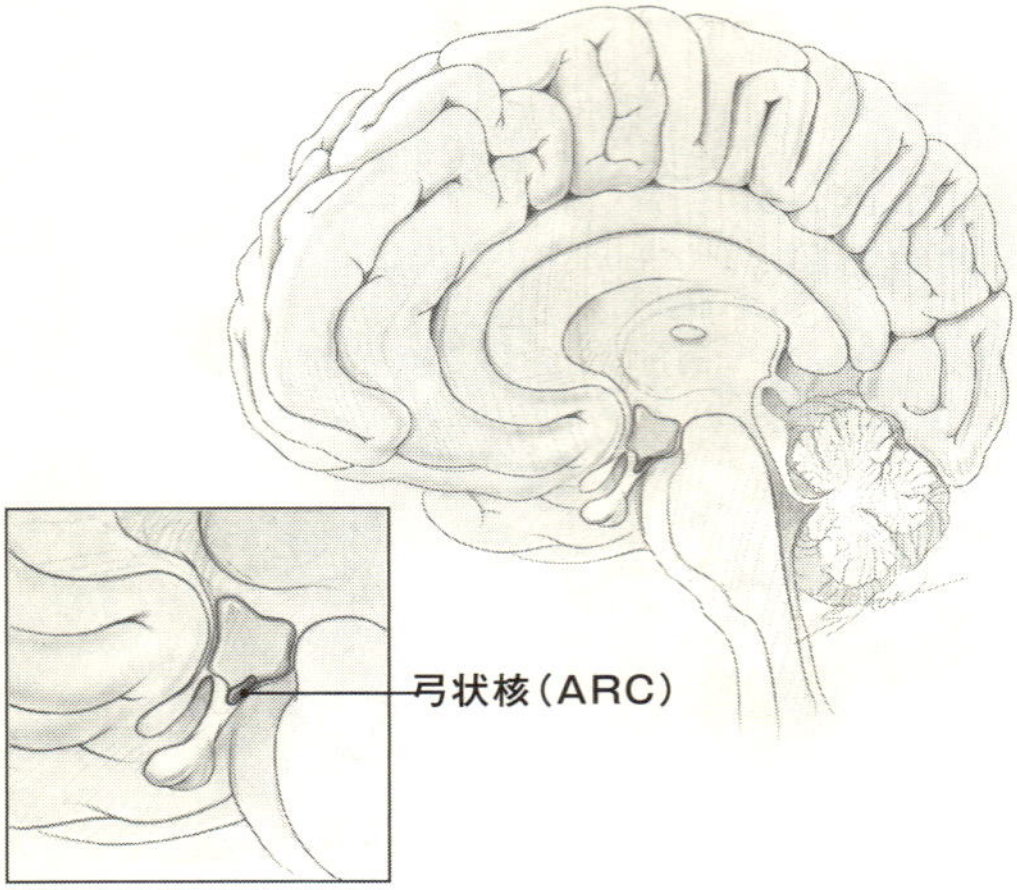

視床下部の弓状核

当時、シュワルツの研究は、インスリンに的を絞っていた。インスリンは血中の糖分と脂質の調節に重要な役割を果たすホルモンだ。[1] 血中のインスリン濃度は過食して体脂肪が増えると高くなり、減食して体脂肪が落ちると低くなる。この事実から、シュワルツは、脂肪蓄積を調整する脳回路において、インスリンはシグナルの役割を果たしているのだろう、と予測した。

それを確かめるために、彼のチームはインスリンをラットの脳に注入した。すると、視床下部におけるNPY生成が抑制され、食べる量が減った。食物摂取から循環ホルモンと脳の回路を経て食物摂取へと戻る生物学的な道筋のロードマップが描かれたのはこれが初めてだった。

「しかし、インスリンだけでは不十分だとわかっていました」とシュワルツは明かす。彼らはコールマンが肥満のマウスを並体結合した研究のことをよく知っていて、インスリンだけではコールマンが出した結果を説明できないことに気づいていた。他の何か、もっと重要な何かが、絡んでいるに違いなかった。

フリードマンのチームが肥満遺伝子の同定を発表したとき、シュワルツとポートとウッズは、レプチンこそが彼らの探していたミッシングリンクだと即座に理解した。「レプチンがインスリンに似た働きをすると考えるのが妥当だと思えました」とシュワルツは回想する。「その働きとは、食欲を増進するニューロンの抑制です」その後、四カ月間にわたって困難な研究を続け、顕微鏡で何千枚というスライドガラスを調べた結果、彼の言葉はもはや推測ではなくなった。予想通りレプチンは脳内のＮＰＹ濃度を下げ、食物摂取を抑制していたのだ。シュワルツの発見は、リポスタシスの働きを理解する第一歩になった。

シュワルツはその発見を論文にまとめて、世界で最も影響力のある科学誌、「サイエンス」誌に送った。「ちょうど准教授になったばかりでした」とシュワルツ。「わたしは無名で、これは大きな賭けでした」。一カ月後、「サイエンス」誌の編集者からの手紙が届いた。その文面を彼は忘れることができない。「他誌で発表されることになった論文が、あなたの調査結果の斬新さを大いに損なうものであることがわかりました」とあったのだ。製薬会社イーライリリーのマーク・ハイマン率いるチームに先手を打たれたのだ。

結局シュワルツは、自分たちの調査結果を、医学誌の「ダイエビーティーズ（糖尿病）」誌で発表した。すぐれた雑誌だが、「サイエンス」ほど有名ではなかった。この挫折が彼とそのチームを鍛えた。「わたしたちは燃え尽きていました。けれども目の前にはすべきことが山積しており、そのすべてが競争にさらされることがわかっていました。最終的にわたしたちはその競争の大半で勝利を収めましたが、それは、何が重要かということを知っていたからです」

それに続いて、シュワルツ、ポート、ウッズ、ウッズが指導するポスドクのランディ・シーリー、それにいくつかの競合するグループは、大量のデータを雪崩のように生み出した。シュワルツはNPY研究に続いて、視床下部（特に弓状核）にはレプチン受容体が多いことを示す論文を発表した。さらに注目すべきは、別のタンパク質であるメラノコルチンが、脳の中でNPYと逆の働きをするという証拠が増えてきたことだ。メラノコルチンをげっ歯類の脳に注入すると、食欲が大いに抑制された。[2] NPYと同じく、メラノコルチンは弓状核の特別なニューロンで生成される。そのニューロンは、メラノコルチンの前駆体であるPOMC（プロオピオメラノコルチン）タンパク質に因んでPOMCニューロンと名づけられた。シュワルツのグループは、このメラノコルチンのレベルも、レプチンによって（ただしNPYとは逆方向に）調整されていることを明らかにした。すなわちNPYとメラノコルチンは、レプチンが脳経由で食欲と脂肪蓄積を調節する時に利用する重要な物質なのだ。

これらの研究から、レプチンがリポスタシスをどのように調節しているかを論理的に説明することができる。レプチンは、食欲を促進するニューロンを抑制すると同時に、食欲を抑えるニューロンを活性化して、食欲を抑えているのだ。したがって、レプチン濃度が下がると、食欲を促すニューロンが活性化する一方で、食欲を抑えるニューロンが抑制されるため、食欲が大いに増す。この「プッシュ・プル」システムは非常に強力で、その働きを抑えるには、シグナルが通る経路の主要なノードを撹乱するしかない。

前章で見たラットの研究で、アルバート・ヘザリントンとスティーヴン・ランソンが満腹中枢である視床下部腹内側核を破壊したのは、まさに主要なノードを撹乱したのだった。視床下部腹内側核にはPOMCニューロンを刺激するニューロンがあるため、そこが破壊されるとPOMCニューロンは不活発になり、食欲を抑制しなくなる。

ヘザリントンとランソンが証明したように、それはラットの途方もない過食を引き起こし、ラットは驚くほど肥満した。しかし、脳を破壊しなくても、主要なノードを撹乱することはできる。レプチンを取り除くのも一つの方法で、すでに見たように結果は同じだ。

レプチンの機能についてのシュワルツの説明は年月の精査に耐え、NPYとPOMCニューロンは今も物語の中心である。もっとも、そのシステムについては、より多くのことがわかってきた。たとえば弓状核のNPYニューロンは、NPYだけでなく、食欲を高める物質を他に少なくとも二つ分泌する。[3]

すぐ下流の脳領域から分泌されるこの二つの物質の加勢を得て、NPYニューロンは知られている限り最も強力な、食欲の原動力になっている。強い空腹を感じさせる「空腹ニューロン」なるものがあるとすれば、NPYニューロンがそれだ。[4]

国立衛生研究所ジャネリア・リサーチキャンパスに所属する神経科学研究者スコット・スターンソンは、それを熟知している。彼のグループは他に先駆けて、行動が正常なマウスのNPYニューロンを刺激した。[5] NPYニューロンが活性化すると、マウスは食べる。それも大量に、である。わたしもこの実験をしてみたが、その結果には驚かされた。NPYニューロンを軽く刺激しただけで、マウスは周囲にある食物をがつがつと貪り始めた。一定の時間に食べる量は、通常の一〇倍にもなった。

さらにスターンソンの研究は、NPYはマウスを空腹感でイライラさせて食物を探させることを明らかにした。[6] 人間と同じく、マウスは空腹感が嫌いで、食べて飢えを解消すること（スターンソンの実験ではNPYニューロンをオフにすること）自体が報酬になる。これを第三章（Chapter3）で見たことと結びつければ、食べることは補強しあう二つの方法によってわたしたちを動機づけることがわかる。つまり、不快な空腹ニューロンをオフにする一方で、食物報酬のニューロンをオンにするのだ。

これまでも何度か登場したワシントン大学の研究者リチャード・パルマイターには奥の手がある。きわめて正確に、狙ったニューロンだけを破壊できるのだ。[7] 彼がこの手を使って、肥満マウスのNPYニューロンを破壊したところ、マウスの食欲は正常になり、体重は落ち、正常なマウスと見分けがつかなくなった。「主な症状はすっかり消えました」とパルマイターは語る。

図26　ニューロンの流れ

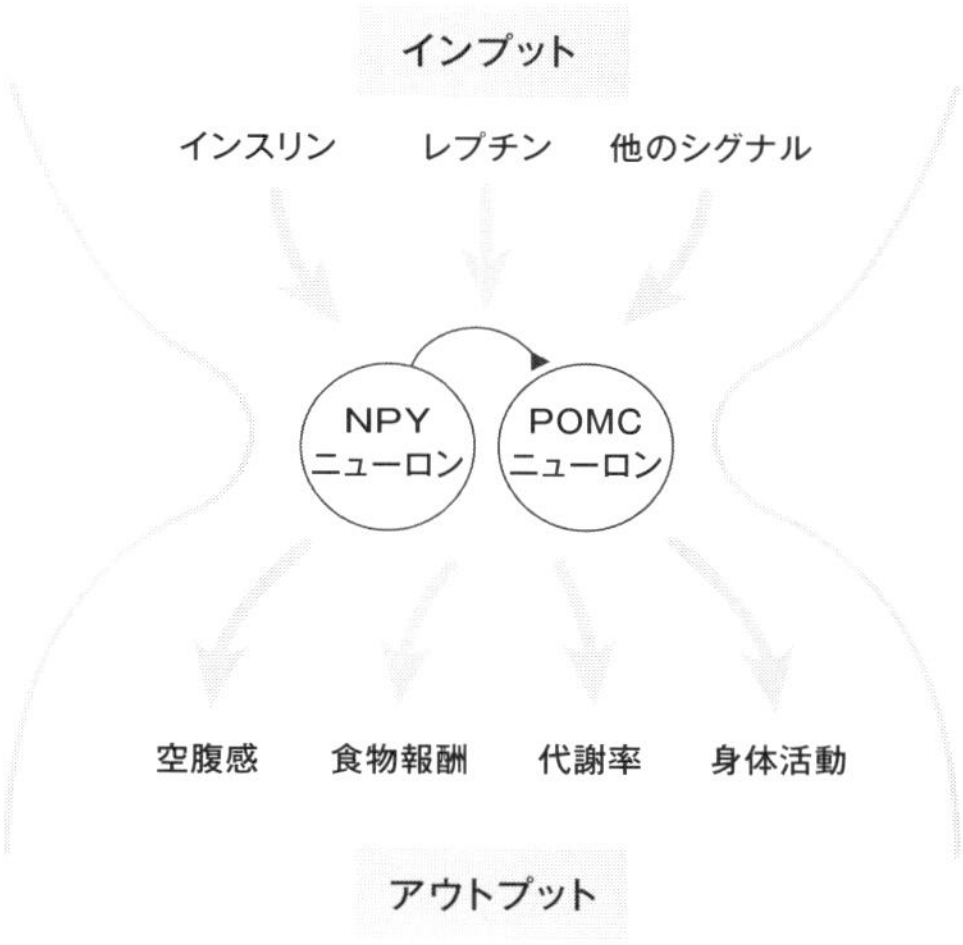

弓城核のニューロンによる脂肪蓄積の調節。上方は、NPYニューロンとPOMCニューロンへのインプット。下方は、NPYニューロンとPOMCニューロンからのアウトプット。NPYニューロンとPOMCニューロンは連絡をとり合っている。NPYニューロンは活性化するとPOMCニューロンの働きを抑え、満腹感を消す。

これが示唆するのは、肥満動物が過食し、とてつもなく太るのは、抑制するレプチンが周囲にないせいでＮＰＹニューロンが過剰に働いた結果だということだ。ＮＰＹニューロンを破壊すれば、レプチンがなくても動物は痩せるのだ。これにはもう一つ、さらに注目すべき意味がある。それは、空腹や食物への執着、および、ダイエット中の人や飢餓状態の人や先天的にレプチンがない人に見られる生理学的・心理学的影響の大半は、ピンの頭にのるほど小さなＮＰＹニューロン集団の過剰な働きに起因する、ということだ。

　食欲と脂肪蓄積を調整する脳のシステムに関しては、膨大な量の研究が報告されており、本書ではとても要約しきれない。このシステムに関与するホルモンとニューロンは、他にもたくさんあるのだ。しかし、リポスタシスの働きを理解するのに、それらの詳細をすべて理解する必要はない。リポスタシスは砂時計にたとえることができる。中央のくびれには、ＮＰＹニューロンとＰＯＭＣニューロンがある（図26参照）。上方には、体のエネルギー状態を脳に伝えるシグナルがある。レプチンとインスリンもそれに含まれる。これらのシグナルは、主に間接的なルートを通ってＮＰＹニューロンとＰＯＭＣニューロンに働きかける。

このシグナルを受けて、ＮＰＹニューロンとＰＯＭＣニューロンは、砂時計の下半分に指令を出す。それを受けて脳は、空腹感、食物報酬、代謝率、身体活動などを用いて、体のエネルギー状態を調節する。

今のところわかっているのは、ＮＰＹニューロンとＰＯＭＣニューロンは脂肪蓄積を調節するためのインプットとアウトプットをつなぐ重要な収束点だということだ。そういうわけで、それらは過剰なまでに科学者たちから注目されてきた。多くの研究者が、これらのニューロンのインプットとアウトプットの解読に挑戦し、大きな進歩を遂げつつある。

視床下部の炎症が起こすおそろしい影響

ブラジルのカンピナス大学で肥満の研究を進めるリチオ・ヴェローゾは、肥満の根底にある脳の変化の解明に取り組んでいる。二〇〇〇年代初頭に彼は、既存の知識に制約されない新たなアプローチを取ることにした。それはＲＮＡマイクロアレイという技術だ。ＲＮＡマイクロアレイを利用すると、どの遺伝子がオフになり、どの遺伝子がオンになるか、さらにはオンオフの度合いまでがわかる。そうやって遺伝子発現のパターンを調べることで、細胞内部の働きがわかり、その細胞が何をしているかをある程度まで知ることができる。

ヴェローゾが知りたいのは単純なことだった。それは、動物が肥満するときに視床下部の細胞は何をしているか、ということだ。彼はその答えを得るために、ＲＮＡマイクロアレイによって、痩せたラットと肥満したラットの視床下部における遺伝子の発現を比較した。データを分析したところ、驚くべき傾向が現われた。肥満マウスで発現が目立った遺伝子の多くは、免疫系と関係があり、特に炎症と呼ばれる免疫反応に関わっていたのだ。二〇〇五年の論文で彼はそれについて、納得できる結果だと述べている。以前の研究により、慢性の炎症がインスリン抵抗性（肝臓や筋肉などの組織が、グルコースを調整するホルモンであるインスリンに反応しにくくなること）と関係があることがわかっていた。そしてこのプロセスは、糖尿病のリスクの高まりとも関連づけられていた。したがって、視床下部の炎症がレプチンやインスリンへの抵抗性を引き起こし、脂肪蓄積の設定値を上げて肥満を招いている、と考えるのは、飛躍のしすぎではなかった。

この仮説をさらに調べるために、ヴェローゾのチームは肥満ラットの脳の、主要な炎症反応の経路を遮断した。[8] 視床下部の炎症が肥満を引き起こしているのであれば、この経路を遮断して炎症を抑えれば、食物摂取を抑え、体重を減らすことができる、と考えたからだ。結果は予想通りだった。このヴェローゾの発見以来、ほかの研究者も同様の研究を重ね、視床下部の炎症がレプチン・シグナルの伝達を阻害して、レプチン抵抗性と、ひいては体重増を引き起こしていることを確認した。[9]

しかし、肥満マウスの視床下部に見られる異常は、炎症だけではなかった。二〇一二年にわたしは、同僚のジョシュ・ターラーとマイク・シュワルツとともに論文を発表した。その研究では肥満が進行する間に視床下部で起きる細胞の変化をさらに詳しく調べた。[10]

特に注目したのは、脳内の二つのタイプの細胞、アストロサイト（星状細胞）とミクログリア（小膠《しょうこう》細胞）だ。ニューロンが情報処理の大半を担う細胞であるのに対して、アストロサイトとミクログリアは、ニューロンを守る役割を担っている。デリケートなニューロンを脅威から守り、治癒を助け、エネルギーを与え、後始末をするのだ。[11] 脳が傷つくと、アストロサイトとミクログリアは数を増やし、大きさも増して、脅威に対抗し、傷の治癒を助ける。「たとえばトラウマから脳卒中、神経変性の病気、それに一部の感染症にいたるまで、脳を傷つけるものはすべて、この反応を引き起こします」とターラーは言う。

アストロサイトは、周りの細胞を監視するために網状の薄いフィラメントを伸ばす。健康な脳では、アストロサイトは小さいので、それが伸ばすフィラメントは隣のアストロサイトのフィラメントと重ならない。しかし、損傷を受けた脳では、アストロサイトが増殖して大きくな

図27 アストロサイトとミクログリア

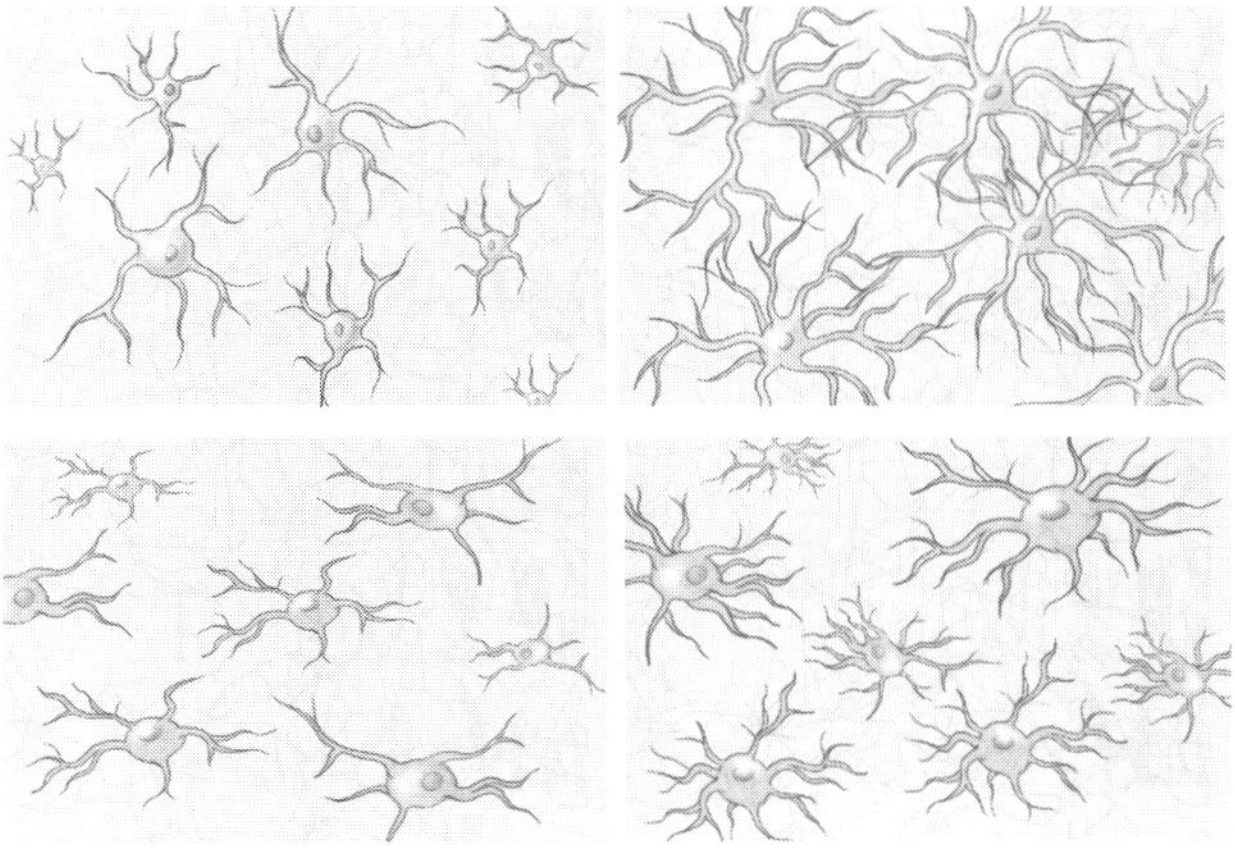

左は休眠状態、右は活性化した状態
上　アストロサイト　下　ミクログリア

るため、それらのフィラメントが隣のアストロサイトのものと重なりあう（図27参照）。ミクログリアも同様の変化を起こす。ミクログリアとアストロサイトの活性化は、脳の損傷の一般的なマーカーで、顕微鏡で見ることができるので、わたしたちは肥満ラットと肥満マウスの視床下部でそれを探すことにした。

そしてわたしたちはそれを確認した。肥満ラットと肥満マウスの視床下部のアストロサイトは大きくなり、フィラメントが絡みあって分厚いマットのようになっていた。ミクログリアも大きくなり、数が増えていた。どちらの変化も、NPYニューロンとPOMCニューロンがある部位、すなわち弓状核だけで起きており、他の部位では見られなかった。この発見が示唆するのは、肥満のげっ歯類では、食物摂取と脂肪蓄積を調節する脳領域に軽い損傷が起きている、ということだ。

それだけではない。ラットやマウスに太りやすい餌を与えると、まずこの損傷反応と炎症が発生し、それに続いて肥満が進行したため、脳の損傷が肥満を導いていると考えられるのだ。これはあなたがラットならかなり役立つ情報だが、人間にとってはどうだろう。

肥満した人の視床下部が損傷しているかどうかを確かめるために、わたしはワシントン大学で肥満を研究するエレン・シュールに協力を求めた。彼女はＭＲＩ（磁気共鳴画像法）に通じている。ＭＲＩを使えば、傷つけることなく生きた組織の構造を観察することができる。柔軟な組織を細かいところまで見られるＸ線写真のようなものだ。

医師がＭＲＩで診断するものの一つは、脳卒中や外傷がもたらした脳の傷跡だ。脳が傷つくと、アストロサイトが活性化してその治癒を助ける。その痕は、脳に傷跡として残り、ずいぶん後になってもＭＲＩで見つけることができる。皮膚を切ると、傷が再生する過程でできた瘢痕組織が傷跡になって残るようなものだ。

わたしたちは、**肥満した人の視床下部に、脳卒中のような変化が見つかるとは思っていなかったが、ラットやマウスの脳に見られたような、うっすらとした傷が見つかる可能性はあると考えていた。そしてまさにそれが見つかった。**シュールによる分析の結果は、視床下部に損傷らしきものが多く見られる人ほど、肥満になりやすいことを語っていた。さらに重要なのは、そのような損傷の兆候も、やはりＮＰＹニューロンとＰＯＭＣニューロンがある部位で見られたことだ。「この事実が導くゾッとするようなシナリオは、わたしたちの食べる物が、体重や食欲や血糖値の調整といくらかは生殖能力にも関わっている脳領域に、損傷を引き起こす可能性があるということです」とシュールは説明した。[12] 脳の腫瘍が肥満を引き起こしたように、脳の軽い損傷が、わたしたちのウエストを太くしている可能性があるのだ。

「脳の損傷」による肥満はマウスでは元に戻せた

ここで真偽の確認をしよう。これらの変化がどの程度、肥満に影響しているのかは、まだわかっていない。もしかすると肥満の原因ではなく結果なのかもしれないし、ただ消極的に関わっているだけかもしれないのだ。それを知るには、さらに多くの研究が必要とされる。しかし確実なのは、肥満の鍵を握るのは視床下部であること、そして、その視床下部の働きは、（少なくともいくらかは）体に悪い食物によって引き起こされるということだ。そうした食物に反応して、視床下部はストレス反応の経路をいくつも活性化するが、その一部がレプチン・シグナルを弱めて肥満を導いているのだろう。[13] これは、前章で取りあげた、食物報酬や高タンパク質食による脂肪蓄積の設定値の変動と並行して起きているようだ。

「脳の損傷」と聞くと、減量しようと思っていた人は、もはやその望みは絶たれたと思うかもしれないが、わたしたちの研究の結果は、そうした損傷が元に戻せることを示唆する。少なくともマウスにおいては。マウスの餌を、太りやすいものから健康的な粗食に戻すと、摂取カロリーを制限しなくても、マウスの過剰な脂肪は消え、アストロサイトとミクログリアは正常に戻った。長期間、肥満していたマウスでも、この変化は起きた。現時点では、人間についても同じことが言えるかどうかはわからないが、期待してもよさそうだ。

実験でラットやマウスを太らせるために与える餌の、一体何が肥満をもたらすのだろう？　また、それらはどのようにして視床下部を傷つけるのだろう？　そうした餌は多くの点で豊かな国の食品に似ている。精製された原材料からできていて、カロリーが高く、（げっ歯類の）嗜好を満たし、脂肪に富み、しばしば糖分も多い。シュワルツとわたしが研究で用いたのは青色の軽いペレットで、クッキー生地のようにねっとりしていた。[14] げっ歯類は、精製していない普通の低脂肪の餌より、こちらを非常に好み、制限しなければ、最初の一週間ほどはむさぼるように食べ続ける。

これまでに多くの研究者が、この餌が視床下部を変化させて肥満を導くメカニズムを解明しようとしてきた。そしてさまざまな証拠をもとに、多様な仮説を立てた。この餌は食物繊維が少ないので、腸の細菌叢《さいきんそう》に悪影響を及ぼし、炎症と肥満を導く、と考える研究者もいれば、原因は飽和脂肪酸にあり、オリーブオイルのような不飽和脂肪酸を使えば肥満しにくい、と主張する人もいる。さらに別の研究者は、太る原因は過食そのものにあり、過食することで血中と細胞内の脂質と糖分が増え、それらが視床下部に影響して、脂肪蓄積の設定値を引き上げるのではないか、と示唆する。本当のところはまだわかっていないが、精製された高カロリーのおいしい食物が、脂肪蓄積の設定値を引き上げて体脂肪を増やすのは確かで、それは人間を含むさまざまな動物に共通することなのだ。たとえば第一章で見た「カフェテリア食」のように太りやすい食品をバラエティ豊かに提供すると、その影響はとりわけ顕著だ。

わたし自身は、過食そのものに脂肪蓄積の設定点を上げる働きがあると考えている。言い換えれば、過食をくり返すと太るだけでなく、体が太った状態を「維持したがる」ようになるのだ。これは、総じて米国人は感謝祭から新年までの六週間の休暇シーズンに体重が増え、それが定着することで年々体重が増えていく、という事実と一致する。感謝祭のディナーは過食の象徴のようなもので、その後、クリスマスイブ、クリスマス当日、そして大晦日まで過食が繰り返される。この休暇シーズンに、心優しい家族や友人はわたしたちにクッキーやパイやさまざまな高カロリーのごちそうを振舞い、それらはわたしたちが食べ尽くすまで、キッチンに並んでいる。

休暇シーズンのごちそうは、その質と量の組み合わせゆえに、太りやすい人の脂肪蓄積の設定値を毎年少しずつ上げ、やがては膨大な量の脂肪を蓄えさせる。また、一年の他の期間も体重はゆるやかに増える傾向にあり、その間に過食すれば、体重はさらに増えるだろう。

どうしてこのようなことが起きるのだろう？　確かなことは言えないが研究者らは、過剰なレプチンがレプチン抵抗性を招くのではないかと考えている。

この働きを理解するには、もう一つの情報が必要になる。それは、レプチンの分泌量は、体脂肪の量だけでなく、摂取カロリーの短期的変化にも影響される、ということだ。そのため二、三日過食すると、体脂肪の量がほとんど変わらなくても、レプチンレベルはかなり高くなる可能性がある。そして、摂取カロリーが正常に戻ると、レプチンレベルも正常に戻る。

これがレプチン抵抗性を引き起こす仕組みを理解するには、大音量の音楽を聞くことを想像すればいい。最初は、とてつもなくうるさく感じられるが、次第に聴覚が損なわれ、音量が落ちたように感じられる。同様に、二、三日食べ過ぎると、レプチンレベルが急上昇し、脳のレプチンに反応する回路の感度が落ちるのだ。しかしルディ・レイベルのチームは、脂肪蓄積の設定点を上げるには高レベルのレプチンだけでは不十分で、視床下部はもう一つの「打撃」を必要とすることを証明した。このもう一つの打撃とは、わたしたち（と他のグループ）が肥満のげっ歯類と人間で確認した、脳の損傷だと思われる。

ここまで述べてきたことをおさらいしよう

わたしたちは大量の魅力的な高カロリーの食物に囲まれているから過食する。

食物の高い報酬価値は、永遠にではないとしても、脂肪蓄積の設定点を上げる。そしてこれがさらなる過食を促す。同時に、過食自体がレプチンレベルを急上昇させ、視床下部を傷つける（このメカニズムはまだわかっていないが、食物の量と質が関係しているらしい）。

これらの二つの打撃（高報酬の食物と過食）により、視床下部はレプチンへの感受性を失う。そうなると視床下部はより多くのレプチンを渇望し、そのためにより多くの脂肪を蓄積しようとして、飢餓反応を引き伸ばし、人を過食に駆りたてる。

その結果、脂肪蓄積の設定点は高止まりになるか、少なくとも下げるのが難しくなる。こうして体重の下限はじわじわと上がっていく。

誤解のないように言い添えれば、これは暫定的な仮説にすぎず、さらなる検証が必要とされる。肥満がどのように進み、維持されるかについて、わたしたちはまだ完全には理解できていないのだ。しかし、年々答えに近づきつつあるのは確かだ。

過食の効果的なコントロール

この研究の実際的な意味のひとつは、長年にわたって体重をコントロールしたい場合は、六週間の休暇シーズンに集中的に努力すると成果が大きいということだ。休暇シーズンの過食を避ける戦略を立てれば（たとえばクリスマスのお菓子を食べないようにするとか、伝統的なレシピを低カロリーにアレンジするといったこと）、多くの人が人生において経験する脂肪の容赦ない増加を抑制することができるだろう。

はらぺこな脳

午後の四時だったが、わたしは朝食を摂って以来、何も食べていなかった。その上、自転車を一時間こいでシアトルのワシントン大学にやってきた。そうしてヘルスサイエンス棟の迷路のような地下で、ＭＲＩに入ってジャンクフードの画像を見ていると、きわめてシュールな体験だと思わずにいられなかった。わたしはＭＲＩ装置の寝台に横たわり、頭を巨大な白いドーナツ型の機械に突っ込んでいる。頭を保護するために、空気で膨らました帽子をかぶり、機械の騒音から耳を守るために、耳栓をはめている。

ＭＲＩは主に脳の構造上の特徴（病変など）を調べるためのものだが、脳の機能を計測することもできる。[15] その技術は機能的ＭＲＩ（ｆＭＲＩ）と呼ばれる。わたしの同僚のエレン・シューールと彼女のチームは、ｆＭＲＩを使って、空腹と満腹を決定する脳領域（および、食事量への影響）について理解しようとしている。

わたしが参加したこの実験では、被験者は次の三つのカテゴリーに分類される画像を見る。（1）菓子パンやピザ、フライドポテトなどの高カロリーでおいしい食品、（2）イチゴ、セロリ、リンゴなど、低カロリーの健康的な食品、（3）靴や車など、食物以外のもの。

わたしが画像を見ている間、MRI装置は、冷蔵庫に貼る磁石の六〇〇倍も強い磁力で、脳の活動を計測する。三つのカテゴリーの画像に対する脳の反応を比較することで、それぞれによってどの部分が活性化したかがわかる。

翌週、わたしはシュールのオフィスを訪れ、自分の画像を詳しく調べた。シュールとリサーチサイエンティストのスーザン・メルホーンが、コンピュータの画面にわたしの脳画像を映した。まず高カロリーの食品への反応と、食物以外のものへの反応を見比べた。そうすることで、特に高カロリーの食品を見た時に起きる変化を見つけることができる。

「典型的な反応です」とシュールは言う。彼女は画像の腹側被蓋野（VTA）を指差した。第二章、第三章を思い出していただきたい。VTAは、ドーパミンを腹側の線条体に送る脳領域で、VTAと腹側線条体はどちらも動機と強化の中心となる部位だ。「VTAが光った！」と、思わずわたしは叫んだ。VTAのある場所が鮮やかに輝き、脳のドーパミン・システムが高カロリーの食品の画像によって大いに興奮していることを示している。図28の左上に、モノクロ版の画像を掲載した。次に、腹側線条体へと進む。この部位は、VTAからの刺激を受けて、やはり活性化するはずだ。図28の右上の画像がそれだが、輝く部分はさらに大きい。「大きい

図28 高カロリー食品に反応する脳（MRI画像）

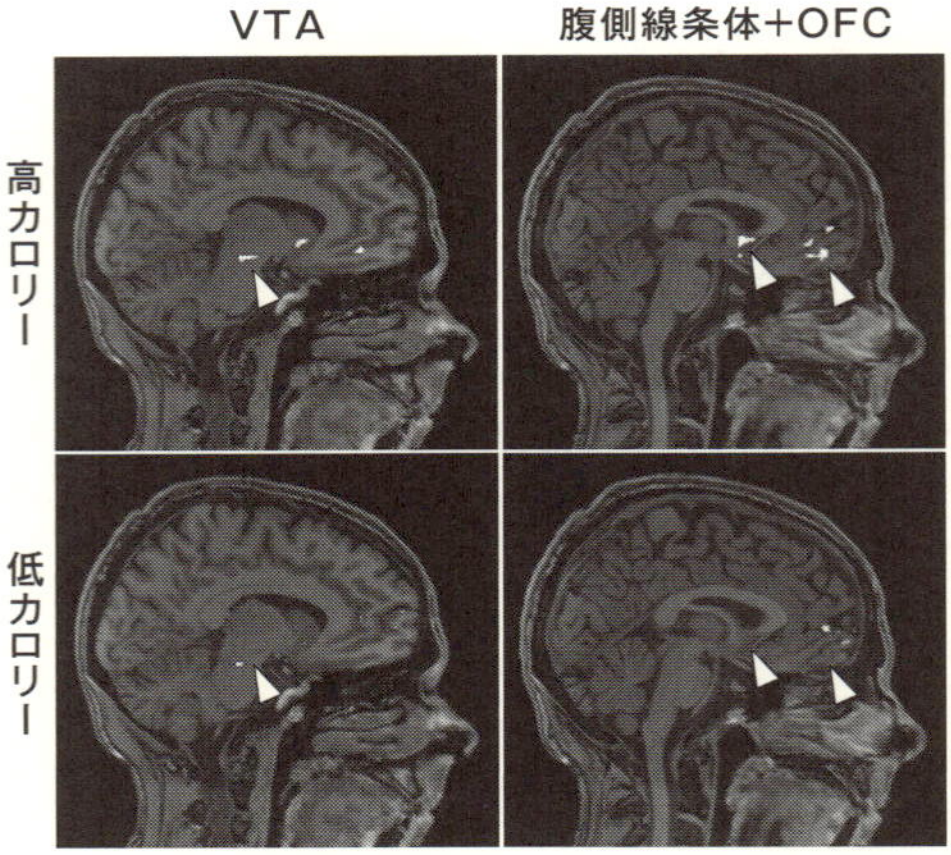

著者の脳の静止画像と重ねた、高カロリー食品と低カロリー食品の画像に対する脳の反応。白い部分は活性化を示す。左側の画像の矢印はVTA【腹側被蓋野】、右側の画像の矢印は左から腹側線条体とOFC【眼窩前頭皮質】を指している。高カロリーの食品の画像を見た時に、より広い範囲が活性化することに注目。すべてのパネルは、食品の画像と非食品の画像に対する脳の反応の強弱を示す。無関係な脳領域の反応は、関係する領域を目立たせるために隠した。エレン・A・シュール、スーザン・J・メルホーン、メアリー・K・アスクラン、ワシントン大学Diagnostic Imaging Sciences Centerに謝意を表する。

わ！」とシュールが言った。

「これほど強い反応は見たことがありません」とメルホーンが言い添えた。

彼女らによると、わたしの場合、昼食を抜いた上に、メディカルセンターまで自転車をこいだせいで、典型的な被験者よりはるかにエネルギーが不足していて、脳は食物に対して強い意欲を示したそうだ。

わたしたちが調べる次の領域は、ＯＦＣ（眼窩前頭皮質）だ。意思決定プロセスにおいて経済的価値が計算される場所である。ここにも、色鮮やかな光が認められる（図28の右上画像）。シュールがその意味を説明する。「ここが光るのは、意思決定をしているからです。そして、この先、あなたはその食物を手に入れるための計画を練ることになります」

シュールが調べる第四の領域は島皮質だ。味の情報を処理する部位である。ここもまた色鮮やかな光に覆われている。不思議に思えた。と言うのも、その時のわたしはその食物を味わっていなかったからだ。しかしシュールによると、運動を想像すると運動皮質が興奮するように、島皮質はしばしば食物を見るだけで活性化するそうだ。「運動を想像する時には、運動をする時に使うニューロンのいくつかを使います。それと一緒です」と彼女は説明する。明らかに、わたしの脳は食べるという運動を体験していた。ピザをほおばるという至福の瞬間のリハーサルをしていたのだ（しかし、島皮質にとっては残念なことに、それは実現しなかった）。

診断ははっきりしていた。腹をすかせたわたしの脳は食物を求めていたのだ。それも大いに、である。しかも、この脳は低カロリーの食品では満足できなかった。なぜなら、果物や野菜の画像を見ていた時には、脳はほとんど活性化しなかったからだ（図28下段参照）。「空腹時の体は、健康的な食物を求めません」とシュールは説明する。**強力で本能的な脳領域は、手早く簡単に食べられる高カロリーの食物にわたしたちを引き寄せる。**「それこそが、戦うべき敵なのです」

わたしのｆＭＲＩの結果は、シュールのこれまでの研究結果と一致している。空腹時、わたしの脳は、高カロリーの食品に強く反応した。[16] しかし、食事の後では、食物の刺激に対するこうした反応はおさまった。シュールはこう説明する。「食事を終える頃になると、食物はもう魅力的に見えなくなります。その味は、食べ始めた頃ほどおいしくありません。あなたは料理の皿を見て『もう十分だ』とつぶやきます」。食事が進むにつれて、脳の中の何かが、すでに食べたものについての情報を受けとり、より多く食べようとする回路を遮断するのだ。これはどのように機能するのだろう。これを利用して過食の傾向を抑えることができるだろうか？

脳幹が食事に関する情報を出し入れ

ペンシルヴァニア大学の神経科学者ハーヴェイ・グリルは、脳幹（脊髄と結合する脳の込み入った領域）の研究をしている。脳幹は、進化論的に言えば脳の最も古代からある部分で、消化、呼吸、基本的運動パターンといった、本能的で無意識的な機能を司っている（図29参照）。そして、過去四〇年にわたるグリルの研究によれば、脳幹は、満腹にとって最も重要な脳領域なのだ。

グリルは語る。「ぼくが一九七四年にロックフェラー大学のラルフ・ノーグレンのもとでポスドクとしての研究を始めた時、土台になるデータは無く、アイデアがあっただけです」

当時は、食べることを調整する脳領域は視床下部だけだというのが一般的な見方だった。しかしグリルとノーグレンは、脳幹が、口や腸から摂食に関連する情報を受け取り、また、咀《そ》嚼《しゃく》などの摂食に関する動きを調整する情報を送り出していることを知っていた。「わからなかったのは」とグリルは回想する。「どの程度まで関わっているか、ということでした」

図29 「満腹」に重要な脳幹

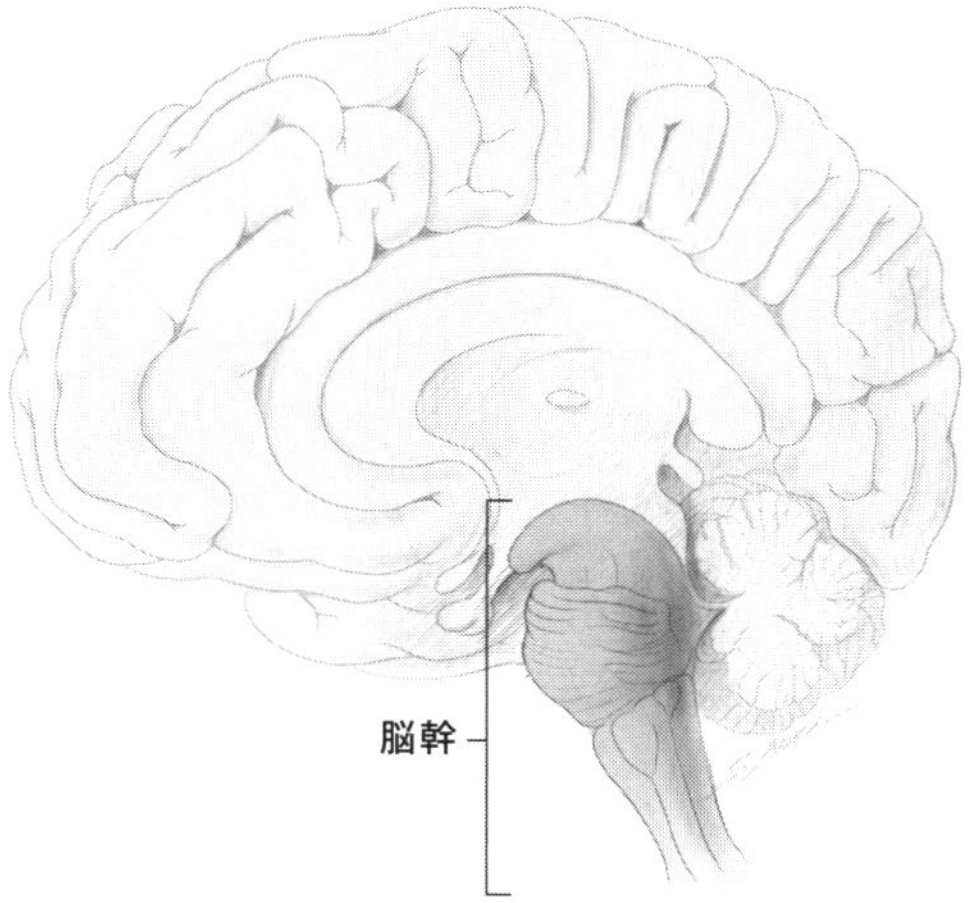

図30 食べた情報を収束する部位

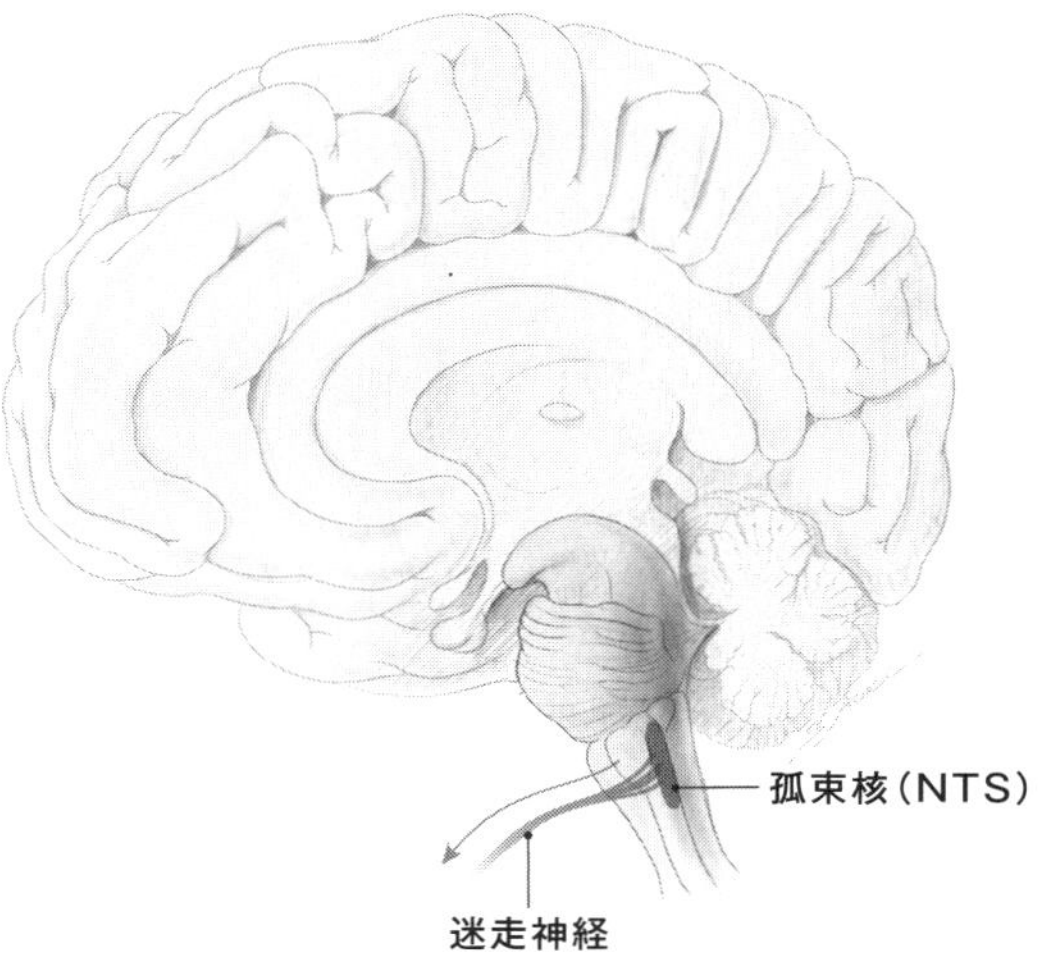

脳がなくても食べるラット

グリルとチームは一年を費やして、ラットの脳の脳幹とその周囲以外を不活性化する技術を完成させた。これらの「除脳された」ラットは、視床下部を含む脳の大部分の回路を使うことができなかった。しかし、驚くべきことにこのラットの口の前に食物を置くと、ラットは正常に咀嚼し、嚥下した。

さらに印象的なのは、継続して食物を出されると、正常なラットが食べるのと同じだけ食べて、その後は食べなくなったことだ。その先駆的な研究からすでに数十年が経っていたが、グリルは「除脳されたラットが、それでも餌を食べるのですよ！」と興奮気味に言った。

正常なラットとの類似は、それだけではない。除脳されたラットは、満腹がもたらす多様なシグナルに対して、正常なラットと同じ反応をした。「スナック」をもらった後の食事では、食べる量が少なかった。また、食事中に腸が分泌する満腹ホルモンに反応して、食べる量を減らした。これらのことがはっきりと語るのは、脳幹は腸で起きていることを監視し、満腹反応を起こして食事を終わらせる、ということだ。[17]

グリルをはじめとする多くの人々の研究のおかげで、このプロセスの全体像をはっきり説明できるようになった。食物を食べると、それは胃に入り、胃を広げる。胃は食物を半ば消化して、少しずつ小腸へ送る。小腸では、内層の特別な細胞が、食物に含まれる栄養素（たとえば炭水化物や脂質やタンパク質など）を検知する。こうした胃腸の動きや栄養のシグナルは、主に迷走神経を通して脳へ送られる。迷走神経は、腸と脳の双方向的なコミュニケーションにおいて主要な役割を担っている（図30参照）。腸と膵臓はまた、入ってくる栄養素に刺激されて多くのホルモンを分泌する。それらは迷走神経を活性化させるか、あるいは脳に直接作用する。

あなたがたった今食べた物の量と質を暗号化したこれらのシグナルは、脳の孤束核（ＮＴＳ）に収束する。ＮＴＳは、脳幹と迷走神経がつながっている部位だ。ＮＴＳは、消化管から上がってくるさまざまなシグナルを統合し、食べた内容に応じて、消化管がどれだけ満足したかを測る。これらの複雑な計算は意識の外で行われ、意識的な脳が受けとるのは、満腹かそうでないかという情報だけだ。

かつては視床下部の一部が「満腹中枢」と呼ばれ、レプチンは「満腹因子」と呼ばれていたが、現在では、脳幹が、食事ごとの満腹感を調整する主な脳領域であり、レプチンと視床下部は長期的なエネルギーバランスと脂肪蓄積を調節していると考えられている。

グリルの研究では、除脳ラットは通常の量の餌を食べたが、餌が足りなかった場合、次の給餌で食べる量を増やして埋めあわせることはできなかった。つまり、ラットの満腹システムは正常に機能していたが、リポスタシスは機能していなかったのだ。それが働くには視床下部が欠かせないようだ。そういうわけで、視床下部は「満腹因子」ではなく「脂肪蓄積中枢」、レプチンは「満腹因子」ではなく、「脂肪蓄積因子」と呼ぶべきだろう。

しかしこの区別は、こちらが期待するほどにははっきりしていない。グリルの研究は、脳幹は脂肪蓄積にも関与し、視床下部の方も、一回一回の食事で食べる量の調節に関わっていることを示唆している。

ともあれ、今食べた物の量と質を伝える情報は、いずれかの時点で、これ以上食べるかどうかを決める脳の回路に到達しなければならない。視床下部と脳幹から大脳基底核とそれに関連する構造までの連絡経路はいくつもあるが、食べることに関する決定にそれらがどう関わっているかはまだよくわかっていない。しかしパルマイターをはじめとする多くの研究者の研究は徐々にその焦点を、結合腕傍核と呼ばれる脳幹の小さな部位へと絞ってきた。結合腕傍核は、NPYニューロン、POMCニューロン、NTSニューロンからの情報を、直接的あるいは間接的に受け取っている。この結合腕傍核が、空腹と満腹感を主に調整して、行動を選択させているのかもしれない。しかしその詳細はまだわかっていない。[18]

リバウンドが起きる理由

結局のところ、摂取カロリーと長期的な体重の増減を決めるのは、食べる量だ。これはあなたが食べている間に、脳幹がどれほど満腹感を生み、ひいては食物への興味を失わせるかによって決まる。しかし、視床下部もまた、食べる量を調整して脂肪蓄積に影響することがわかっている。これはどんな仕組みによるのだろう。視床下部は、体脂肪の長期的な変化に反応して、脳幹の満腹回路に指令を送る。つまりあなたがダイエットして、体脂肪をいくらか落とすと、視床下部は脳幹に指令を送って、もっと多く食べなければ満腹感を得られないようにするのだ。すると脳は、満腹感を抑制して、あなたにカロリーを摂らせ、失った脂肪を回復させようとする。ダイエット中の人がしばしば底なしの食欲に悩まされ、満腹感を得られなくなるのはこのためだ。逆に、あなたが過食して体重が増えたら、脳は満腹感を強め、しばらくの間はあまり食べないようにする。このように視床下部と脳幹が協働して食欲と脂肪蓄積を調節していると現在では考えられている。

視床下部は脳幹の満腹回路に影響するため、視床下部をその一部とするレプチン・システムのどこかが壊れると、人はより多く食べなければ満腹感を得られなくなる。これこそが研究者が肥満の人に見てきた現象であり、肥満した人の脳はレプチン抵抗性を備えているという見方と一致する。肥満した人が何かを食べても、痩せた人に比べて、脳の食物に対する反応はあまり変化しない。空腹感と食欲をコントロールする脳領域は相変わらず盛んに活動し、肥満者を過食へと駆りたてるのだ。残酷な話のように思えるが、緩和する方法はある。

脳をだまして満腹感を得る方法

そもそも、満腹感をコントロールする腸と脳のコミュニケーションシステムは、食事のカロリーを正確に伝達できるわけではない。つまり、カロリーが同じでも、食物によって満腹感が違ってくるのだ。この満腹システムの欠陥をうまく利用すれば、空腹に悩まされることなく、摂取カロリーを減らすことができる。

一九九五年に、スザンナ・ホルトと同僚は革新的な論文を発表し、より少ないカロリーで脳を「だまして」満腹感を得る方法を世間に知らしめた。その土台となる考え方は、いたって単純だ。ホルトらは被験者に、三八種類の一般的な食品（パン、オートミール、牛肉、ピーナツ、菓子、ブドウなど）を、二四〇キロカロリー分、食べさせた。それから二時間にわたって、一五分ごとに、被験者の満腹感を調べた。その結果から、ホルトのチームは、それぞれの食品の「満腹指数」を算出した。そのデータをもとに、どの食品の特質が、最も満腹感をもたらしやすいかを調べた。

白パンは低く、全粒粉パンは高い――満腹度の違いは？

予想通り、白いパンはほかの食品に比べて満腹指数が低かった。それはつまり、カロリーに比べて満腹感が少ないということだ。対照的に全粒粉のパンは満腹指数が非常に高かった。高カロリーのベーカリー製品、たとえばケーキやクロワッサンやドーナツは、調査対象となったすべての食品の中で、満腹指数が最も低かった。果物、肉、豆類は総じて満腹指数が高かった。そしてジャガイモは、抜群に満腹指数が高く、他のどんな食品よりも腹持ちがよかった。ホルトらは、**「果物、ジャガイモ、ステーキ、魚といったシンプルな『自然の食品』が、調査されたすべての食品の中で、最も満腹度が高い」**とした。

ホルトらは、それぞれの食品の満腹度は、二、三のシンプルな要因によってほぼ説明できるとした。最初の要因は、カロリー密度、つまり一グラムあたりのカロリーだ。[19]たとえば調理したオートミールは大半が水分なので、栄養的には似ているが水分をほとんど含まないクラッカーよりはるかにカロリー密度が低い。**カロリー密度が低い食品は、摂取カロリーが同じでも、より多く食べるので、満腹感は高まる。**その効果は絶大だ。これはもっともな話で、胃の膨張は、孤束核が満腹感を調整するために監視する主要なシグナルのひとつなのだ。胃の中の食物の量が増えると、その食物にカロリーがあまり含まれていなくても、あなたは満腹感を感じるはずだ。ただし、**この作戦には限界があり、脳はいつまでもだまされてはいない。レタスでおなかをいっぱいにすればいい、というわけではないのだ。**

なぜデザートでは「別腹」が出てくるのか？

カロリー密度に並ぶもう一つの要因は、すでにとりあげた「おいしさ」である。その食品がおいしければ、それだけ満腹度は低くなる。これも筋が通っている。**おいしい食品は、脳が有益だと見なす食品であり、脳はその摂取を阻む障壁を取り除くのがうまい。**その働きについて、すでにいくつか仮説が立てられている。視床下部の中には、視床下部外側野（ＬＨ）と呼ばれる、エネルギーバランスと食物報酬機能などをつなぐ領域がある。かねてより、ＬＨを刺激すると、動物はむさぼるように食べ、ＬＨを破壊すると、動物は痩せることがわかっていた。そして近年になって、おいしい食品はＬＨのニューロンを活性化することが明らかになった。さらに、ＬＨは脳幹の弧束核と直接つながっていて、そこで満腹感をもたらすニューロンの働きを抑える。ゆえに、おいしいものを食べると、満腹感をもたらす弧束核のニューロンの働きが抑制されると考えるのは、飛躍のし過ぎではないだろう。

これは、わたしたちがおいしいものをつい食べ過ぎてしまうことや、デザートが出されると、

「別腹」が登場する理由のひとつかもしれない。したがって、**粗食に徹したら、空腹を感じずに摂取カロリーを抑えることができるはずだ。**

ダイエットと両立可能な脂質はこの食品だ！

三つ目の要因は、食品に含まれる脂質だ。**脂質が多ければそれだけカロリーあたりの満腹感は低くなる。**そう聞くと、直感に反するように思えるだろう。なぜなら、だれでも脂質を多く含む食品を食べると、強い満腹感を感じるからだ。これを理解する鍵は、それが、カロリーあたりの満腹感であることだ。バターを半箱食べたら、おなかが一杯になるはずだが、八〇〇キロカロリー以上を摂取したことになり、そのカロリーは大きめのベークドポテト二個半に匹敵する。バターやオイルなどの脂質は、食品の中でもきわめてカロリー密度が高い。一グラムあたりのカロリーは、炭水化物やタンパク質は四キロカロリーだが、脂質は九キロカロリーもある。また、脂質は食品をおいしくする。そういうわけで、**食品に脂質を加えると、摂取カロリーは大幅に増えるが、満腹感はそれほど増えないのだ。逆に脂質をカットすれば、満腹感を犠牲にしなくても、摂取カロリーを減らすことができる。**

とは言え、脂質は、摂取カロリーを減らそうとする時に必ず避けなければならないものではない。研究によって、脂質がわたしたちの食欲を誘うのは、そのカロリー密度の高さとおいしさゆえであることが明らかになった。脂質に富む食品でも、カロリー密度が低く、おいしくない場合、カロリーあたりの満腹感は、炭水化物を多く含む食品に並ぶ。**つまり、肉、魚、卵、乳製品、ナッツ類、アボカドなどの食品に含まれる天然の脂質なら、多く摂ってもダイエットとの両立は可能なのだ。**これらの食品は、脂質を多く含むが、ポテトチップスやクッキーのようにカロリー密度が高く非常においしいという危険な特徴は備えていない。

食物繊維とタンパク質の優秀さ

ホルトのチームがつきとめた第四の要因は、食物繊維である。食物繊維を多く含む食品は腹持ちがよい。これは、カロリー密度が同等でも、白いパンより全粒粉パンの方が腹持ちがよい理由だ。

最後になったが、タンパク質は満腹感に大いに貢献する。同じカロリーで比べると、タンパク質の方が炭水化物や脂質より満腹感をもたらしやすいことを、多くの研究が示している。小腸と膵臓の内層にはタンパク質を検知する能力があり、それらはこのシグナルを弧束核に送る。理由ははっきりしないが、このタンパク質シグナルは、満腹感に関して重要な役割を果たしているらしい。前章で学んだタンパク質のリポスタシスへの影響と結びつけて考えると、このタンパク質シグナルの仕組みは、高タンパク質ダイエットが、空腹感に悩まされることなく食事量を減らして体脂肪を落とすことを可能にする理由なのかもしれない。

ホルトの研究結果は、ラットも人間もカフェテリア食を驚くほど過食し、日常でもうっかり過食してしまう理由を説明する上で大きな役割を果たした。すなわち、満腹感を調整する、弧束核を含む脳の無意識の領域は、胃の膨らみ、タンパク質や食物繊維の含有量、おいしさ、といった食品の特徴に反応する。しかし、現代の加工食品の多くは、伝統的で自然な食品ほどには、満腹回路を刺激しない。**たとえばピザ、アイスクリーム、ケーキ、炭酸飲料、ポテトチップスといった加工食品は、カロリーあたりの満腹感を損なう特徴を備えている。**ほとんどの人は満腹になれば食べるのをやめるが、これらの食品は満腹感をもたらさないため、わたしたちは必要なカロリーを満たしてもなお食べ続けてしまう。そうして食べ終えても満腹にならないので、食べ過ぎたということにさえ気づかないのだ。

多くの文化圏の伝統的な食事には、逆の性質が見られる。それらは総じてカロリー密度が低く、非常においしいわけではなく、食物繊維が多い（ただしタンパク質が多いとは限らない）。現代のジャンクフードの正反対を目指すのはパレオダイエットで、狩猟採集の生活をしていた祖先たちの食事に学ぼうとするものだ。自然食品を基本とするその食事は、豊富なタンパク質と食物繊維、低いカロリー密度、そこそこのおいしさといった、満腹を感じやすい特徴を備えている。パレオダイエットと言っても、多くの人が思い浮かべる原始人《パレオ》の漫画と違って、肉ばかり（ベーコンは言わずもがな）食べるわけではなく、特に炭水化物が少ないわけでもないが、野菜を非常に多く食べる。そうすれば満腹感が強くなり、自然に摂取カロリーが減ることを、研究が裏づけている。臨床試験では、パレオダイエットは減量の点でも代謝の改善の点でも伝統的な食事より効果があった。それを知ると、人気があるのも納得できる。

ホルトらは論文を次のように締めくくっている。「わたしたちの研究結果は、『現代』のおいしくて食物繊維が少なく手軽な西洋式の食事は、昔の食事や一部の発展途上国の食事に比べて、満腹感をもたらしにくいことを示唆している」。ありがたいことに、ホルトの発見は、それについてできることがある、とわたしたちを励ます。

ただ、現代の食環境に対して、誰もが同じ反応を示すわけではない。そもそも食べすぎない人はいるし、多くの人が食べ過ぎて太りがちだとしても、幸運なことに、いくら食べても太らない人もいる。こうした違いの原因は何だろう。

食べていい食材とは

あなたの目標が、空腹を感じることなく摂取カロリーを減らすことであれば、満腹を感じやすい食品をお勧めする。以下の品目は、カロリー密度が低く、おいしさはそこそこで、タンパク質や繊維質に富む。豆類、生の果実、葉物野菜、ジャガイモ、サツマイモ、新鮮な肉、シーフード、オートミール、アボカド、ヨーグルト、卵。ジャガイモがもたらす強い満腹感は、第三章で見た「ジャガイモダイエット」が効果的な理由の一つだ。

しかし、ジャガイモ料理にチーズやバターなどのカロリー密度の高いものを加えたり、揚げてフライドポテトしたりすれば、すべては無駄になる。

大食いや太りやすいのは遺伝か？

一九七六年にスウェーデンのルンド大学の研究者マッツ・ベルエソンが、学会を揺るがすような論文を発表した。その内容は今なお、肥満について常識とされてきた見解に挑み続けている。ベルエソンは、肥満になる人とならない人を決定する上での、遺伝子の重要性を理解しようとした。そのテーマについて、それまで真剣に調査されたことはなかった。この疑問に答えるために、彼は生物学の奥義を使った。それは、一卵性双生児は遺伝的に同一だが、二卵性双生児は遺伝情報の半分しか共有しないことだ。両者は同じ子宮の中で育ち、同時に生まれ、同じ家庭で育つため、唯一の大きな違いは、遺伝的同一性の程度なのだ。

研究者らはこの原理を利用して、ある特徴がどの程度まで遺伝によって決まるかを調べることができる。たとえば、一卵性双生児の肌の色が、二卵性双生児の肌の色よりよく似ていれば、皮膚の色は遺伝的要因に影響されることを意味する。これはうなずける。遺伝的つながりが遠いほど、似ている度合いは減るはずだ。そして常識的に言って、肌の色は遺伝の影響が大きい。
ベルエソンは、四〇組の一卵性双生児と六一組の二卵性双生児を被験者として、体重を計測した。すると一卵性双生児の体重はあまり変わらなかったが、二卵性双生児の体重はさまざまだった。**「肥満になるかならないかについて、遺伝的要因は決定的な役割を果たすと考えられる」**と彼は結論づけた。

このベルエソンの研究以来、多くの研究者が、遺伝的要因は脂肪蓄積に強く影響することを確認した。実際、米国などの豊かな国では、個人の体重差の七〇パーセントが遺伝的な差違によるのだ。遺伝的差違は摂食行動の詳細（たとえば、一度にどれくらいの量を食べるか、満腹感にどのような反応を示すか、食物報酬が食物摂取にどのくらい影響するか、など）を決める上でも重要な役割を担っている。言い換えれば、現代に生きる人が痩せているか太っているかは、意志の力や大食かどうかではなく、遺伝子によって決まるのだ。[20] スマートでいたければ、最も効果的な戦略は、慎重に両親を選ぶこと、になってしまう。

遺伝子は、たくさん食べて運動をしないのに痩せている、あなたの友達についても説明してくれる。ルイジアナ州バトンルージュのペニントン・バイオメディカル・リサーチ・センターの遺伝学研究者クロード・ブシャールは、体質的に体重が増えにくく、食べ過ぎても太らない人がいること、そしてこの特徴は遺伝によるものであることを突き止めた。ブシャールのチームは、一二組の一卵性双生児を被験者とし、それぞれに、一〇〇日間にわたって、一日の必要量より一〇〇〇キロカロリー多く食べさせた。つまり、各人は、研究期間中、管理された環境で、同じ食物を同じ量、過食したのだ。

もしも過食が誰に対しても同じ影響を及ぼすのであれば、全員の体重が同じだけ増えるはずだ。しかし、体重増には、四キロから一三キロまでの幅があった。一卵性双生児は総じて体重も脂肪も増えた量が同じで、脂肪がついた場所まで同じだった。一方が腹腔（脂肪がつくと最も危険な場所）に余分な脂肪を蓄えると、もう一方も同じところに脂肪を蓄えたのだ。しかし、血縁のない被験者の反応はさまざまだった。確かに、他の人より過食しやすい人がいるだけでなく、生来、食べ過ぎても太らない人がいるのだ。

貧乏ゆすりで一日に七〇〇キロカロリー消費！

メイヨー・クリニックとアリゾナ州立大学に所属する内分泌学者ジェイムズ・レヴァインの研究は、この悩ましい現象について解明する。彼のチームは、過食について厳密に管理した研究を行い、一部の人が過剰なカロリーを容易に燃焼できるのは主に、非運動性熱産生（NEAT）と呼ばれるエネルギー代謝が盛んなためだ、と結論づけた。NEATとは、基本的には「貧乏ゆすり」の聞こえのいい呼び名である。

太りにくい人の場合、食べ過ぎると、貧乏ゆすりをしたり、姿勢をひっきりなしに変えたりして、一日中小さな動きをし続けることで余分なカロリーを消費する。無意識の行動だが、レヴァインのデータによると、NEATは一日に七〇〇キロカロリー近くも消費するのだ！　レヴァインの被験者のうち「最も才能に恵まれた人」は、八週間にわたって、一日に一〇〇〇キロカロリーも余分に摂取していたのに、体重は〇・五キロ弱しか増えなかった。しかし、NEATの効果は人それぞれで、被験者のうち「最も才能のない人」は、食べ過ぎてもNEATがまったく増えず、余剰カロリーはすべて脂肪になり、体重が四キロ以上増えた。レヴァインはこの研究によって、一日を通して軽い運動をすることの重要性を知り、それをきっかけとして、ランニングマシンつきデスクを発明した。[21]

これらの研究はいずれも、肥満において遺伝が中心的な役割を果たすことの明確な証拠を提供し、肥満は後天的な心理的要因による、という見方を否定する。しかし、どの遺伝子が摂食行動と肥満の個人差をもたらすかについては語らない。したがって研究者らは別のアプローチを必要とした。

スティーヴン・オーラヒリとサダフ・ファルーキは、レプチン欠乏症の人を特定してから、日々を無為に過ごしてきたわけではない。それどころか深刻な肥満を引き起こす遺伝子の変異を数多く発見してきた。その大半はレプチン・シグナルの伝達経路に存在し、レプチンそのものか、レプチン受容体、あるいは脳内のレプチンの活動を体に伝えるシグナルを崩壊させる。さらに現在では、多様なげっ歯類を肥満させる単一の遺伝子が同定され、それらもまた、レプチン・シグナルの伝達経路に存在することがわかっている。科学において、複数の関連分野が出した結論がこれほどはっきりと一点に収束することは珍しい。すなわちその結論とは、脳内のレプチン・シグナルが脂肪蓄積を生物学的に調整している、というものだ。

オーラヒリとファルーキは、極度に肥満した子どもに注目する。それが何かが壊れた状態で、原因が遺伝子の深刻な欠陥にあると考えるのは、それほど理不尽なことでない。実際こうした子どもたちの七パーセントに遺伝子の変異が認められる。最も一般的な変異は、メラノコルチン４受容体を破壊するものだ。メラノコルチンはＰＯＭＣニューロンで生成されるホルモンで、メラノコルチン４受容体を介して食欲を抑制する。肥満した子どもの場合、その受容体が壊れているせいでメラノコルチンの食欲抑制機能がはたらかず、普通の子どもより大量に食べてしまう。

しかしファルーキによると、肥満クリニックに通う成人のうち、肥満の原因が遺伝子の異常にある人はわずか一パーセントにすぎないそうだ。遺伝子の変異は肥満の蔓延の理由にはならない、とファルーキは言い添える。「原因は非常に多いと考えられます」と彼は言う。

多くの研究者は、単一遺伝子の破壊的な変異は、過食と肥満の原因のごく一部でしかないと考えている。しかし同時にわたしたちは、摂食行動や脂肪蓄積の個人差の大半は遺伝に原因があることを知っている。その原因となっている遺伝子はどこにあるのだろう？

この疑問に答えるには、シグナルの伝達経路を破壊する珍しい変異よりも、一般的な遺伝子のバリエーションに目を向ける必要があるだろう。

「脳の働き」の遺伝的な違いが影響大

遺伝子の大半には、同じ遺伝子座を占める配列がわずかに異なる遺伝子、「対立遺伝子（アレル）」が存在する。ある遺伝子座を占めるアレルがすべて機能的に同じ場合もあれば、それぞれの機能がわずかに異なる場合もある。瞳の色や血液型が異なるのは、そうしたアレルの違いが原因だ。この広く見られる遺伝的バリエーションが、人間の行動や外見が互いと異なることの主な理由である。

これまで研究者らは、体重差に影響するアレルを持つ遺伝子を見つけようとしてきた。もっとも、極度の肥満に注目したオーラヒリとファルーキの研究とは違って、一般的な人の脂肪蓄積を左右する遺伝的要因を見つけるのが目的だった。

その結果、驚くほど多くの遺伝子が脂肪の蓄積に影響していることがわかったが、個々の遺伝子の影響はわずかだった。脂肪の蓄積に影響する遺伝子はこれまでに一〇〇近く見つかっているが、体脂肪の個人差のうち、これらの遺伝子で説明できるのは三パーセントに満たない。明らかに、この研究はまだその途上にある。しかし、これまでに同定された遺伝子を見ると（それらは、最も影響力が強いために同定された）、並みの肥満の土台となっている生物学的プロセスについて偏りのない洞察を得ることができる。[22]

ここまで読んでこられたあなたは、これらの遺伝子がどの器官に影響するか、お察しのことだろう。そう、脳である。脂肪代謝のような別のプロセスに働きかける遺伝子もあるが、これらの遺伝子の大半が作用するのは脳で、その多くは、食物摂取と脂肪蓄積を調節していることがすでにわかっている脳回路（たとえばＰＯＭＣニューロンやその下流の回路）を介して働く。

これが示唆するのは、**ある人が他の人より太っている主な理由は、脳の働きの遺伝的な違いであることだ**。

遺伝子が銃弾を込め、環境が肥満への引き金を引く

では、こう言えるのだろうか？「あなたが肥満遺伝子を持っていれば、あなたは太る運命にある」と。果たしてそうだろうか？　一世紀前のアメリカの人々は今のアメリカ人と同じ遺伝子を持っていたが、肥満の人はほとんどいなかった。変わったのは遺伝子ではなく、環境、

つまりわたしたちの食物、車、仕事なのだ。このことは、肥満遺伝子に関する決定的な結論へとわたしたちを導く。大半のケースにおいて、肥満遺伝子はわたしたちを太らせない。ただ、肥満しやすい環境の影響を受けやすくするだけなのだ。

肥満しやすい環境がなければ、遺伝子が肥満を引き起こすことはほとんどない。

遺伝学者で米国国立衛生研究所所長のフランシス・コリンズがよく言ったように**「遺伝子が銃弾を込め、環境が引き金を引く」**のである。銃が壊れていた場合は別として、あなたが引き金を引かなければ、銃は発砲しないのだ。

少数の幸運な人は、遺伝的に肥満への抵抗性を持つので、どのような環境でも肥満になりにくい。またごく少数の人は、遺伝的に肥満しやすく、きわめて健康的な環境でも、過剰な脂肪を蓄積する。それ以外の大半の人は、環境が体重に強く影響するのである。

Chapter 7の注釈

1 ある種の低炭水化物食の提唱者はこう主張する――インスリンの主な役割は脂肪組織内の脂肪の量を調節することであり、炭水化物を食べるとインスリンレベルが上昇し、脂肪細胞に脂肪を閉じ込めて、体脂肪を増やす――。この考えは単純ゆえに魅力的だが、インスリンとエネルギーバランスに関する現代の生物学的な理解とは一致しない。インスリンはたしかに、食事のたびに脂肪細胞内外への脂肪の流れを調整するが、この機能が、一日の終わりに蓄えられる脂肪量に影響するとは思えない。肥満の人はインスリンレベルが高くても、痩せた人より高い割合で脂肪細胞から脂肪を放出する。これはインスリンもほかのどんなものも、脂肪組織の内部に脂肪を閉じ込めていないことを語る。もしインスリンが体重増加を促進するのであれば、インスリンレベルの高い人は、インスリンレベルの低い人より早く体重が増えるはずだが、それも事実とは異なる。脂肪蓄積は、脂肪組織ではなく脳によって調節されており、脳は脂肪組織で何が起きるかを監督しているのだ。

2 特に、αメラニン細胞刺激ホルモンとよばれるメラノコルチン。

3 一つはアグーチ関連ペプチド（AgRP）で、メラノコルチンのPOMCニューロンを活性化する能力を遮断する。もう一つは脳の主要な抑制型神経伝達物質であるγアミノ酪酸（GABA）。

4 これらのニューロンは、研究分野では一般に、「AgRPニューロン」あるいは「NPY／AgRPニューロン」と呼ばれる。その理由は、NPYは脂肪蓄積を調節しないARC（弓状核）の外側にも存在するが、AgRPはそこには存在しないからだ。簡潔さを期して、本書ではそれらをNPYニューロンと呼ぶ。

5 第3章で見た光遺伝学の技術による。

6 「イライラさせて」というのはおおまかな表現だ。マウスが実際に「イライラする」かどうかはわからないが、空腹とNPY／AgRPニューロンの活性化は、マウスにとっては負の強化因子であること（さらには、マウスがそのどちらも避けようとすること）がわかっている。

7 まず遺伝子操作によって、マウスが生来備えていないジフテリア毒素受容体をNPYニューロン（より正確にはAgRPニューロン）に発現させる。次にジフテリア毒素をマウスに注入して、そのニューロンだけを破壊する。

8 c-Jun N末端キナーゼ。

9 この効果の大部分は、SOCS3と呼ばれるタンパク質が炎症によって活性化し、レプチン受容体の活動を阻害した結果だと思われる。脳内で正常な炎症反応が起きないマウス、あるいはSOCS3をもたないマウスは、太る食事を食べさせても、遺伝的抵抗性ゆえに、肥満になりにくい。

10 当時、わたしはシュワルツのラボの博士課程取得後の研究生で、ターラーは論文の主著者だった。

11 アストロサイトはいくつかの状況では情報処理に関わっているらしいので、アストロサイトの研究者のなかには、この見方に怒りを覚える人もあるだろう。しかし、ニューロンのほうが脳の主要な情報処理細胞なのは明らかだ。

12 生殖および血糖の調整は、脳内のエネルギーホメオスタシスと密接に結びついている。人(特に女性)が十分なエネルギーを蓄えていない時、脳は性欲と生殖機能を遮断する。エネルギーホメオスタシスと血糖の調整につながりがあることは、肥満と糖尿病が同時に起きやすい理由の一つだろう。

13 小胞体ストレスも、関連するストレス反応経路である。また、細胞のターンオーバーの変化と、視床下部に継続的にニューロンを補充する肝細胞の機能の変化もそうだ。

14 Research Diets D12492.

15 fMRIは、血中酸素濃度の変化を計測する。その変化によってどこでニューロンが活性化しているかがわかる。

16 読者は不思議に思うかもしれない。視床下部がエネルギーバランスに関与するなら、なぜそれがはっきりと現われないのか。わたしたちは実際に、視床下部のなかでシグナルを確認したが、fMRIの技術的な限界ゆえに、その解釈は難しかった。問題の一部は、視床下部や脳幹などのエネルギーホメオスタシス中枢は、特殊化した小さな核の集合体で、機能の異なるさまざまな細胞型を含んでいるところにある。fMRIに、この複雑に絡みあった集合体を解析する能力はないのだ。

17 科学論文では、「満腹(satiety)」はおなかが一杯になって食事を終わらせる状態を指し、「心的飽和(satiation)」は食事を終えた後の、食欲がわかない状態を指す。いずれも、食べたいという動機の低さが特徴で、同様のメカニズムから発生する。ゆえに、本書でその二つを区別して話を複雑にしたくはない。わたしは「満腹(satiety)」を、食事の最後あるいは食後のどちらで生じたとしても、満腹感または食物への興味の喪失という意味で用いることにする。この言葉は日常会話ではそのように使われている。

18 結合腕傍核は視床髄板内核群と線維でつながっている。髄板内核は大脳基底核に情報をインプットする。このことは、結合腕傍核が選択肢の発生装置であることを示唆している。それはOFCと前頭前野腹内側部に情報を送り、経済的選択回路に現在のエネルギー状態を知らせて行動選択に貢献しているらしい。

19 専門的には、カロリー密度はカロリーあたりの体積ではなく質量を指すが、体積は直感的に理解しやすく、胃が計測するのも質量ではなく体積だ。

20 もっとも、意思の力や大食かどうかといった認知上の特徴も、遺伝の影響を受ける。

21 ばかばかしいと思われるかもしれないが、ランニングマシンつきデスクは、健康と体重のの観点から見て、素晴らしいアイデアだ。職場での使用に関する研究がさらになされることを期待している。

22 偏りがないと言うのは、これらの遺伝子は、その位置や機能について事前の知識や仮定は一切なしに、脂肪蓄積に関与していることが確認されたからだ。

Chapter 8

睡眠不足と過食の深い関係

睡眠時間6時間以下は太りやすい！

コロンビア大学のニューヨーク肥満研究センターのマリー＝ピエール・サントンジュ准教授は、ある実験をするために、被験者をランダムに二グループに分けた。実験は五日間にわたって行われ、その間、第一グループは毎晩九時間眠り、第二グループは毎晩四時間しか眠らないというのがルールだ。（第一グループにとっては残念なことに、研究の第二段階では、この条件は逆になった）[1]。研究者らが間近で監視できるよう、どちらのグループも研究施設内で睡眠と食事をとった。そして毎晩、被験者は、脳波などの睡眠の指標を測定するために、絡みあった電線と電極を頭につけた。[2]

この集中的な実験の目的は、睡眠不足が食物の摂取と脳の活動に及ぼす影響を調べることだった。それは近年多くの研究者が注目するテーマであり、それがわかれば、現代社会で人々が過食しがちな理由の解明につながるだろう。

実験の五日目、被験者は自由に出歩き、好きなだけ食べることを許された。わずかに課せられた義務は研究チームに体重を計らせることと、食べたものをすべて記録することだ。

研究の最後に、サントンジュらはデータを分析し、驚くべき結論に達した。被験者は、睡眠が足りない時には、睡眠が足りている時より三〇〇キロカロリーも多く食べていたのだ。「この実験でわかったのは」とサントンジュは次のように説明する。

「睡眠が足りないと食物の摂取が増えるということです。この関係はごくシンプルです」

睡眠不足がピザやドーナツを欲する！

彼女のチームは、睡眠を制限した被験者の摂取カロリーを計測しただけではなかった。被験者の脳が食物に対してどう反応するかについても、fMRIを使って調べたのだ。その結果が示唆するのは、**睡眠不足になった脳は、食物、特にピザやドーナツなど、高カロリーのジャンクフードに対する反応を強める**ということだ。腹側線条体を含む、食物報酬に反応する部位は、睡眠不足の被験者の脳でより活発に働いていた。おそらくそのせいで彼らはより多く食べたのだろう。

興味深いことに、サントンジュが睡眠を制限された被験者の脳で観察した活動パターンは、ルディ・レイベルが減量した人々の脳で観察したパターンと、エレン・シュールが腹をすかせて食品の画像を見つめていたわたしの脳で観察したパターンに、よく似ていた。

これが意味するのは、睡眠不足は認知機能を損なうだけでなく、リポスタシス（第六章参照）を損なう可能性があるということだ。そのシステムは体のエネルギー状態を感知して食欲を調整している。「睡眠が足りない時、脳は、本当はそうでないのに食物を奪われたように感じるのです」とサントンジュは説明する。「そしてあなたに過食させ、エネルギー不足を補おうとします。実際は、エネルギーは足りているのですが」

基本的に、睡眠が足りないと、リポスタシスはより多くのエネルギーが必要だと誤解し、食物報酬システムを活性化して過食を引き起こす。あなたはそれを意図していないし、気づいてさえいないのだ。

余談だが、鋭い読者なら、睡眠時間が短くなると当然ながら起きている時間が増え、起きている時間は睡眠時より代謝率が高いのでカロリー消費が増える、ということにお気づきだろう。サントンジュとチームはそれについて調べた。

実際、睡眠を四時間に制限すると、一日の消費カロリーは増えたが、それはたった一〇〇キロカロリーだった。睡眠が足りない被験者らは、毎日三〇〇キロカロリーほど多く食べたので、

一日あたり二〇〇キロカロリーが余って、蓄積された。太りやすい人がこれを長く続ければ、体重は増えていくはずだ。

睡眠時間が六時間以下は、七～九時間の人より太りやすい

ここで再び、真実をチェックしよう。これまで多くの研究が、睡眠不足が脳の食物に対する反応を強め、摂取カロリーを増やし、時には体重を増やすことを示してきたが、これらの研究で、期間が二週間を超えたものはない。

この影響が長期的に持続し、徐々に体重を増やすかどうかを知るには、習慣的な睡眠不足と体重増との関係を長期的に観察した研究に目を向けなければならない。すでにそのような研究が数多く行われており、**長期的に一晩の睡眠時間が六時間以下の人（成人）は、七時間から九時間眠る人より太りやすいことがはっきりと示された。**[3] **また、睡眠時間の短さと体重増の関連は、子どもにおいて特に顕著だった。**

これらの研究は、睡眠不足と体重増加の因果関係を証明できたわけではないが、先に述べた厳密に管理した実験の結果と合わせて見ると、過食と体重増の原因の一部が睡眠不足にあることは納得できるだろう。

ジャンクフードを食べ始めた睡眠不足のグループ

睡眠不足が過食を促すのは、睡眠が足りないとリスクと報酬についての認識が損なわれるからでもある。デューク大学の睡眠研究者マイケル・チーは、二〇一一年に発表した論文において、経済にまつわる意思決定行動に睡眠不足が予想以上の影響を及ぼすことを示した。チーと彼のチームは、二九人の成人被験者を二グループに分け、一方は正常に眠らせ、もう一方は一晩徹夜させた。その後、ｆＭＲＩ装置に横たわった状態で、ギャンブル的な一連のタスクに取り組ませた。

その結果は、人は徹夜をすると潜在的損失（＝損をする可能性）をあまり心配せず、潜在的利益（＝得をする可能性）に魅力を感じるようになり、基本的にリスクを取りがちになることを語っていた。またこの影響は、脳活動の差と相関していた。徹夜した人の脳では、腹側線条体など報酬に関連する領域が、ギャンブル的な利益に反応して活性化する一方、損失に対する反応は鈍かった。

「一般に、睡眠不足になると経済的優先度が変わります」と、スタンフォード大学の大学院生ダン・パーディは言う。パーディは睡眠研究者ジェイミー・ツァイツァーの門下生だ。

損失より利益を予測しやすい傾向を、研究者らは楽観バイアスと呼ぶ。パーディは、楽観バイアスは摂食行動に影響するだろうか、と考えた。第五章で見たように、脳は何をどれだけ食べるかを決める際に、それに伴う報酬とコストを検討する。先に挙げた例を振り返れば、脳は財布の三ドルを守るか、おなかにペストリーを一個入れるかを決めなければならない。ヘルシーとは言えない食品を前にした時、報酬とは、そのおいしいものを食べて得られる即時的な満足感であり、コストとは、脂肪蓄積と健康への長期的な悪影響だ。

そこでパーディは仮説を立てた。これらの要素に睡眠不足（および、それがもたらす楽観バイアス）を加えると、人は食べることに伴うコストより報酬に惹かれるようになり、健康的でない食品を食べがちになるだろう、と。

この仮説を検証するために、パーディのチームは五〇人の被験者を募った。被験者らは、この実験の目的は睡眠不足が認知機能にどう影響するかを調べることだ、と説明された。そして七グループに分けられ、実験当日は、グループごとに異なる睡眠時間が指示された。

この睡眠時間には、被験者らの通常の睡眠時間の六〇パーセントから一三〇パーセントまでの幅があった（パーディの研究の長所は、睡眠時間を一般的な範囲に設定したことだ。四時間しか眠らせないとか、徹夜させるといった、他の睡眠制限研究とは対照的だ）。実験に先立つ七日間、被験者は通常の状態での注意力と眠気のレベルを調べるテストを受けた。そして実験当日も同じテストを受けた。

しかしこの実験には裏があった。テストのあいまの休息時間に、被験者らは食物に関係のない四〇分間の映画を二本見せられた。その間、すぐ手の届くところにグミキャンディ、ピーナツ入りトフィー、リンゴの輪切り、アーモンドなどが入ったボウルが置かれ、自由につまめるようになっていた。パーディのチームはこの映画休憩の前と後で、こっそりボウルの重さを計り、各人が何をどれだけ食べたかを調べた。そして実験の最後に被験者らは、それぞれの食品を好きかどうか、それらが健康的かどうかを評価するアンケートに答えた。

サントンジュの調査結果と同じで、より眠気を感じる被験者は、映画休憩の間に摂取したカロリーが高かった。しかし、どの食品も均等に食べたわけではない。**彼らは明らかに、おいしいが健康的ではないと後に自らが評価した食品を、より多く食べた。**

チーの実験結果が予見したように、睡眠時間を制限されたパーディの被験者は、長期的な利益よりも、おいしそうな食品を食べるという面前の報酬に操られているようだった。パーディは「**睡眠が足りない時、人は長い目で見ての健康を犠牲にするようです。時間通りに就寝せず、ジムにも行かず、健康の長期的目標に反した食生活をしがちです**」と説明する。FMRIによる研究もパーディの解釈を裏づけている。ひと晩徹夜すると、計画や論理や長期的目標を担う脳領域の食品への反応が減退し、その一方で、食物報酬に反応する脳領域の活動が強まったのだ。以上のことが示唆するのは、睡眠が足りない時、人は衝動に負けやすいということだ。そして、その衝動ゆえに、ほぼすべての人が、健康に悪い食品を食べ過ぎてしまうのである。

Chapter8の注釈

1 これは「クロスオーバー」設計と呼ばれる。被験者を被験者自身と比べることで、計測における可変要素が減り、説得力が増す。

2 睡眠ポリグラフと呼ばれる。

3 興味深いことに、いくつかの研究によると、長時間（9時間以上）睡眠をとる人は、長期的に見て、体重が増える傾向にある。研究者の中には、眠りが十分だと感じられなくても睡眠は日に7～8時間にするべきだと言う人もいる。しかしわたしを含め多くの人は、9時間の睡眠が体重増加の原因になるという説を疑っている。睡眠時間が長いのは、うつ病や薬物のせいかもしれないからだ（どちらの場合も体重が増える傾向にある）。

Chapter 9

ストレス太りはなぜ起きるのか？

「食べて解消！」が合理的な理由

ジェンは車のドアを勢いよく閉めると、小走りで職場のあるオフィスビルへ向かった。腕時計を見ていて、歩道の割れ目につまずきそうになる。交通渋滞に四五分も巻き込まれたせいで、上司との面談に遅れそうだ。オフィスの廊下を大股で歩きながら、話のポイントをおさらいする。上司も仕事も好きだが、今日は年に一度の業績評価が下される日なので、心がざわつく。幸い、どうにか面談に間にあい、すべて順調に進んだ。上司による評価は良かったが、最近あるクライアントに対して犯した不注意なミスを非難された。ともあれ、職は安泰だ。今のところ、ではあるが……。

ストレスは時として彼女に最高の仕事をさせるが、場合によっては、遂行能力を弱め、生活の質を損ない、不健康な食品に彼女を向かわせる。

現代社会は心理的ストレスに満ちている。仕事、経済状況、家のローン、子育て、慢性疾患、社会的孤立、その他、日常生活における数々のストレスが、多くの人を苦しめている。米国心理学会は、二〇〇七年以来毎年、米国人のストレスについて全国的な調査を行い、その結果を『ストレス・イン・アメリカ』にまとめて発表してきた。それによると、米国人の四分の三が、頭痛、疲労、胃のむかつき、不眠、苛立ちなど、ストレスが心身にもたらす悪影響に苦しんでいるそうだ。

わたしたちがストレスに対処しきれないのは、祖先たちが暮らした社会が、今よりストレスが少なかったからだろうか？ **遠い祖先が暮らした社会に比べて現代社会が慢性的なストレスに満ちている、という説明はなかなか筋が通っているように思えるが、それを裏づける証拠は乏しい。** 実際、今も原始的な暮らしをする人々は、さまざまなストレスに囲まれているとわたしには思える。乳幼児の高い死亡率から致命的な感染症、事故、殺人、飢餓、魔術、さらには猛獣に襲われることまで。[1] したがって、わたしたちがストレスに圧倒されがちなのは、むしろ、共同体の絆や日常的によく体を動かすことといった、伝統的なストレス対処法を失ったからだろう。ともあれ、祖先たちより強いストレスにさらされていようといまいと、現代のストレスは強力で、多くの人を悲惨な状況に追い込んでいる。

ストレスがさまざまな脳システムに甚大な影響を及ぼすことを思えば、ストレスが摂食行動に影響するのは、驚くほどのことではない。それでも、ストレスへの典型的な反応が食欲の減退、食べる量の減少、体重減であることには驚かされる。多くのストレスにとってこれは真実であり、特にインフルエンザなどの身体的ストレスや、自動車事故などから生じる強く激しい心理的ストレスは、そうした反応を引き起こす。とは言え、全容はもっと複雑だ。この複雑さについては、二〇〇七年の『ストレス・イン・アメリカ』が詳しく説明しており、米国人が日々の生活でストレスにどう反応し、対処しているかについてのデータも掲載している。最もよく報告されるストレスの影響の一つは摂食行動の変化で、七九パーセントの人がそれを報告している。ただし、それは両方向に働く。四三パーセントの人は過食すると報告し、三六パーセントの人は食事を抜くと報告したのだ。この結果はほかの研究でも繰り返し確認されてきた。つまり、ストレスのタイプによって、あるいはその人のタイプによって、過食することもあれば、食が細ることもあるのだ。

これは注目すべき調査結果で、さらに追究する必要があるだろう。程度の差はあれ、ストレスを受けると誰もが過食するというのであれば、筋が通っている。だが、人によってまったく逆の反応を示すというのは実に奇妙だ。この謎を解くには、神経科学とストレスの心理学を掘り下げなければならない。

サルに渋滞、いじめ、借金に似たストレスを与えてみる

ジョージア州アトランタのヤーキス霊長類研究所で、神経科学研究者のマーク・ウィルソンは、一つの檻に入れた五匹の灰褐色のアカゲザルを観察している。檻の片側では、二匹のメスザルが穏やかに座り、一匹がもう一匹の毛繕いをしている。もう一方では、一匹が別のサルの頭を叩き、逃げる相手を檻の隅へ追い詰め、再び攻撃をしかける。ぶたれたサルは、身を縮こまらせ、ひたすら耐えている。五匹目のサルは、その光景をじっと見ていたが、やがて餌場へとゆっくり歩いていき、複雑そうな装置の管に手を差し入れ、ペレットを取り出してほおばる。サルたちは知らないが、それぞれの前足首には小さな電子タグが取り付けられており、管に手を入れてペレットを取るたびにカウントされる。また、装置はペレットの重さを計測していて、サルが餌を取るたびに、その重さを記録する。これらのデータからウィルソンらのチームは、ストレスのせいでわたしたちがいつ、いかに、過食するかを理解しようとしている。

ストレスによる過食について、アカゲザルは何を教えてくれるだろう？　他の多くの動物と同じく、アカゲザルは社会階層を形成し、支配的なサルは格下のサルに嫌がらせをしたり、時

には殴ったり噛みついたりしてその階層を維持している。したがって、ウィルソンのチームはわざわざストレスを作る必要はなかった。サルたちが自ら作り出すからだ。「主なストレス要因は」とウィルソンは説明する。「明けても暮れても嫌がらせをされることです」。永続的な社会階級における嫌がらせのほとんどは、ウィルソンが「非接触ストレス」と呼ぶもので、サルは、格下のサルを脅したり、追いかけたりするが、体に接触することはない。これは人間の大半が経験する慢性的な心理ストレスとあまり違わない。人間の場合、ストレス因子は危害そのもの（たとえば、解雇されること）ではなく、危害への恐れ（たとえば、解雇されるのでは、という恐れ）であることがほとんどだ。傷つくことはなくても、不快で、しかも自分ではどうすることもできない。

　このコントロールの欠如こそが、最も有害な心理ストレスの主な要因である。現代社会では、交通渋滞やいじめ、小言、病気、締め切り、借金など、容易にコントロールできない状況にストレスを感じることが多い。[2] 心理学と神経科学の研究が示唆するのは、コントロールできないストレスは、コントロールできるものより強く脅威反応システムに影響し、健康や心理状態にとって、より有害であることだ。

　これらのコントロール不能でたいていは社会生活にかかわるストレスは、食物摂取にどのように影響するだろう。驚くことに、たいていそれは、どんな食物が手に入るかによって決まる。ウィルソンのチームがアカゲザルに、**自然で健康的で繊維質に富む食物を与えた場合、ストレ**

スの多い従属的なサルは、食べる量が減り、体重が減ったが、支配的なサルは、体重が変わらなかった。

ストレスを与えるとジャンクフードを好む

しかし、標準的な餌と、脂質と糖質に富む非常においしい餌を選べるようにすると、アカゲザルの摂食行動は劇的に変化した。まず、当然ながら、支配的なサルも従属的なサルも、健康的な餌よりおいしい餌を好み、そちらばかり食べた。しかし、支配的なサルが食べる量は以前と変わらなかったが、ストレスの多い従属的なサルはこれまでより多く食べるようになった。つまり、**ストレスの多いサルは、健康的な餌を与えると、ストレスのせいで食べる量が減るが、健康的な餌とジャンクフードを選べるようにすると、驚くほど過食するのだ。**

この結果を探求する過程で、ウィルソンのチームはサルの脳内におけるＣＲＦ（脅威反応システムの核心）の影響を遮断した。すると、従属的なサルは過食をやめた。これが意味するのは、ストレスを受けているサルの過食と、おそらくはわたしたちの過食は、脳内の脅威反応システムが活性化した結果だということだ。[3]

ウィルソンの研究が示唆する魔法の公式は、**コントロールできない慢性的なストレスと満足**

感の高い（おいしい）食物の組み合わせは過食を招く、というものだ[4]。このことは、ストレスのせいで過食する人としない人がいる理由を説明するのに役立つ。ストレスのタイプと食環境の組み合わせは人によって異なり、そのいくつかだけが魔法の公式にあてはまるのだ。

またこれは、わたしたちと違って昔ながらの生活をする人々は、慢性的なストレスがあっても、過食して太ったりしないわけを、いくらか説明する。昔ながらの生活にはストレス要因が多いが、食物はずっとシンプルで、加工されず、満足度も低い。そこに暮らす人々は、ストレスを受けていても自然で健康的な食物しかないせいで過食しないサルに似ている。一方、わたしたちの多くは、ストレスが強くぜいたくな食品に囲まれているせいで過食するサルのようだ。コントロールできない慢性的なストレスは、なぜわたしたちを過食へと駆りたてるのだろう。また、それが満足度の高い食品がある時にしか起きないように見えるのはなぜだろう？　これらの疑問に答えるには、コントロールできないストレスが内分泌系に及ぼす影響を調べる必要がある。

ホルモンによる空腹

一九一〇年に、神経外科医ハーヴェイ・クッシングは、ミニー・Gと呼ばれる二三歳の女性患者を診察した。ミニー・Gは生理が止まり、頭髪が異常に伸び、本書のテーマにとって重要なこととして、腹部肥満になっていた。彼女は水頭症（脳脊髄液が過剰になり、脳を圧迫した状態）も発症していたので、クッシングは、脳下垂体に腫瘍ができたせいでホルモンレベルが異常になったのだろう、と推察した。そして同様の症状に苦しむ患者をさらに何人か診察したのち、その多くは脳下垂体の腫瘍が原因だ、と断定した。そのしくみは以下の通り。腫瘍ができると、脳下垂体の体積が増える。その脳下垂体は、副腎皮質刺激ホルモン（ＡＣＴＨ）を分泌する。ＡＣＴＨはストレス反応を媒介する重要な要素だ。大きくなった脳下垂体から分泌される過剰なＡＣＴＨは、**副腎に働きかけてストレスホルモンのコルチゾールを過剰に分泌させる。**それが後に「クッシング病」と名づけられたこの病気を引き起こすのだ。もっともクッシング病と呼ばれるのは、脳下垂体の腫瘍が原因の場合に限られ、コルチゾールが過剰でも原因がよくわからない場合は「クッシング症候群」と呼ばれる。

クッシングはミニー・Ｇの脳を検死解剖できなかったので、彼女の下垂体に腫瘍があったかどうかはわからないが、現在では、自然な状態でコルチゾールレベルが高い人の大半はそのような腫瘍が原因であることがわかっている。

しかしクッシング症候群には別の原因もあり、それはコルチゾールと過食の関係を明かす一助となる。この症状は医学的処置によっても起きるのだ。医師は、免疫システムを抑制する目的で、コルチゾールに似た薬（プレドニゾンなど）を処方する。それらの薬は、関節リウマチや臓器移植後の拒絶反応など、免疫が関わる重篤な病気や症状によく効く。しかし大量に服用すると、クッシング症候群の特徴である腹部肥満を誘発する。

一九八七年に、エリック・ラブシン率いるチームは、その理由を明かすための研究に着手した。チームは二〇人の健康な若者を被験者として、メチルプレドニゾロン（コルチゾール様薬物）の錠剤か偽薬を摂取させ、それぞれのグループの食物摂取を注意深く観察した。

実験期間の四日間を通じて、メチルプレドニゾロンを摂取したグループは、偽薬グループよりはるかに多く食べ、一日あたり一六八七キロカロリーも多く摂取した。この結果がはっきりと語るのは、脅威反応システムの鍵となる部分は、異常なまでの過食を引き起こすということだ。ラブシンのチームは以下のように結論づけた。


わたしたちのデータは、治療薬（コルチゾール様薬物）は、主に摂取カロリーの増加によって肥満を誘発することを物語っている。（脳による）食欲の調整に、（コルチゾール様薬物が）直接的か間接的に作用しているらしい。


このようにコルチゾールが食物摂取と脂肪蓄積に強く影響する理由を理解するために、脂肪蓄積と食欲とリポスタシスを調整する脳のシステムについておさらいしよう。

すでに述べてきたように、レプチンは体内にある脂肪の量を視床下部に知らせ、視床下部はそのシグナルを利用して、食物摂取とエネルギー消費を調整する。また、視床下部がレプチンに抵抗性をもつと、体脂肪が増える。

これを念頭におくと、過食と肥満がクッシング症候群の主な特徴である理由をすっきり説明することができる。つまりクッシング症候群では、コルチゾールやその関連物質が、視床下部のレプチン抵抗性を引き起こすのだ。一九九七年にカテリーナ・ザクリュースカ率いるスイスの研究チームが、ラットの血中からコルチゾールを除去するとレプチンへの感受性が高まって、ラットが痩せることを確認した（げっ歯類にとってコルチゾールに相当するコルチコステロンの量を操作した）。血中のコルチゾールを徐々に増やしていくと、レプチン感受性はじわじわと低下し、ラットは太っていった。他のグループの研究では、コルチゾール様化合物が、視床下部の信号伝達経路を活性化するレプチンの能力を妨げ、空腹感を促進する物質、ニューロペプチドY（NPY）のレベルを上昇させることが明らかになった。[5]

総じてこれらの研究が示唆するのは、脅威反応システムの鍵となる要素（ストレスホルモンのコルチゾール）が、リポスタシスの鍵となる要素（レプチン感受性）に干渉し、脂肪蓄積と食欲を促進する無意識の領域を駆りたて、過食と体重増加に向かわせる、ということだ。

ストレス太り＝メタボ腹

以上述べたことは興味深いが、コルチゾールがレプチン抵抗性や過食、極端な場合は腹部の脂肪蓄積をもたらすと**言うことはできても、**ストレスの多い人々にこれらのことを引き起こすと**言えるわけではない。**それは証明が難しく、はっきりとした証拠はまだ得られていないのだ。しかし、そうであることを強く示唆する証拠は多い。

いくつもの大規模な研究から明らかになったのは、長期的に見て、強いストレスを受ける人はそうでない人より脂肪を蓄えやすいということだ。それは特に腹部で起こる。

カリフォルニア大学サンフランシスコ校の精神医学の教授、エリッサ・エペルは、この現象はわたしたちが考える以上に蔓延している、と推測する。「それは実に油断のならない症状で、蔓延しているのですが、自分がそうなっていることに気づく人は少ないのです」とエペルは言う。なぜなら**一見ほっそりした人でも、腹部には脂肪がつきやすいからだ。**腹腔内につく脂肪、すなわち内臓脂肪は、皮下脂肪より危険なので、こうした人々は健康上のリスクが高いが、それを自覚しにくい。なぜなら彼らは、医師が肥満の指標にするボディマス指数（ＢＭＩ＝身長と体重から算出する）が低いからだ。太っている人でも、痩せている人でも、慢性的なストレスは腹腔内により多くの脂肪をもたらし、そこで代謝を混乱させるようだ。

エペルのグループの観察によると、実験環境において、ストレスに反応してコルチゾールの分泌量が増える人もいれば、まったく増えない人もいた。コルチゾールが増えやすい人は、ストレスを受けると過食しやすかったが、コルチゾールが増えにくい人は過食しにくかった。

これらの結果は、日常的なストレスが過食と腹部への脂肪蓄積を招く主な理由はコルチゾールにあることを示唆する。また、ストレスに反応して過食する人もいれば過食しない人もいる理由の説明にも役立つだろう。

はっきりしているのは、**コントロールできないストレス（たとえば、四匹のアカゲザルや上司から一日中受ける嫌がらせなど）はコルチゾールレベルの上昇を導きやすい、ということだ。コントロールできないストレスが過食と脂肪蓄積を招きやすいのはおそらくそのためだ。**対照的に、困難に直面しても、自分で自分の運命を決めることができるのであれば、恐怖をあまり感じず、コルチゾール反応は比較的弱い。

本章の冒頭で取りあげたジェンの話に戻ろう。出勤前と勤務中、交通渋滞や遅刻や勤務評定や、それらがもたらす結果というストレスによって、ジュンは心拍数が上がり、血中の糖や脂肪の量が増え、掌が汗をかき、警戒心が高まった。ジェンは知らなかったが、彼女はストレスを感じると（特にコントロールできないストレス因子の場合）、コルチゾールの分泌が増えやすい体質だ。

ジャンクフードで満足感が得られる

職場に向かう途中、苛立たしい交通渋滞に巻き込まれ、そこから抜け出せるのをただ待つしかなかった。上司のオフィスに入った時、これから何を言われるかわからなかったし、彼女にできることは何もなかった。結局、面接には間に合って、勤務評定もよかったが、すべて終わるまで、コルチゾールレベルは高いままだった。このコルチゾールが脳の視床下部に届き、食欲を抑制するレプチンへの感受性を低下させた。その日、食事をとりながら彼女は、いつもより食欲が旺盛なことに気づいた。こうしたことが起きるたびに、ジェンは体重が少しずつ増え、特にウエストまわりの肉が増えていった。

しかし、ストレスを感じると過食しやすいことについては、もっと常識的な説明もできる。そして研究も、それが重要であることを次第に示唆するようになった。それは、**ジャンクフードを食べると満足感が得られる**、というものだ。

ストレスを感じると甘味が欲しくなる理由

おいしい食品がストレス反応を抑制するかどうかを調べた研究がある。研究チームはラットを二グループに分け、一方には一〇日間、砂糖水を自由に飲ませ、もう一方には水しか飲ませなかった。そして実験期間の最後に、両グループを拘束ストレスにさらし、ストレスに関する部位の活性化の度合いを計測した。

ダルマンの「おいしい食品仮説」が予測するように、砂糖水を飲んだラットたちは、普通の水を飲んだラットたちよりストレス反応が小さかった。糖分のおかげで、ストレスに直面しても、比較的良い気分が保たれたらしい。[6]だが、そのような効果をもたらすのは、糖だけではなかった。ダルマンらは、高脂肪の餌を自由に食べさせた場合も同じような効果があることを確認した。

では、食品のいったい何がストレス反応を弱めるのだろう？　糖や脂質やカロリーに対する体の代謝反応なのか、それとも食品の報酬価値そのものだろうか？　シンシナティ大学で神経科学を研究するイヴォンヌ・ウルリヒ・レイは、この謎を解くことにした。彼女のチームはラットに、少量の砂糖水、カロリーゼロのサッカリンで甘くした水、ただの水、のいずれかを与え、それぞれ拘束ストレスを課した後に、ストレス反応を計測した。彼女は、「糖がストレス反応を弱めるのは、脳が甘味という報酬を得たからではなく、糖が代謝に影響した結果であり、ゆえにサッカリン（人工甘味料）では効果がない」という仮説を立てた。

「結果は、」と彼女は明かす。「完全にわたしの仮説の逆でした。サッカリンは糖と同じ働きをしたのです」。続く実験でも、甘味そのものがストレス反応を弱めることが確認された。

二〇一〇年に彼女のチームはさらに一歩進んで、食べること以外の満足感をもたらす行動がストレス反応を弱めるかどうかを調べることにした。チームが選んだのは、おいしい食品に並ぶ唯一の自然な報酬、セックスである。チームはオスのラットを二グループに分け、一方は性交が可能なメスに常時近づけるようにし、もう一方のグループは、メスの匂いを嗅ぐだけで、接触できないようにした。その後、拘束ストレスを課して、ストレス反応を検証した。セックスは効果抜群だった。実のところ、ウルリヒ・レイによると、その効果は糖よりやや強かったそうだ。

まずい食事では報酬が低くストレス解消にならない

チームはラットの脳を調べ、糖分やセックスといった自然の報酬は、脳の扁桃体がストレス情報を処理する方法を変えることによって、ストレスを弱めていることを突き止めた。

合わせて、ウルリヒ・レイの出した結果は、報酬を伴う行動は、脳の脅威反応システムの活性化を直接抑えることを示唆している。人体での確認が必要ではあるが、これらの結果は、ストレスを感じるとジャンクフードやアルコールを食べたり飲んだりしたくなる理由を、説得力をもって説明する。それらの報酬価値が、脅威反応システムの活動を弱め、わたしたちを良い気分にするのだ。また、ストレスが過食を招くのが、周囲に高報酬の食品がある時に限られる理由も説明する。まずい食品では、ストレス解消の役に立たないのだ。

ふたたびジェンの話に戻ろう。

だれでもそうだが、ジェンはストレスを感じるのが嫌で、それを解消することにした。ストレスを感じた時には、おいしいものを食べると気分が晴れることを彼女は知っている。職場から家に帰る途中、スーパーに立ち寄った。いつもそうやって二、三日分の食料を買うことにしているのだ。カートに入れるのは、たいていは健康的な食品だが、その日はチョコチップクッキーの箱を手に取った。おなかがすいていたし、おいしいものが食べたくてしかたがなかったからだ。結局、三箱もたいらげてしまった。そのカロリーは必要量をはるかに超えている。今度こんな欲求に駆られたら、散歩に出かけるか、泡風呂に入ろう、と彼女は決意した。

癒しは食べること以外で可能

ウルリヒ・レイの発見には、貴重で現実的な意味がある。脳にはストレスを緩和する経路が備わっており、わたしたちは日常のさまざまな行動を通じてそれを活用することができるのだ。ウルリヒ・レイは語る。「このストレス緩和経路について理解できれば、それを活用する別の方法を見つけることができるでしょう。その方法とは、何らかの行動かもしれないし、薬かもしれません」

なぜわたしたちはおいしい食品以外に、その経路を活用する方法を見つけようとしないのだろう？　高カロリーのおいしい食品は、わたしたちの体重を増やし健康を損なうことがあまりにも多い。報酬をもたらす行動なら何であっても同等のストレス解消効果をもたらすのであれば、あなたはなぜ友達を訪ねるとか、ジョギングとか、庭いじりとか、恋愛といった、もっと建設的なことを選ばないのだろう？

Chapter 9の注釈

1 一般に、ここに列挙したことを経験する確率は、アメリカのような豊かな社会より工業化が進んでいない社会の方が高い。魔術や超自然的な脅威は合理的とは言えないが、伝統的な文化においては深刻な不安を招く。

2 これらのストレス要因がコントロールできるかどうかについては議論の余地があるが、脳にとって本当に重要なのは、それらをコントロールできないと脳が認識するかどうかだ。ある人にはコントロールできると思えるものが、別の人にはコントロールできないと思えるかもしれない。

3 従来CRFは食べる量を減らすと考えられていたので、全体像は込み入っている。脅威反応システムの機能については、不明なことがまだたくさん残っている。

4 アカゲザルが、健康的な餌と健康に悪い餌のどちらかを選ぶ場合は特に。

5 具体的にはコルチゾル様の化合物グルココルチコイドは、レプチン受容体によるSTAT3のリン酸化を阻害する。(これは視床下部のエネルギーバランスに対するレプチンの働きを抑える重要な信号伝達事象だ)

6 ここでは「良い気分」と表現したが、ラットが実際にどう感じていたかはわからない。

Chapter 10

意思に反し「食べろ」と指示する人間コンピュータ

「痩せたい」「健康になりたい」と念じても食べてしまう理由

人間の脳は重さ三ポンド（約一三六〇グラム）ほどの、ピンク色をした軟らかな組織の塊だ。コンピュータ内部のハードメタルやプラスチックの部品とは似ても似つかない。しかし、どちらも基本的機能は同じで、それは情報を処理することだ。作業の詳細は異なるが、脳もコンピュータも、入力した情報を集めて処理し、それを元に有益な出力を生み出している。この流れを土台として、脳の働きを理解していこう。

情報は二方向から、すなわち体内と体外から、脳へ入力される。体外の情報は、視覚、聴覚、嗅覚、味覚、触覚といった感覚器官を介して受け取る。[1] 一方、体内の情報は、多数のセンサーから受け取る。手足の位置、頭の角度や傾き、中核体温、消化管の内容物の量と質、膀胱と直腸の膨満、イオンとブドウ糖の血中濃度、脂肪の量、消化器の不調、感染、組織の損傷、その他、無数の情報を、脳は体内のセンサーから受け取っている。

コンピュータと同じく、脳はこれらの情報を処理して、有益な出力を生み出す。そしてこれらの出力もまた、二つのことに影響する。体内で起きることと体外で起きることだ。前者を心理と呼び、後者を行動と呼ぶ。つまり、脳はあなたのために、体内と体外から情報を収集し、それらを利用して、体内と体外で起きることを調整しているのだ。たとえば、バスケットボールが猛スピードで頭に向かってくるのを見れば、あなたはそれを避けようとするだろう。この場合、あなたの脳は、視覚系から情報を収集し、それを利用してボールの軌道を避ける動きを生じさせる。

それに比べると以下の例は直感的にはやや理解しがたいが、本書のテーマと関係がある。体重が減ると、脳はレプチンレベルの低下を察知し、食べたいという動機を高める。この場合、脳は内部からの入力によって、行動という出力を調整するが、その大半は意識の外で起きる。ここで重要なのは、食欲や食行動といった脳からの出力は、脳に入力される合図によって決まる、ということだ。[2] これらの合図には、意識の回路によって処理され、その影響を自覚できるものと、無意識の回路によって処理され、自覚できないものがある。そして後者は、わたしたちがほとんど気づかないうちに心理と行動に影響し、ひいてはわたしたちの生活にかなりの影響を及ぼしているのだ。

理性を打ち負かす脳の第一のプロセス

本書で述べてきたのは、人間が意に反して過食してしまうのはこれらの無意識の回路のせいだ、ということだ。ダニエル・カーネマンがその著書、『ファスト&スロー　あなたの意思はどのように決まるか?』で述べたように、脳の思考プロセスは大きく二つのシステムに分けることができる。システム1は迅速に働き、努力を要さず、直感的で、無意識的だ。システム2は緩慢に働き、理性的で、意識的である。システム2は、わたしたちの選択がもたらす長期的な結果を理解した上で、理性的な判断を下す。それがわたしたちに望むのは、栄養のある食品を適度に食べて、たっぷりエクササイズをして、十分眠り、スマートで健康的な体で、円熟した老境を迎えることだ。

一方、システム1は残念ながらそれほど理性的ではない。システム1は、数百万年におよぶ自然選択によって作り上げられた独自のアジェンダを持っている。そして、遠い過去の世界で祖先たちの生存と繁栄を助けた経験則によって、わたしたちの行動と心理を導こうとする。それが前提とする世界は、クレジットカード、ポルノ、中毒性薬物があふれる世界ではない。また、高カロリーでおいしい食品が容易に手に入る世界でもない。ゆえにシステム1はよくシステム2と衝突し、往々にしてシステム2を圧倒する。わたしたちが過食は健康と幸福を損なうとわかっていながら過食してしまうのは、このシステム1のせいなのだ。

カーネマンはその自著でシステム1とシステム2を支える脳の構造を論じていないが、現在、システム1に関わっているのが単一の回路でないことがわかっている。実際、それはさまざまなタスクを行う多くの回路の寄せ集めなのだ。本書では、現代社会でわたしたちを過食に走らせるこれらのプロセスのいくつかを紹介してきた。

ここまでのまとめ

人類の進化で得た高カロリー食品ほど満足を得る脳の仕組み

最初に見たのは、大脳基底核の中心にある報酬システムだ。これは、脳が本能的に価値があると見なしている食品、すなわち脂肪、糖、デンプン、塩分などを、どうすれば摂取できるかをわたしたちに教える。このシステムは感覚器官と消化器官から食品に関連するシグナルを集め、学習と動機づけによって、わたしたちを価値ある食品へと導く。ゆえにわたしたちは、特定の食品を他の食品より渇望し、享受し、そうした食品を好んで食べる習慣を身につけていく。

しかし、残念ながらこのシステムは、カロリーが希少で、それを得るには多くの努力と強い動機が必要とされた古代の世界で進化した。

現代の豊かな世界には、高カロリーで満足感の高い食品があふれている。だが、この報酬システムに根づく食品への動機は相変わらず強く、わたしたちを過食へと駆りたてるのだ。

最善の取引を選ぶ仕組み

次に本書で探索したのは経済的選択システムで、これは眼窩前頭皮質と腹内側前頭前野に位置し、可能な選択肢についてコストと利益を検討し、最善の「取引」を選択する。このシステムには意識と無意識の両方が関わっているが、それはこのシステムが脳のあらゆる部分からコストと利益の情報を集めるからだ。この選択にはシステム2も関わっている。たとえば、ペストリーを食べるか、細いウエストラインを優先するか、それを買う余裕があるか、といった算段だ。しかし選択の多くは無意識下でなされ、特に食品に関しては、人間も他の多くの動物も、何よりカロリーを優先するようになっているようだ。そしてカロリーを得やすい食品をより多く食べる。言い換えれば、食品に関して最も重要なシグナルは、カロリーと入手しやすさなのだ。このことは、高カロリーの食品がかつてないほど手軽に購入、準備、消費できる世界では、不利益をもたらす。

体脂肪を減らさないシステム

三つめのシステムはリポスタシスだ。これは主に視床下部に位置する無意識のシステムで、食欲、誘惑的な食品への反応、代謝率に影響して、体脂肪の量を調整している。リポスタシスは主に、脂肪組織から作られるレプチンというホルモンに反応するが、食品報酬、タンパク質の摂取量、身体活動、ストレス、おそらくは睡眠、そして本書で取り上げなかった他のいくつかの要因にも反応する。リポスタシスの任務はただ一つ、体脂肪を減らさないことだ。そしてリポスタシスはそれがとてもうまい。なぜなら祖先にとって体重の減少は子孫の減少を意味したからだ。このシステムゆえに、ダイエットは難しく、しばしばリバウンドする。また、体重が年々増えていく理由の一つでもある。それはまた、肥満の人が痩せた人より多く食べがちで、肥満を自然に維持しやすい原因でもある。わたしたちが食べる量を抑えて、スリムでいようとしても、大抵はリポスタシスに邪魔されて、結局、負けてしまうのだ。

リポスタシスと同時に働く満腹システムは満腹感をもたらし、十分食べた後に、まだ食べ続けようとする衝動を抑える。このシステムは主に脳幹に位置し、消化管から、今どれだけ食べて、それにタンパク質や繊維質がどのくらい含まれていたか、という情報を受け取る。また、報酬システムからも合図を受け取るが、報酬システムはピザ、フライドポテト、アイスクリームといった満足感が大きい食品を食べた時には、満腹感を遮断しがちだ。さらに、満腹システムはリポスタシスからも重要な合図を受け取る。リポスタシスは体脂肪量を一定にするために、満腹感を強めたり弱めたりする。現代の食品が人を太らせやすい理由の一つは、そうした食品が、カロリー摂取を制御するための合図を満腹システムに送らないところにある。わたしたちは満腹感によって十分食べたことを知るので、カロリーの割にあまり満腹感がない高カロリー、低繊維、低タンパクのおいしい食品を、そうと気づかず食べ過ぎてしまうのだ。

リポスタシスと満腹システムにまつわる遺伝的な違いは、同じ現代社会に暮らしていても肥満になる人もいればスリムなままの人もいる理由を説明する。各人の脳は、それぞれ独自の青写真を元に設計されており、食品との関わり方や肥満のレベルはその青写真によって異なる。たいていの人は、太りやすい食環境に影響されるが、中には生来、過食しにくい人もいる。もっと幸運な人は、過食しても体重が増えない。それは、リポスタシスが過剰なカロリーを燃焼するからだ。つまり、わたしたちは生まれつき体質が異なるので、体重だけで食べ過ぎかどうかを判断することはできないのだ。もっとも、遺伝的傾向は大半の人にとって素因に過ぎず、避けられない運命ではない。四世代前の祖先たちは、わたしたちと同じ遺伝子を持っていたが、脳と体が環境から受ける合図は今とはまったく違っていたため、肥満になる人はまれだった。

ストレス太りの原因

最後に検討したストレス（脅威反応システム）は、脳のいくつもの領域に根ざしているが、その大半をコントロールするのは扁桃体だ。脅威反応システムの大半は無意識のプロセスからなり、わたしたちの行動や心理を変えて、難局を乗り越えるのを助けている。

このシステムは視覚や聴覚などの感覚器官から脅威になりそうなものの合図を取り込むが、

解雇される恐れというような抽象的な概念からも合図を取り込む。現代社会では脅威の大半は心理的なものだが、脅威反応システムは、まるで猛獣と戦っているかのように反応する。遠い祖先たちに比べて、わたしたちの方がより多くのストレスにさらされているかどうかはわからないが、ストレスの扱いは下手になってきているようだ。

人によっては、心理的ストレスがコルチゾールレベルを急上昇させ、そのせいでリポスタシスのレプチンに対する感度が落ち、過食して、体脂肪が増える。とりわけ、ストレス要因をコントロールできないと感じる時には、そうなりやすい。ストレスはまた、食の嗜好を、高報酬の食品——通常、高カロリーでおいしいもの——に向かわせる。なぜなら、そのような食品は、ストレス反応システムの活動を抑制し、わたしたちを良い気分にさせてくれるからだ。

脳は複雑な器官で、その回路の多くが食習慣に影響している。本書ではそれらについて述べてきたが、はるかに多くの回路がまだ見つかっていないはずだ。それでも、これまでの章で探求してきた回路は、わたしたちの摂取カロリーと肥満を決定する上で重要な役割を果たしている。これらの回路は、現代の豊かな食環境が次々に送り込む過食を促す合図を、嬉々として受け取っている。

本書の冒頭で登場した離島に暮らすユタラが太ったのはこれらの回路のせいだ。ユタラは、パプアニューギニアの小さな都市、アロタウで現代的な暮らしに馴染んだ後、故郷のキタバ島に戻ったが、その体型は、伝統的な暮らしをする同胞とは大違いのものになっていた。

またわたしたちの暮らしが祖先の暮らしから大幅に変わるにつれて、痩せていることより太っていることが当たり前になってきたのも、これらの回路のせいだとわたしは考えている。

次の研究分野

では、研究はここからどこへ進むのだろう。本書では、神経科学は活気ある分野で、人間の脳についての理解は急速に深まりつつあることを述べてきた。とは言え、脳は、知られている限り宇宙で最も複雑な物体なので、解明されていない秘密がまだ多い。食習慣と肥満に関する分野では多くの研究者が、人を過食と脂肪増加へ駆りたてる無意識の回路の探求を続けている。回路を活性化する合図の特定、分子レベルでの回路の詳細、個々の回路をどのように操れば肥満を防ぎ、解消できるか、といったことが研究のテーマだ。

ひとつの優れた研究領域は、特定の減量手術が肥満治療にきわめて有効な理由を解明しようとするものだ。食事や生活様式を変えて肥満を解消しようとしても、なかなかうまくいかないが、ルー・ワイ胃バイパス術や、スリーブ状胃切除術などの外科手術を受けた人は、さほど努力せずにかなりの脂肪を減らし、その状態を維持できている。

減量手術をしたら低カロリー食が好きになった！

当初、外科医はそれを当たり前の結果だと考えていた。胃を小さくして消化効率を下げるので、胃にたくさんの食品を入れられなくなり、また、食品を未消化のままトイレに排出するようになる。だから痩せるのは当然だ、と。

しかし、さらに詳しく調べたところ、この話ははるかに興味深いことがわかった。これらの手術を受けた人は依然として肥満を保つのに十分なカロリーを摂る消化能力を有しており、実際、**手術前とそれほど変わらないカロリーを摂取していた。ただ、こってりした物を食べたいと思わなくなったのだ。手術を受ける前、彼らはハンバーガーやフライ、炭酸飲料を強く欲していたようだが、手術後は、野菜や果物などカロリーが低いものを、より少なく食べたいと思うようになった。**

また、通常はかなり体重が減ると、飢餓反応が起きるものだが、彼らの場合その兆候は見られなかった。おそらく減量手術がリポスタシスの設定値を下げたのだろう。食べ物の嗜好が変わったのは、「本人が意識的にそうしたのでは」、とあなたは考えるかもしれない。しかし、同様の手術を受けた肥満のラットやマウスにも、食欲と食べ物の嗜好の変化が見られたのだ。

明らかに、減量手術にまつわる何かが、脳が無意識下で食物摂取と脂肪蓄積を制御する方法を変えたのだ。これらの効果は、脳がその仕事に用いている複雑な結合や化学物質の変化に起因するはずだ。どの変化が原因なのかはまだわかっていないが、ミシガン大学のランディ・シーリーやペニントン・バイオメディカル・リサーチセンターのハンス・ルディ・バーサウドらは、その答えに迫りつつある。ひとたびその答えが得られれば、手術ほど永続的でなくリスクも低い、薬や、理想的には食事や生活様式によって、同じ回路を操作できるようになるだろう。脳については学ぶべきことが多くあり、その未知の領域には、肥満を防ぎ治療するための強力な方法が潜んでいるのだ。

とは言え、脳の働きと、人を過食や脂肪増加に駆りたてる無意識のプロセスに影響する合図については、すでにかなりのことがわかっている。次章では、これまでに扱ったものを取り上げ、その実際的な価値を見ていきたい。目標は、**無意識の脳に正しい合図を送り、その目標を、スリムな体と健康を保つという意識的な目標と一致させることだ。**

Chapter10の注釈

1 触覚はきわめて繊細で、圧力、振動、冷たさ、熱さを含む、環境の数多くの異なる性質を検知できる。

2 もちろん、(遺伝とこれまでの経験、そして偶然によって培われた)脳の現在の状態も影響する。

Chapter 11

最強の食欲コントロール術

脳科学でわかった食べ過ぎない六つのルール

本書では全編を通じて、無意識の脳が食習慣に及ぼす強い影響を見てきた。これらの古代から存在する回路は、食料の少ない環境で、祖先たちの生存と繁殖を支えてきたが、現在では、もはや存在しないゲームのルールに固執するがゆえに、わたしたちを厄介な事態に追い込んでいる。**かつては人類の繁栄に役立った反応が、今ではわたしたちを過食と肥満に追いやり、活力と命さえ奪いかねない病気を引き起こしている**のだ。カフェテリア食餌法の研究（36ページ参照）が実証するように、太りやすい食環境には、途方もない過食を引き起こす力があるのだが、わたしたちにそのつもりはなく、それどころか、気づいてさえいないのだ。

しかし、環境を変えれば、無意識の脳に送る合図を変え、スリムな体と健康という目標に向けて動機づけられることもよくわかった。脳の受けとる合図が過食を後押しすれば、その気があってもなくても、過食してしまう。しかし、そうした合図が過食を後押ししなければ、あなたは過食しないはずだ。無意識下で衝動的に働く脳領域が、合図に従って活動し、わたしたちに強い影響を及ぼすのであれば、体重を管理する効果的な方法は、脳に正しい合図を送ることだ。どうすればそれができるだろう。その方法は二つのカテゴリーに分けられる。国家レベルでできることと、個人としてできることだ。

肥満の蔓延に取り組む

国家レベルで食行動をより健康的でより穏やかな方向に導くための、公衆衛生の手段には、さまざまなものがある。とは言え、国民のウエストラインに有意な影響を及ぼしたいのであれば、今よりもっと真剣に取り組まなければいけない。ケビン・ホールの研究によると、米国人が体重を一九七八年のレベルに戻すには、平均的な摂取カロリーを一日当たり少なくとも二一八キロカロリー減らす必要があるそうだ。一〇パーセント近い削減である。あるいは毎日二一八キロカロリーを燃焼させるエクササイズを、食欲を増進させることなく行うか。それは一時間半のジョギングに相当する。実を言えば、現実はさらに過酷だ。なぜなら、全員が過食しているわけではないからだ。過剰な二一八キロカロリーはあくまで平均値であり、それが意味するのは、まったく過食しない人がいる一方で、一日に四〇〇キロカロリー、もしくはそれ以上過食する人がいるということだ。そして後者こそが、公衆衛生の取り組みが標的とすべき人々だ。ちょっと計算しただけで、**生半可なことではカロリーを削減できないことがわかる。**

とは言っても、どのような道具なら、個々人が自力で使えるだろう。最初の戦略は、健康に良い食べ方についての情報を人々にわかりやすく伝える、というものだ。残念ながら、これまで見てきたように、この方法は摂取カロリーにほとんど影響しないようだ。良い選択をするには良い情報が必要なのは確かだが、そうした情報は、摂取カロリーのコントロールを担当する脳回路には届かないので、それだけで行動を変えることはできないのだ。

栄養表示はこのアプローチの一例である。内容表示の義務化には、加工食品のトランス脂肪酸含有量を減らすというような利点があるが[1]、ある食品に含まれるカロリーを人々に教えても、日々の総摂取カロリーにはほとんど影響を及ぼさないようだ。それは、脳の間違った回路を狙っているからだとわたしは言いたい。

自覚しているかどうかは別として、公衆衛生のプロたちは、衝動的な脳を狙う多くの武器をすでに所有している。たとえば、「カウンター・マーケティング」と呼ばれる戦略によって、人々の消費パターンを変えることができる。これは、特定の製品について、不快な感覚やイメージ、あるいは不穏な情報と関連づけるネガティブ広告を打つことを意味する（ネガティブな強化の例である）。通常の広告とは逆だ。タバコに反対するカウンター・マーケティングでは、テレビ広告や広告板に黒ずんだ肺や気管のグロテスクな写真を掲載し、タバコの箱には容赦ない警告のラベルを貼った。高額のタバコ税、公的及び民間の喫煙禁止の拡大、それにカウンター・マーケティングが功を奏し、アメリカ人一人当たりの喫煙量は、一九六三年に比べて七〇パーセントも減った。

喫煙量の減少は、公衆衛生における大きな勝利であり、疾病と苦痛を大いに防ぐことができたが[2]、それは独特な要素の組み合わせゆえに可能になったことだ。太りやすい食品に関して、そのような要素は存在しない。第一に、タバコは生きていく上で欠かせないものではないが、食品は不可欠だ。これが意味するのは、カウンター・マーケティングは食品の中でも太りやすいものだけを狙って行わなければならない、ということだ。しかし、中毒性の薬物すべてに反対するのは簡単だが、栄養について細かく分けて反対するのははるかに難しい。第二に、タバコのカウンター・マーケティングは一九九〇年代の反タバコ訴訟でタバコ会社が拠出した和解金から数千万ドルの資金を提供させた。今のところ、食品のカウンター・マーケティングに対して、そのような財源は存在しない。

わたしたちの食行動を正しい方向に導くもうひとつの方法は、太りやすい食品を、経済的選択を行う脳領域にとってあまり魅力的でない「取引」にすることだ。金銭的コストはこの方程式の一部であり、ゆえに公衆衛生のプロから多大な関心を寄せられている。はっきり言って、わたしたちは、ある商品が高くなればなるほど買わなくなり、安くなればなるほど多く買うようになる。太りやすい食品をより高くし、痩せやすい食品をより安くすることで、コスト・ベネフィット（費用便益）のバランスを、適切なカロリー摂取に有利になるように変えることができる。

すでにいくつかの国では、不健康と見なされる食品への課税を実施している。たとえばデンマークでは飽和脂肪酸を多く含む食品に、メキシコでは砂糖入り飲料に、課税した。もっとも、デンマークは食品業界や一般市民からの猛反対を受けて、一年弱で、その税を廃止した。メキシコの炭酸飲料税は世界で最も肥満した国の一つにおける砂糖入り飲料の摂取を、わずかながら減少させた。しかし、本書を書いている現時点で、施行後わずか二年にして、それは新たな法律によって骨抜きにされようとしている。驚くことではないが、炭酸飲料業界は炭酸飲料税を弱体化させようと奮闘しており、メキシコ政府と強くつながっているため、その影響力は強いのだ（たとえば、二〇〇〇年から二〇〇六年までメキシコ大統領だったビンセント・フォックスはコカコーラ・メキシコの元社長だった）。

わたしたちの食生活を正しい方向に進ませるもう一つの方法は、トウモロコシ、大豆、小麦といった一般的な農産物に投じられている助成金の流れを変えることだ。米国でこれら三種の作物は、他のどの作物より多く助成金を受けており、その総額は年間一〇〇億ドルを超す。それらの作物は、最も太りやすい食品の原材料でもある。その食品とは、ブドウ糖果糖液糖、精白小麦粉、大豆油（米国内での主要な添加脂肪）、コーンオイル、コーンスターチなどだ。食品業界はこれらの人工的で安い材料を使って、信じがたいほど低コストできわめて食欲をそそる食品を作っている。脳にとっては拒みがたい取引だ。つまり納税者は、まさに自分たちを太らせて病気にする食品を助成しているのである。こうした太りやすい食品からそうでない食品に助成金を移行するというのは、常識にかなったアイデアであり、米国の食品システム、ひいては、わたしたちのウエストラインに、かなりのインパクトを与えることができるだろう。

食品業界では昔からよく知られていることだが、人にある食品を買わせるための効果的な方法の一つは、その食品のいかにもおいしそうな写真を見せることだ。以前にその食品、あるいはそれに似たものを食べていれば、この視覚的な合図がドーパミンの放出と、それを食べたいという動機（および、渇望）を引き起こす。主に、人間の脳のこの基本的な特性ゆえに、食品業界は毎年、広告に何百億ドルも費やしている。となれば、公衆衛生がどう介入すればよいかは明白だ。食品広告を規制するのだ。しかし米国では、政府は食品の宣伝をほとんど規制していない。コネチカット大学の食品政策と肥満を対象とするラッド・センターの研究によると、米国では子どもも大人も毎日、大量の食品広告に晒されており、その大半は不健康な高カロリーの食品を宣伝しているそうだ。わたしたちは、食品の広告が自分たちの食品の好みや食習慣に強く影響することをよく知っているが、それでも政府が介入することを嫌がる。

健康志向にしたマクドナルドは客離れ

食品中の太る要因を減らすと、それらは平均的な消費者にとって魅力的でなくなり、消費者は別のものを買うようになる。たとえばマクドナルドは、健康にいい商品を提供しようと、スーパーサイズという選択肢を減らし、メニューに新鮮な果物やサラダを加えた。するとたちまち米国内での売上は落ち、他の企業がその空白を埋めた。たとえば、ハーディーズは一三〇〇キロカロリーの「モンスター・シックバーガー」を売り出した。同社のCEO、アンドリュー・パズダーは、次のように述べている。

「これは、とんでもなくビッグでおいしくジューシーで贅沢なバーガーを求めるハラペコの若者のためのバーガーだ。ライバル企業は健康的な製品を売っていればいい。我が社は今後も、ビッグでジューシーでおいしいバーガーを売り続けるつもりだ」

この巨大なハンバーガーを売るようになってから、ハーディーズの売上は急上昇した。

ある食品の、購買意欲をそそる性質の多くは、わたしたちを過食させるものでもある。そして、自社の食品を、食べても太りにくいものにしようとする企業は、片手を背中で縛られた状態でボクシングのリングに上がるようなものだ。[3] その状態では、顔に真正面からパンチを食らうことになると、企業幹部も株主も承知している。このことが、利益と公衆の健康とのあいだに根深い対立を生み出し、大きな枠組みの中ではたいてい利益が優先される。

わたしの考えでは、この下方スパイラルを抜け出す唯一の現実的な方法は、全国規模の規制によって、食品業界の平等な競争環境を維持しつつ、消費者が太りにくい食の環境を奨励することだ。これは業界の自主規制か政府による規制、あるいはその両方によって実現できるが、消費者が過食しないよう業界が自主規制するとは、とても思えない。

国による規制は、本気で取り組めば、間違いなく肥満に対抗する効果的な手段になるが、それを強く求める米国人はわずかで、食品業界幹部となるとさらに少ない。総じてわたしたちは政府の干渉を嫌い、とりわけ食品についてはその傾向が強いのだ。そうした考え方、つまり、どの道を進むかは自分で決める、という考え方には共感できるが、**わたしたちはすでに誤った道を何キロも歩いてきており、そのせいで米国の何百万人もの子どもたちが、自分で選択する前に、肥満や代謝異常を抱えて成長することになった。[4] 不適切な栄養のせいで、こうした子どもたちは慢性疾患リスクが高く、平均寿命が短く、生活の質は低くなるだろう。**

この悲劇的な状況の大半は回避可能だが、これまでのおざなりな企てはすべて失敗してきた。

今、重大な問いを自らに向けるべきだ。自国の子どもたちの健康が大切なのか、それとも、今後も安価で太りやすい食品に際限なく攻撃され続けたいのか、と。

スリムになるライフスタイルのための六つのガイドライン

過食を避けたいと真剣に願うのであれば、規制ができるのを待つ必要はない。正しい情報に従って、然るべき食環境とライフスタイルを構築すれば、無意識の脳に痩せるための合図を送り、体重を容易に管理できるようになるはずだ。目標は、意識的な動機と無意識の動機が一致する状況を作り出し、意識と無意識のどちらもが、最適な摂取カロリーという目標を支援するようにすることだ。次に述べる六つは、本書で詳述した研究から導いた生活のガイドラインである。

1 食環境を整えよう

身近に存在する食欲をそそる合図は、動機と経済的選択を支配する脳領域に影響し、過食を強く後押しする。幸いなことに、それに対抗する最も効果的な武器の一つは、最もシンプルなものでもある。すなわち、食物を連想する合図をシャットアウトするのだ。実行しやすい三つの方法を以下に挙げる。

食べ物を手の届く範囲に置かない

第一の方法は、家庭や職場に、つまんですぐ食べられる、おいしそうな高カロリー食品を置かないことだ。特に目につきやすいカウンターやテーブルからは一掃しよう。

ポテトチップスやクッキーなどが代表格だが、塩味のナッツのような比較的健康によい食品も含まれる。冷凍庫からアイスクリームを追い出そう。こうした食品を食べる選択肢を自分に与えなければ、実はそれほど欲しくなかったことに気づくだろう。

視界から遠ざけ、広告も見ない

第二の方法は、食物の合図に触れる機会を減らすことだ。健康によい食品でも食べ過ぎることはあるので、自らを誘惑してはいけない。家庭や職場に置く食品、特に手軽につまんで食べられるスナックの量を制限しよう。可能なら、テレビなどの食品のコマーシャルを極力見ないようにしよう。

食べるのに手間がかかる状態にしておく

第三の方法は、食べることへの障壁を作る（すぐ食べられるものは置いておかない）、というものだ。これらの障壁は小さくてもよい。たとえば、オレンジを食べるのに皮をむく必要があれば、本当に空腹な時以外はむいたりしないだろう。殻つきのナッツについても同じことが言える。おそらく最も効果的な障壁は、キッチンに、調理や温め直しが必要な食品しか置かないことだ。そうすれば、本当に必要でないかぎり、食事と食事の間にわざわざ調理して食べたりしないはずだ。

健康的な食環境は、食行動を正しい方向に容易に導いてくれる。その環境に、食欲をそそる高カロリー食品や、それらを思い出させる広告は、存在しない。そこに目につく食品はほとんどない。そして健康的な食品であっても、食べるには少々の努力が必要とされる。想像してみよう。キッチンの目につくところに置かれている食品は丸ごとの果物と殻つきのナッツだけで、他のものを食べるには、冷蔵庫から出して再加熱しなければならず、職場では、食品があるのは冷蔵庫の中だけで、テーブルやカウンターには何もないという状況を。それが目標だ。

2 食欲を管理しよう

あなたは空腹だと脳が考えていると、いくらあなたが、今は何も食べないと強く決めていても、その決心は揺らいでいく。これを解決するには、空腹でないという合図を脳に送ることだ。

低カロリーでも強い満腹感を得られる食品を知る

その最も簡単な方法は、カロリーはそれほど高くないが、強い満腹信号を脳幹に送ることのできるものを食べることだ。すなわち、低カロリーで高タンパク、繊維質が多く、ほどほどにおいしい食品である。これには**新鮮な果物、野菜、ジャガイモ、新鮮な肉、海産物、卵、ヨーグルト、全粒粉、豆類、レンズ豆**といった自然な状態に近いシンプルな食品が含まれる。

糖質はジャガイモ、サツマイモ、豆類、オートミールから摂る

パンは全粒粉のものでも驚くほど高カロリーで、過食しやすい。**糖質は、パンやクラッカーのような小麦粉ベースのものより、ジャガイモ、サツマイモ、豆類、オートミールのような水分の多い食品から摂るのが望ましい。**精白小麦を用いた食品は高カロリーで食物繊維が少ないので、例外なくメニューから外される。

長い目で見ると、体重だけでなくリポスタシスも望ましい値を維持しなければならない。リポスタシスを満足させる方法の詳細は不明で、今後の調査が待たれるが、**タンパク質を多めに摂り、満足度の高い食品を控える**のが鍵であることを示唆する証拠がある。減量し、リバウンドを避け、脂肪蓄積の設定値を下げるには、定期的な運動、十分な睡眠、そしてストレスをうまく処理することも助けになるだろう。

3 食物の報酬に注意しよう

脳は、高カロリーで脂肪、糖分、デンプン、タンパク質、塩分などを多く含む食物を高く評価し、それらを食べるようあなたを動機づける。この動機の一部は空腹とは無関係で、アイスクリーム、ブラウニー、フライドポテト、チョコレート、ベーコン等々、好きなものを目の前に出されると、それまでの満腹感は吹き飛んでしまう。これらの食品は、遠い祖先たちが食べたどんなものより大きな満足をもたらし、渇望や過食を促し、ひいては不健康な食習慣を定着させる。

食塩不使用のナッツは優れた食材

カロリーが低く自然でシンプルな食品も、それなりの満足感をもたらすが、過食に駆りたてられるほど強い満足感ではない。そうしたシンプルな食品には、果物、野菜、芋類、豆類、オートミール、卵、プレーンヨーグルト、新鮮な肉、海産物といったものが含まれる。**ナッツは理想的なダイエット食品ではないが、そのカロリーの一部は吸収されずに消化器官を通過するので、見た目ほど高カロリーではない。食塩不使用のナッツを選ぶと、その報酬価値はかなり下がる。**これらの食品は、必要なだけのカロリーを摂取するようわたしたちを導き、満腹システムとリポスタシスによって食習慣を正しくコントロールできるようにする。

夕食後に果物を一切れで甘味への誘惑を断てる

強い満足感をもたらす食品は人によって異なるが、大半の人は、自分にとってどの食品が問題なのか、おおかた察しがついている。チョコレート、ピザ、ポテトチップス、トルティヤチップス、フライドポテト、クッキー、ケーキ、アイスクリームなどがその代表格だ。これらを身の回りに置かないようにしよう。時には食べてもいいけれど。

あなたがデザート好きで、どうしてもやめられないのであれば、夕食後に果物を一切れ食べるようにしよう。これは満足感を高め、食後に感じる甘いものへの渇望を減らす。

アルコールならワインか蒸留酒

アルコール、カフェイン、テオブロミン（チョコレートに含まれる）といった習慣性成分に気をつけよう。ビール、クリーム、砂糖、チョコレート、炭酸飲料などは満足感をもたらし、必要以上のカロリーを摂るようわたしたちを動機づけることがある。一杯のアルコール飲料は九〇～一八〇カロリー、一缶の炭酸飲料は約一四〇キロカロリー、甘いコーヒー飲料は五〇〇キロカロリーになることもある。そして、いずれも空腹だから飲むわけではない。それらが過剰な脂肪の蓄積にどう貢献するかは、容易に理解できる。最善の方策は、緑茶やブラックコーヒーのようなカロリーのないカフェイン飲料を飲み、ジュース類は避けることだ。アルコールを飲むなら、ワインか蒸留酒のようにカロリーが低いものを一日一杯飲むにとどめよう。

4 睡眠を優先しよう

睡眠は時間の無駄だという神話を、これまでの章で払拭できていることを願う。わたしたちは気づいていないが、疲れの取れる睡眠は、脳の無意識の働きに影響し、それを介してパフォーマンスと食行動に多大な影響を及ぼす。

夜は部屋を暗くする

睡眠で疲労を回復する第一歩は、ベッドで十分な時間を過ごすことだ。多くの人にとって、疲労を回復するにはそれだけで十分だ。しかし、睡眠障害を抱えている人は、夜間は部屋を完全に暗くし、可能なら宵には部屋をひんやりさせ、ベッドを使うのは眠る時とセックスの時に限るようにしよう。

概日リズムは主に無意識のプロセスを介して睡眠の質と食行動に影響する。概日リズムに正しい合図を与えるために、毎日、ほぼ同じ時刻に起床し就寝するようにしよう。朝や昼間には、明るい青色光を浴びるようにしよう。理想を言えば、戸外で過ごす時間を持とう。そして宵には明るい青色光を避けるようにする。たとえば、全スペクトル電球を明るい白熱灯に換えたり、照明を薄暗くしたり、電子機器に青色光をカットするフリーソフトを用いたり、ブルーライトカットメガネをかけたりするとよい。

睡眠時無呼吸のような深刻な症状を抱えている人は、専門的な治療を受けよう。大半の睡眠時無呼吸は容易に治療することができる。そうすれば、健康、パフォーマンス、生活の質をかなり改善できるはずだ。

5 体を動かそう

定期的に運動する

定期的に運動することは、少なくとも二つの方向から、食欲と体重を管理するのに役立つ。

第一は、運動には過食を防ぐ効果と消費カロリーを増やす効果があることだ。研究によると、過体重の人が定期的に運動をすると、摂取カロリーは増えるが、通常、それをしのぐカロリーを燃焼する(もっとも、これには個人差がある)。

第二は、運動には、リポスタシスを正常に保ち、長期的かつ自然に肥満のレベルを下げる効果があることだ。

わたしたちの遠い祖先は「運動」に代わる言葉を持っていた。それは「生活」だ。人類という種にとって、運動は常に日々の活動の重要な部分を占めてきたし、わたしたちの体が適切に機能するには運動が必要とされる。運動は、健康、体と認知のパフォーマンス、健全な情緒、健康的な加齢にとって基本的な要素である。したがって、目標が体重の管理であってもなくても、運動は健康的な生活に欠かせないものなのだ。

毎日、異なる運動の組み合わせがベスト

運動について覚えておくべき重要なことは、可能なら毎日運動するということだ。ウォーキング、ガーデニング、テニス、自転車、筋力トレーニングのいずれでもよい。理想を言えば、米国保健福祉省（ＨＨＳ）が提案するように、異なるタイプの活動を組み合わせて、体を鍛えよう。ＨＨＳは、早歩きのようにほどほどの強度の運動、ランニングのように負荷の高い有酸素運動、ウェイトリフティングのように筋肉を増強する運動を組み合わせることを勧

めている。

やっていて楽しく、自分のスケジュールに合った運動を選ぶことが肝心だ。そうでなければ長続きしないだろう。徒歩や自転車での通勤は、日々の生活に効率良く運動を組み込む優れた方法だと思う。誰にでもできることではないが、その気になればできる人は多いはずだ。職場が自転車で行くには遠く、自動車通勤している場合、数キロ手前で駐車し、残りは歩くか、ジョギングするか、自転車で行くといいだろう。やがて自分がそれを楽しんでいることに気づくはずだ。

バスケットボールやテニスなどのスポーツは、社交を楽しみながら体を鍛えることができる。多くの地域で、地元のリーグや公共のテニスコートが容易で安価な選択肢を提供している。

6 ストレスを管理しよう

脅威（ストレス）反応システムは人間を守るために進化したが、現代社会では、時としてわたしたちの生活の質を損ない、過食を避けようとする意思を挫く。

脅威反応システムに正しい合図を送って過食を避ける五段階の戦略を以下に紹介する。

（一）自分にストレス食いする傾向があるか否かを知る

第一段階は、自分がストレス食いをする人間かどうかを知ることだ。もしストレス食いする人なら、すでに自覚しているはずだ。

（二）ストレスの原因を知る

第二段階は、ストレス要因、とりわけ、自分で制御できないと感じる慢性的なストレス要因を特定することだ。そうしたストレスには、仕事上のストレス、金銭や健康の問題、長期に及ぶ介護、対人関係の葛藤、社会支援の欠如などが含まれる。

（三）ストレスの軽減を図る

第三段階は、ストレス要因の軽減を図ることだ。それにはいくつか方法がある。ストレス要因を解決したり避けたりできるだろうか。どちらも無理な場合、コントロールできそうにないストレス要因を、コントロールできるものへと変えられるだろうか？

たとえば、金銭のことがストレスなら、財政状況を改善する具体的な計画を立てよう。健康上の問題がストレスなら、できるだけ効果的に健康を管理する具体的な予定表を作ろう。計画を立てればストレスは軽減できるだろう。もし軽減できなかったとしても、計画を立てることで、ストレスを管理できているという気分になり、ストレス食いへの衝動は減るはずだ。

ストレスを軽減するもう一つの方法は、マインドフルネス瞑想である。マインドフルネスは今この瞬間に意識を集中させ、起きていることをありのままに受け入れることで、瞑想はその助けになる。ストレスの大半は、今起きていることとは無関係で、通常は将来、起きそうなことについて感じる。締め切りに間に合わないかもしれない。糖尿病になるかもしれない。パートナーがわたしから離れるかもしれない。クレジットカードの決済ができないかもしれない。これらの懸念は、合理的で注目に値することもあるが、しばしば無駄にわたしたちの精神や情緒を占領する。今この瞬間に意識を集中させる訓練をすれば、自分の思考をより建設的な方向に導くことができるだろう。

瞑想法はたくさんあるが、シンプルで効果的な方法を紹介しよう。

まず背筋をまっすぐにして座り、リラックスする。目を開いて少し下を見る。そして呼吸をしながら、腹部が上下することにだけ注意を向ける。周囲のできごとに気を取られたり、気が散ったりしたら、ゆっくりと注意を呼吸に向け直そう。最初は五分、目標は一五分だ。エクササイズのようなものだと考えよう。不調なときは難しいが、練習を重ねるにつれて容易になっていく。マインドフルネスの練習についての研究はまだそれほど進んでいないが、マインドフルネスがストレスを軽減し、生活の質を高めるという証拠は多く、健康を改善できるという証拠もいくつかある。

（四）「食べる」以外の解消法を探す

ストレス食いをコントロールするための第四段階は、それをもっと建設的な解決法に置き換えることだ。ストレスを感じた時に、おいしいものを食べること以外に楽しめることがあるだろうか？　友人と電話で話す、セックスをする、良書を読む、ジョギングする、温かいお風呂に入る、庭の手入れをする、というのはどうだろう。

（五）食べ物を身の回りに置かない、買わない！

壊れたレコードのように何度も同じことを繰り返すが、第五段階は、**家庭でも職場でも、高カロリーのおいしい食品を身の回りに置かないことだ。**

満足感の高い食物がなくなれば、食べ物でストレスを癒そうと思わなくなるはずだ。

以上の戦略によってあなたは、無意識の脳に正しい合図を送り、ぜい肉を減らして健康でいたいという意識的な脳に協力させ、よりスムーズに体重を管理できるようになるだろう。あなたの目標が体重を管理することなら、以上の五段階の戦略を、できる限り効率的かつ継続的に実践することをお勧めする。

食欲はコントロールできる!

あなたにとってどの段階が最大の恩恵をもたらし、どれがあまり役に立たないだろうか。たとえば、わたしは身近にある報酬の高い食品に反応しやすい。フライドポテト、クッキー、チップスなど、食欲をそそる食品が近くにあると、しばしば度を越して食べてしまう。酒を飲んでいる時はなおさらだ。食物がカロリーの割に満足感が少ないときも過食してしまう。そんなわたしにとって重要なのは、**協力的な食環境の維持と、低カロリーで満足感が大きいシンプルな食品を食べること**だ。その二つを頑張れば、努力に対して最大の見返りを得ることができるはずだ。

一方、わたしはストレスがかかっても過食しないし、睡眠は常に足りていて、運動もよくしている。したがってわたしの場合、ストレス、睡眠、運動についてはそれほど心配しなくてよい。自らの優先事項を特定し、自分にとって効果のある、体重と健康の管理計画を立てることが重要だ。

わたしたちのだれもが、**科学的研究を利用して過食の原因を理解し、**個人としても社会としてもより効果的な戦略を立て、勇気をもってそれらを駆使し、食欲をコントロールできるようになることを祈っている。

Chapter11の注釈

1 トランス脂肪酸の使用を栄養表示ラベルに記載することが求められると、米国の食品への使用量は激減した。

2 おそらくそれが、米国で肺がんと心臓発作になる人の割合が激減し、今も減り続けている主な原因だろう。

3 これに当てはまらない本当に健康によい食品の市場はあるが、食品市場全体に占める割合はわずかだ。

4 今日、アメリカの子どもの2%が「超肥満」だと考えられており、これまでの世代と比べて激増している。そうした子どもたちは、走ったり登ったりといった子どもらしい活動の能力が大幅に低下し、将来、早期の関節炎や糖尿病といった障害を負うリスクがきわめて高い。
それに続く15%の「肥満」の子どもの状況も、それほど厳しくはないとしても同様である。このような子どもたちやその家庭を批判するのではなく尊重し、この問題の深刻さを理解し、一丸となって解決に取り組む必要がある。

謝辞

キーボードを担当したのはわたしだったが、本書は多くの優れた人々の努力の結晶だ。何よりもまず数え切れないほど多くの研究者に感謝したい。彼らが自然界の理解を助けてくれたおかげで、本書は形になった。特に、自らの研究について時間を割いて教えてくれた以下の方々に感謝する。アンソニー・スクラファニ、ブライアン・ウッド、ブルース・ウィンターハルダー、カミロ・パドア＝スキオッパ、クリフ・セイパー、ダン・パーディ、ディアナ・アーブル、エリッサ・エペル、エレン・シュール、エリック・ラブシン、ハーヴェイ・グリル、ハーマン・ポンツァー、ジョシュ・ターラー、ケント・ベリッジ、ケビン・ガーニー、ケビン・ホール、キム・ヒル、リアン・バーチ、レオナルド・エプスタイン、レスリー・リーバーマン、マルカス・ステフェンセン＝ヨナス、マリー＝ピエール・サントンジュ、マーク・ウィルソン、メアリ・ダルマン、マイク・シュワルツ、マイク・シャドレン、ピーター・レドグレイヴ、リチャード・パルマイター、ロス・マクデヴィット、ロイ・ワイズ、ルディ・レイベル、ルース・ハリス、サダフ・ファルーキ、スタファン・リンドバーグ、イヴォンヌ・ウルリヒ・レイ。皆さんの研究の価値を本書が十分に伝えられていることを願っている。加えて、ブライアン・ウッド、カミロ・パドア＝スキオッパ、ダン・パーディ、エレン・シュール、ケビン・ホール、レオナルド・エプスタイン、マルカス・ステフェンセン＝ヨナス、マーク・ウィルソン、マイク・シュワルツ、ピーター・レドグレイヴ、スタファン・リンドバーグは、各章の草稿を読んで、貴重なフィードバックをくれた。ケビン・ホールは寛大にも図3の生のデータを提供してくれた。ピーター・レドグレイヴは、行動選択における大脳基底核の役割についての自らの仮説について、わたしの数限りない質問に辛抱強く答えてくれた。ジェレミー・ランデンは米国の甘味料摂取の歴史について調べるのを助けてくれた。アシュリー・メイソンはストレスについての章を書くよう強く勧めてくれた。ロス・マクデヴィットは、コカインでハイになっているマウスの移動を説明する素晴らしい図を提供してくれた。ブライアン・ウッドは、食物を集めて準備するハッザ族の美しい写真を提供してくれた。エレン・シュール、スーザン・メルホーン、マーク・K・アスクレンとワシントン大学診断画像科学センターは、ジャンクフードの画像を見ている時のわたしの脳をスキャンするのに同意してくれた。特にスーザンはｆＭＲＩ画像の準備にかなりの手間をかけ、それをグレイスケール・プリントと比較するという難題に取り組んでくれた。

初めて著者になる機会を与えてくれたエージェントのハワード・ユンと、フラットアイロン・ブックスでの担当編集者ホイットニー・フリックにも感謝したい。クリスチン・メフスーローはわたしの提案に対して有益なフィードバックを返し、ハワードに紹介してくれた。ジャニーン・ジャガー、ベス・ソシーク、ゼン・ウォルファンは、特定の章で有益なコメントを提供してくれた。レイチェル・ホルツマンは本書を可能な限り魅力的で読みやすい本にするために、わたしと共に入念な推敲をしてくれた。シズカ・アオキは素晴らしいイラストを提供し、わたしが描いたグラフや図に必要不可欠な修正を加えてくれた。

最後に、マイク・シュワルツと、ワシントン大学でマイクと共に研究していたときに出会った素晴らしい人々に心から感謝する。当時の努力と洞察がなければ、本書は生まれ得なかっただろう。

訳者あとがき

本書の原題は「The Hungry Brain」つまり、「はらぺこな脳」。著者ステファン・ギエネは、神経生物学博士で、肥満についての神経生物学研究の第一人者と目されています。医療ジャーナリストでもあり、人気サイトWhoke Health Sourceで肥満と食生活に関する情報を発信しています。

「痩せたいのになぜ食べてしまうのか」「空腹でないのになぜ食欲を抑えられないのか」いずれも現代人に共通の悩みではないでしょうか。そして多くの人は、それは意思が弱いからだと考えています。わたしもそのひとりでしたが、本書を読んで目が開かれました。わたしたちは脳にだまされていたのです。

「生物は長い進化の歴史において、つねに飢えと闘ってきた。ゆえに、いつでもできるだけ食べて、脂肪を溜め込もうとする」と著者。ここまではわたしも聞いたことがあります。知らなかったのは「どうやって？」ということです。そこで登場するのが「はらぺこな脳」。わたしたちを守るはずの脳が、いかに巧妙にわたしたちをだまし、裏切るか。著者は数々の最新の研究に基づいて、それを明かしていきます。驚くべきことに、わたしたちの体の中には、体脂肪を減らさないための強力なシステムまでもが内蔵されているのです。

ジャンクフードを食べ過ぎてしまう。ビュッフェではおなかがいっぱいになっても食べ続けてしまう。ストレスがたまるとやけ食いしたくなる。そうした誰でも覚えのある悩みが、脳の複雑な化学的作用に導かれていたことを知ると、空恐ろしくなってきます。脳にとっては、十年以内にあなたが糖尿病になるリスクが高かろうが低かろうが、知ったことではないのです。

また、現代の食環境が、脳が進化した時代のものとは激変したことも、わたしたちを過食に進ませる要因だと著者は指摘します。「人間の技術は、有益な薬草だったコカの特性を濃縮して、人生を破滅させる薬物（コカイン）に変えた。同様に、現代の食品製造技術は、食品の、嗜好を強化する「成分」をかつてないレベルにまで高めた。したがって、一部の人が依存症に似た食行動を示すようになったのは、予想どおりの結果なのだ」。

敵を知り己を知れば百戦殆うからず。ダイエットに関して敵は、高カロリーでジャンクな食べ物に溢れる環境と、それらをせっせと売り込む食品業界です。そして己とは、わたしたちのはらぺこな脳。食べる必要のないものを、いえ、食べてはいけないものさえ、いくらでも食べようとするこの脳です。最高の食欲コントロール術、それは、脳を知ることだと言えるでしょう。本書はその最善の教科書になると確信しています。

野中香方子

本書に未収録の参考資料一覧は、以下のURLより
PDFファイルをダウンロードできます。
https://diamond.co.jp/go/pb/hungrybrain.pdf

［著者］
ステファン J. ギエネ（Stephan J. Guyenet）
肥満と神経生物学の研究の第一人者・医療ジャーナリスト。バージニア大学で生化学の学士号を、ワシントン大学で神経生物学の博士号を取得。全米で健康関連の人気サイト「Whole Health Source」を運営し、肥満、代謝、食生活に関する情報を発信。同テーマでの講演も全米で行っている。ブログでは現代人のグルテン（パンや麺類などの小麦精製品）の過剰摂取の弊害を訴え、一方でグルテンを含まないパンケーキのレシピなどを掲載し、食の最新科学情報に敏感な読者から支持を得ている。また喫煙同様に、米国でもカロリーが高いだけで栄養のない食品や清涼飲料水について課税強化するよう提言し、論争を巻き起こしている。著書『Why do We Gain Fat, and How do We Lose it?（人間はなぜ太るのか？　やせるにはどうすればいいか？）』がある（未邦訳）。

［訳者］
野中香方子（のなか・きょうこ）
翻訳家。お茶の水女子大学卒業。主な翻訳書に『脳を鍛えるには運動しかない！』『脳が「生きがい」を感じるとき』（ともにＮＨＫ出版）、『ネアンデルタール人は私たちと交配した』『人類20万年 遙かなる旅路』（ともに文藝春秋）、『双子の遺伝子――「エピジェネティクス」が2人の運命を分ける』（ダイヤモンド社）、『シリコンバレー式よい休息』（日経ＢＰ社）など、自然科学や脳科学に関する翻訳が多数ある。

脳をだませばやせられる
――「つい食べてしまう」をなくす科学的な方法

2018年8月8日　第1刷発行

著　者――ステファン J. ギエネ
訳　者――野中香方子
発行所――ダイヤモンド社
〒150-8409　東京都渋谷区神宮前6-12-17
http://www.diamond.co.jp/
電話／03･5778･7232（編集）　03･5778･7240（販売）
装丁――――華本達哉
本文デザイン・DTP――大谷昌稔
製作進行――ダイヤモンド・グラフィック社
印刷――――慶昌堂印刷
製本――――宮本製本所
編集担当――鈴木 豪

ISBN 978-4-478-10208-4

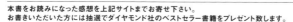